Gutachtenkolloquium 11

Springer
*Berlin
Heidelberg
New York
Barcelona
Budapest
Hongkong
London
Mailand
Paris
Santa Clara
Singapur
Tokio*

G. Hierholzer G. Kunze D. Peters (Hrsg.)

Rotatorenmanschette
Muskuläre Leistung
Begriffe der Gesetzlichen Unfallversicherung
Beamtenunfallfürsorge
Finger- und Handverletzungen
Forum

Bearbeitet von
G. Hierholzer, P. M. Hax, S. Hierholzer und H. Scheele

Mit 58 Abbildungen und 3 Tabellen

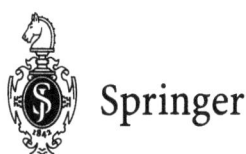

Springer

Professor Dr. med. Günther Hierholzer
Ärztlicher Direktor der Berufsgenossenschaftlichen Unfallklinik
Großenbaumer Allee 250, D-47249 Duisburg

Direktor Assessor Georg Kunze
Hauptgeschäftsführer der Maschinenbau-
und Metall-Berufsgenossenschaft
und
Geschäftsführer des Landesverbandes Rheinland-Westfalen
der gewerblichen Berufsgenossenschaften,
Kreuzstraße 45, D-40210 Düsseldorf

Direktor Assessor Dirk Peters
Stellv. Hauptgeschäftsführer der Hütten-
und Walzwerks-Berufsgenossenschaft
und
stellv. Geschäftsführer des Landesverbandes Rheinland-Westfalen
der gewerblichen Berufsgenossenschaften,
Kreuzstraße 45, D-40210 Düsseldorf

Das Buch erscheint im Auftrage des Landesverbandes Rheinland-Westfalen
der gewerblichen Berufsgenossenschaften, Essen und
des Hauptverbandes der gewerblichen Berufsgenossenschaften, Sankt Augustin

---

ISBN-13: 978-3-540-60847-9   e-ISBN-13: 978-3-642-61136-0
DOI: 10.1007/978-3-642-61136-0

Die Deutsche Bibliothek - CIP-Einheitsaufnahme. Rotatorenmanschette. Muskuläre Leistungen [u.a.]. Mit Tabellen / G. Hierholzer ... (Hrsg.). Bearb. von G. Hierholzer ... [Im Auftr. des Landesverbandes Rheinland-Westfalen der Gewerblichen Berufsgenossenschaften, Essen und des Hauptverbandes der Gewerblichen Berufsgenossenschaften, Sankt Augustin]. - Berlin ; Heidelberg ; New York ; Barcelona ; Budapest ; Hongkong ; London ; Mailand ; Paris ; Santa Clara ; Singapur ; Tokio: Springer, 1996 (Gutachtenkolloquium : 11)
ISBN-13: 978-3-540-60847-9
NE: Hierholzer, Günther [Hrsg.]; Muskuläre Leistungen; Gutachtenkolloquium: Gutachtenkolloquium

Dieses Werk ist urheberrechtlich geschützt. Die dadurch begründeten Rechte, insbesondere die der Übersetzung, des Nachdrucks, des Vortrags, der Entnahme von Abbildungen und Tabellen, der Funksendung, der Mikroverfilmung oder der Vervielfältigung auf anderen Wegen und der Speicherung in Datenverarbeitungsanlagen, bleiben, auch bei nur auszugsweiser Verwertung, vorbehalten. Eine Vervielfältigung dieses Werkes oder von Teilen dieses Werkes ist auch im Einzelfall nur in den Grenzen der gesetzlichen Bestimmungen des Urheberrechtsgesetzes der Bundesrepublik Deutschland vom 9. September 1965 in der jeweils geltenden Fassung zulässig. Sie ist grundsätzlich vergütungspflichtig. Zuwiderhandlungen unterliegen den Strafbestimmungen des Urheberrechtsgesetzes.

© Springer-Verlag Berlin Heidelberg 1996

Die Wiedergabe von Gebrauchsnamen, Handelsnamen, Warenbezeichnungen usw. in diesem Werk berechtigt auch ohne besondere Kennzeichnung nicht zu der Annahme, daß solche Namen im Sinne der Warenzeichen- und Markenschutz-Gesetzgebung als frei zu betrachten wären und daher von jedermann benutzt werden dürften.
Produkthaftung: Für Angaben über Dosierungsanweisungen und Applikationsformen kann vom Verlag keine Gewähr übernommen werden. Derartige Angaben müssen vom jeweiligen Anwender im Einzelfall anhand anderer Literaturstellen auf ihre Richtigkeit überprüft werden.
Herstellung: PRO EDIT GmbH, D-69126 Heidelberg
Satz: E. Kieser GmbH, D-86356 Neusäß
SPIN: 10518403   5 4 3 2 1 0 - Gedruckt auf säurefreiem Papier

Vorwort und Laudatio
für Herrn Professor Dr. W. Dürr

In diesem Jahr veranstalten wir in Duisburg das 12. Gutachtenkolloquium, das mit der entsprechenden Buchreihe im Springer-Verlag verbunden ist und inzwischen eine sehr erfreuliche Entwicklung genommen hat. Bei der Durchsicht der Buchbände sprechen die Qualität der Referate und der Diskussionen für sich, und es ist im Namen des Landesverbandes Rheinland-Westfalen und des Hauptverbandes der gewerblichen Berufsgenossenschaften allen Mitwirkenden erneut und herzlich Dank zu sagen. Der besondere Dank richtet sich an die Autoren, die seit vielen Jahren regelmäßig durch Vorträge und durch das Mitwirken an den Diskussionen dazu beigetragen haben, daß das Duisburger Gutachtenkolloquium zu einer Bezugsliteratur geworden ist.

Wir greifen von Jahr zu Jahr jeweils aktuelle und neue Themen auf mit dem Ziel, offenkundige Fragen und Probleme zu lösen oder Themen von Zeit zu Zeit im Sinne einer Standortbestimmung zu überarbeiten. Typische Beispiele dafür sind die mit der Rotatorenmanschette verbundenen Zusammenhangsfragen, die Richtlinien für die Einschätzung der MdE nach Handverletzungen und die sich weiterentwickelnden Anforderungen an den ärztlichen Gutachter.

Im Verlauf der Jahre ist die Tradition entstanden, einen Ehrengast zu benennen, und wir begrüßen 1995 in dieser hervorgehobenen Weise Herrn Professor Dürr aus Koblenz, der das Kolloquium immer schon mitgestaltet hat.

Die Mitteilung über die besondere Einladung hat ihn nahezu aufgeschreckt und die Frage stellen lassen, worin denn seine hervorzuhebende Leistung liege. Mit seiner Frage hat er nun schon fast die Antwort gegeben. Herr Professor Dürr ist ein Kollege, der sein berufliches Leben ganz der Chirurgie, dem berufsgenossenschaftlichen Behandlungsauftrag und damit auch dem Schwerpunkt der chirurgischen Begutachtung gewidmet hat. Seine Auffassung, dies sei nur selbstverständlich und bedürfe nicht der Hervorhebung, ist zwar höchst lobenswert, in einer Zeit aber, in der extrovertiertes Verhalten vieler Menschen erkennbar Schule macht, keineswegs alltäglich. Tatsächlich haben wir Bedarf an Personen, die Leistung erbringen und dennoch bescheiden bleiben, um für den Nachrückenden Vorbild zu sein und Orientierung zu geben. Die Jungen sollen nicht darin geschult werden, wie man bestmöglich und schnell bekannt wird, viel wichtiger ist es, der Ehre wert zu sein.

Professor Dürr ist im 3. Jahrzehnt des Jahrhunderts in einer alten Reichsstadt, Schwäbisch-Hall, geboren, er entstammt einer dort seit Jahrhunderten verankerten Familie, aus der in den letzten Generationen angesehene Ärzte und besonders Chirurgen erwuchsen. Seine Jugend verbrachte er in der von den Kriegswirren unberührten schönen Stadt, er studierte später in Tübingen, in Innsbruck und in Heidelberg.

In diesen Wochen habe ich erfahren, daß Professor Dürr im klinischen Studium und in den ersten Weiterbildungsjahren nahezu die gleichen Wege beschritten hat wie Professor Weller. Bekanntlich ist aus jener Zeit eine bis heute anhaltende Freundschaft zwischen den beiden Kollegen und ihren Familien entstanden. Später trennten sich geographisch die Wege, fachlich wandten sich beide – fest in der Chirurgie verankert – dem traumatologischen Schwerpunkt zu.

Herr Kollege Dürr wurde Mitarbeiter von Professor Franke in Nürnberg, ging später mit ihm nach Berlin und baute dort an der Klinik Westend unter seinem akademischen Lehrer den traumatologischen Schwerpunkt auf. In der Berliner Zeit wurde auch die Familie Dürr gegründet, und so sind seine Kinder sicher eine gute Mischung aus süddeutschen Anlagen und der Berliner Geburtsurkunde. 1971 habilitierte Herr Kollege Dürr, er wurde Oberarzt und schließlich 1972 zum Chefarzt der Unfallchirurgischen Klinik und der Berufsgenossenschaftlichen Sonderstation am Evangelischen Stift in Koblenz berufen.

Professor Dürr hat die Arbeit seines geschätzten Vorgängers, Dr. Leimbach, fortgeführt, den Ruf des Krankenhauses in Koblenz gemehrt und die berufsgenossenschaftliche Trägerschaft der Sonderstation auszugestalten und zu nutzen gewußt. Bei der erkennbaren Zuwendung und Sorgfalt, die der Landesverband Rheinland-Westfalen für diese Sonderstation hegt und pflegt, könnte man auf die Koblenzer Klinik fast eifersüchtig werden.

Neben anderen klinischen und operativen Aufgaben hat Professor Dürr der Begutachtungsarbeit große Aufmerksamkeit gewidmet und, wie er selbst sagt, sich dabei im konsequenten Denken, im sorgfältigen Umgang mit der Sprache und im präzisen Formulieren geübt. Davon konnten nicht nur seine Mitarbeiterinnen und Mitarbeiter lernen. Lassen Sie mich dazu eine kleine Geschichte anfügen. Im Verlauf der Jahre wurde mir von einer Berufsgenossenschaft ein Gutachten aus unserem Hause mit dem Hinweis auf eine gegenteilige Beurteilung durch Professor Dürr und verbunden mit der Aufforderung zur erneuten Stellungnahme zugeleitet. Sie fiel dann auch sehr kurz aus und lautete: Nach Durchsicht der Beurteilung von Professor Dürr und bei seinen Schlußfolgerungen kann ich mich den Ausführungen nur anschließen.

Lieber Herr Professor Dürr, lieber Walter, herzlichen Dank für die Zusammenarbeit in der berufsgenossenschaftlichen Nachbarschaft, nimm bitte die Anerkennung für Dein berufliches Lebenswerk entgegen, bleibe gesund und auch Dir sei der schöne und aufmunternde Gruß der Schiffer vom Niederrhein entboten: „Allzeit gute Fahrt in Gottes Namen."

G. HIERHOLZER

Inhaltsverzeichnis

Teil I
Gutachtliche Beurteilung der Rotatorenmanschette 1

Anatomische und funktionelle Gesichtspunkte
(H. J. Böhm und G. Hierholzer) 3

Frische Verletzungen und Verletzungsfolgen
(Ch. Chylarecki und G. Hierholzer) 9

Grundlagen: Degenerative Veränderungen (I. Scheuer)................... 29

Diskussion (Zusammengefaßt und redigiert von G. Hierholzer) 37

Beispiele aus Erstbehandlung, BG-Bearbeitung und Begutachtung
(J. Schürmann) 43

Die vorbereitende Sachbearbeitung (M. Krause)........................ 49

Begutachtungsaufgabe: Anforderungen aus der Sicht der Verwaltung
(D. Bindemann)... 55

Fragen des ursächlichen Zusammenhangs aus ärztlicher Sicht
(H. Lill und V. Echtermeyer)... 59

Begutachtungsaufgabe aus der juristischen Sicht
(J. Schürmann und V. Kaiser) 75

Diskussion
(Zusammengefaßt und redigiert von H. Scheele und G. Hierholzer) 77

Teil II
Die Bedeutung der muskulären Leistungsfähigkeit
für die ärztliche Begutachtung..................................... 81

Das isokinetische Testverfahren (M. Settner) 83

Diskussion
(Zusammengefaßt und redigiert von H. Scheele und G. Hierholzer) 95

Teil III
Gutachtenrelevante Gesichtspunkte in der Praxis
der Gesetzlichen Unfallversicherung................................. 99

Begriffe der Begutachtung in der Gesetzlichen Unfallversicherung
(V. Kaiser) 101

Gutachtenauftrag: Anforderungen aus der Sicht der Verwaltung, Sachverhaltsermittlungen, Neubewertung von medizinischen Sachverhalten, Rechtsanwendung (S. Brandenburg) 115

Gutachtenauftrag aus der Sicht der Sozialgerichtsbarkeit (C. Kriebel) 125

Gutachtenauftrag aus der ärztlichen Sicht (G. Rompe) 131

Diskussion (Zusammengefaßt und redigiert von G. Hierholzer) 137

Teil IV
Beamtenunfallfürsorge, Unfallausgleich gem. § 35 Beamtenversorgungsgesetz... 141

Heilbehandlung und Dienstunfähigkeit im Rahmen des Beamtenversorgungsgesetzes (K. Meyer-Roll)....................................... 143

Diskussion (Zusammengefaßt und redigiert von G. Hierholzer) 149

Teil V
Bewertung des Folgeschadens nach Finger- bzw. Handverletzungen
in der Gesetzlichen Unfallversicherung............................ 151

Vorschläge zur MdE-Bewertung nach Aufhebung der Unterscheidung zwischen Arbeits- und Beihand (H. Spohr und G. Rompe) 153

Diskussion (Zusammengefaßt und redigiert von G. Hierholzer) 163

Teil VI
Forum.. 167

Minderung der Erwerbsfähigkeit: Begriff, Grundlagen, Maßstäbe
(Zusammengefaßt und redigiert von N. Erlinghagen).................... 169

Aufgaben des Durchgangsarztes, Anforderungen an die Zusammenarbeit
mit der Sachbearbeitung und Berufshilfe
(Zusammengefaßt und redigiert von M. BENZ) 175

Moderne Formen der Steuerung und Überwachung des Heilverfahrens
(Zusammengefaßt und redigiert von P.-M. HAX und W. RÖMER) 179

Datenschutz in der Gesetzlichen Unfallversicherung
(Zusammengefaßt und redigiert von M. NEUMANN) 185

Sachverzeichnis 191

Mitarbeiterverzeichnis

BENZ, M., Assessor Dr. jur., BV Dortmund der Berufsgenossenschaft Nahrungsmittel und Gaststätten, Hansbergstr. 28, D-44141 Dortmund
BILOW, H., Dr. med., Abteilungen für Orthopädie und Querschnittlähmungen, Berufsgenossenschaftliche Unfallklinik, Schnarrenbergstr. 95, D-72076 Tübingen
BINDEMANN, D., Assessor, BV Köln der Maschinenbau- und Metall-Berufsgenossenschaft, Bergisch Gladbacher Str. 3, D-51143 Köln
BÖHM, H.-J., Dr. med., Berufsgenossenschaftliche Unfallklinik, Großenbaumer Allee 250, D-47249 Duisburg
BONNERMANN, R., Dr. jur., BV Bochum der Bergbau-Berufsgenossenschaft, Waldring 97, D-44789 Bochum
BRANDENBURG, St., Dr. jur., BV Bochum der Berufsgenossenschaft für Gesundheitsdienst und Wohlfahrtspflege, Kurt-Schumacher-Platz 3–7, D-44787 Bochum
BRANDT, K.-A., Dr. med., Abteilung für Handchirurgie, Plastische Chirurgie und Brandverletzte, Berufsgenossenschaftliche Unfallklinik, Großenbaumer Allee 250, D-47249 Duisburg
CHYLARECKI, Ch., Dr. med., Berufsgenossenschaftliche Unfallklinik, Großenbaumer Allee 250, D-47249 Duisburg
DIETRICH, F.-E., Dr. med., Abteilung für Plastische Chirurgie, Knappschaftskrankenhaus „Bergmannsheil", Schernerweg 4, D-45894 Gelsenkirchen
DÜRR, W., Professor Dr. med., Unfallchirurgische Abteilung am Krankenhaus Evang. Stift St. Martin, Johannes-Müller-Str. 7, D-56068 Koblenz
ECHTERMEYER, V., Professor Dr. med., Unfallchirurgische Klinik, Klinikum Minden, Friedrichstr. 17, D-32427 Minden
EILEBRECHT, G., Assessor, BV Dortmund der Bau-Berufsgenossenschaft Wuppertal, Kronprinzenstr. 62–66, D-44135 Dortmund
ERLINGHAGEN, N., Assessor, Sektion III der Steinbruchs-Berufsgenossenschaft, Hausdorffstr. 102, D-53129 Bonn
FINKE, K., Bau-Berufsgenossenschaft Wuppertal, Viktoriastr. 21, D-42115 Wuppertal
HACKSTEIN, H.-R., Maschinenbau- und Metall-Berufsgenossenschaft, Kreuzstr. 45, D-40210 Düsseldorf
HAX, P.-M., Dr. med., Berufsgenossenschaftliche Unfallklinik, Großenbaumer Allee 250, D-47249 Duisburg

HEHLING, W., Verwaltungs-Berufsgenossenschaft, Mönckebergstr. 7,
D-20095 Hamburg

HEITEMEYER, U., Priv.-Doz. Dr. med., Abteilung Unfallchirurgie, Allgemeines
Krankenhaus Hamburg-Harburg, Eißendorfer Pferdeweg 52, D-21075 Hamburg

HIERHOLZER, G., Professor Dr. med., Berufsgenossenschaftliche Unfallklinik,
Großenbaumer Allee 250, D-47249 Duisburg

HIERHOLZER, S., Dr. med., Berufsgenossenschaftliche Unfallklinik,
Großenbaumer Allee 250, D-47249 Duisburg

HÖRSTER, G., Professor Dr. med., Unfallchirurgische Klinik, Städtische
Krankenanstalten Bielefeld-Mitte, Teutoburger Str. 50, D-33604 Bielefeld

KAISER, V., Dr. jur., BV Stuttgart der Holz-Berufsgenossenschaft, Vollmoellerstr. 11,
D-70563 Stuttgart

KLEMM, R., Berufsgenossenschaftliche Unfallklinik, Großenbaumer Allee 250,
D-47249 Duisburg

KÖTTING, M., Dr. med., Berufsgenossenschaftliche Unfallklinik,
Großenbaumer Allee 250, D-47249 Duisburg

KRAUSE, M., BV 4 der Verwaltungs-Berufsgenossenschaft, Solinger Str. 18,
D-45481 Mülheim

KRIEBEL, C., Präsidentin des Sozialgerichtes, Franzstr. 49, D-52064 Aachen

KUNZE, G., Assessor, Landesverband Rheinland-Westfalen der gewerblichen
Berufsgenossenschaften, Kreuzstr. 45, D-40210 Düsseldorf

LEHMANN, J., Dr. med., Medizinische Begutachtung GmbH, Postfach 15 01 31,
D-28091 Bremen

LILL, H., Dr. med., Unfallchirurgische Klinik, Klinikum Minden, Friedrichstr. 17,
D-32427 Minden

VAN LOH, W., Dr. med., Nordstr. 44, D-40477 Düsseldorf

LÜBCKE, J., Assessor, Hauptverband der gewerblichen Berufsgenossenschaften,
Alte Heerstr. 111, D-53754 Sankt Augustin

MEYER-CLEMENT, M., Dr. med., Medizinisches Gutachteninstitut, Mönckebergstr. 5,
D-20095 Hamburg

MEYER-ROLL, K., Amtsrat, Bundeseisenbahnvermögen, Dienststelle Berlin,
Beamtenunfallfürsorge, Halle'sches Ufer 74-76, D-10963 Berlin

MÜLLER, K. H., Professor Dr. med., Klinik für Unfall- und
Wiederherstellungschirurgie, Ferdinand-Sauerbruch-Klinikum,
Arrenberger Str. 20-56, D-42117 Wuppertal

NEHLS, J., Assessor, BV Erfurt der Holz-Berufsgenossenschaft,
Theo-Neubauer-Str. 14-18, D-99085 Erfurt

NEUMANN, M., Assessor, BV Bremen der Bau-Berufsgenossenschaft Hannover,
Bertha-von-Suttner-Str. 10, D-28207 Bremen

PAUS, G., Dr. med., Berufsgenossenschaftliches Unfallkrankenhaus,
Bergedorfer Str. 10, D-21033 Hamburg

PETERS, D., Assessor, Landesverband Rheinland-Westfalen der gewerblichen
Berufsgenossenschaften, Kreuzstr. 45, D-40210 Düsseldorf

REILL, P., Dr. med., Abteilung für Handchirurgie, Berufsgenossenschaftliche
Unfallklinik, Schnarrenbergstr. 95, D-72076 Tübingen

ROESGEN, M., Priv.-Doz. Dr. med., Abteilung Unfallchirurgie, Kliniken der
  Landeshauptstadt Düsseldorf, Krankenhaus Benrath, Urdenbacher Allee 83,
  D-40593 Düsseldorf
RÖMER, W., Dr. jur., BV Hannover der Berufsgenossenschaft Nahrungsmittel
  und Gaststätten, Tiergartenstr. 109-111, D-30559 Hannover
ROMPE, G., Professor Dr. med., Stiftung Orthopädische Universitätsklinik,
  Abteilung Physiotherapie und Sportorthopädie, Schlierbacher Landstr. 200,
  D-69118 Heidelberg
SCHEELE, H., Dr. med., Chirurgische Klinik, Krankenhaus Maria Hilf, Sandradstr. 43,
  D-41061 Mönchengladbach
SCHEUER, I., Priv.-Doz. Dr. med., Unfallchirurgische Abteilung, Kreiskrankenhaus,
  Schwarzenmoorstr. 70, D-32049 Herford
SCHRÖTER, F., Dr. med., Institut für Medizinische Begutachtung,
  Landgraf-Karl-Str. 21, D-34131 Kassel
SCHÜRMANN, J., Dr. jur., HV der Bau-Berufsgenossenschaft Wuppertal,
  Viktoriastr. 21, D-42115 Wuppertal
SETTNER, M., Dr. med., Berufsgenossenschaftliche Unfallklinik,
  Großenbaumer Allee 250, D-47249 Duisburg
SPINK, U., Dr. med., Institut für ärztliche Begutachtung, Rothenburg 2,
  D-48143 Münster
SPOHR, H., HV der Binnenschiffahrts-Berufsgenossenschaft, Düsseldorfer Str. 193,
  D-47053 Duisburg
STERNEMANN, H.-O., Dr. med., Chirurgische Abteilung, St. Martinus-Krankenhaus,
  Gladbacher Str. 26, D-40219 Düsseldorf
TABASCHUS, U., Berufsgenossenschaftliche Unfallklinik, Großenbaumer Allee 250,
  D-47249 Duisburg
WARRING, V., Dr. med., Westkotter Str. 173, D-42277 Wuppertal
WESKOTT, V., Assessor, BV Wuppertal der Bau-Berufsgenossenschaft, Hofkamp 84,
  D-42103 Wuppertal

Teil I
Gutachtliche Beurteilung der Rotatorenmanschette

Anatomische und funktionelle Gesichtspunkte

H. J. Böhm und G. Hierholzer

Schultergelenk – knöcherne Komponenten

Der große Bewegungsumfang der oberen Gliedmaßen im Verhältnis zum Rumpf wird durch die additive Funktion mehrerer Einzelgelenke in der Schulterregion ermöglicht, die unter dem Oberbegriff des sog. Schulterkomplexes zusammengefaßt werden.

Kinematische Kette des Schulterkomplexes

- Brustbein-Schlüsselbein-Gelenk
- Schultereckgelenk
- Gleitverbindung Schulterblatt - Brustwand
- Schultergelenk
- Subakromialer Raum

Zentrales Element in dieser Gelenkkette ist das eigentliche Schultergelenk, Articulatio glenohumeralis, bei dem der Gelenkfortsatz des Schulterblattes mit dem Oberarmkopf in Form eines Kugelgelenkes verbunden ist (Abb. 1).

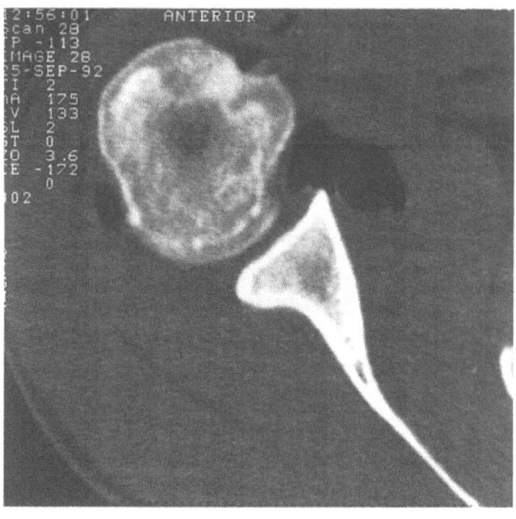

Abb. 1. Computertomographie, Horizontalschnitt durch ein Schultergelenk. Dem großen Oberarmkopf steht eine deutlich kleinere, flache Pfanne gegenüber. Die knöcherne Struktur gewährleistet keine Stabilität des Gelenkes

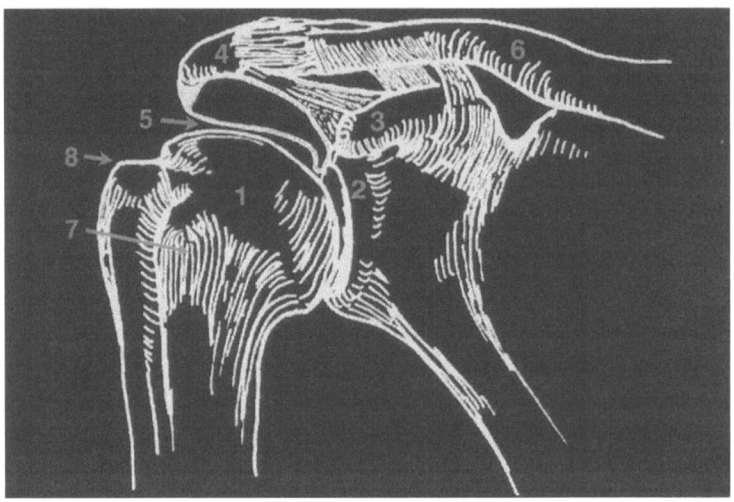

Abb. 2. Knöcherne Anatomie des Schultergelenkes in der Ansicht von vorne. Beachte die vertikale Ausrichtung der nur schwach ausgeprägten, konkaven Pfanne sowie ihr Größenverhältnis zum Oberarmkopf. *1* Oberarmkopf – Caput humeri, *2* Schulterpfanne – Cavitas glenoidalis, *3* Rabenschnabelfortsatz – Processus coracoideus, *4* Schulterhöhe – Acromion, *5* subakromialer Raum, *6* Schlüsselbein – Clavikula, *7* großer Oberarmhöcker – Tuberculum majus, *8* kleiner Oberarmhöcker – Tuberculum minus

Dem sphärisch ausgebildeten, knorpelüberzogenen Gelenkanteil des Oberarmkopfes steht hierbei die deutlich kleinere Pfanne auf der Seite des Schulterblattes gegenüber. Der durchschnittliche Krümmungsradius der Gelenkfläche des Oberarmkopfes beträgt 2,5 cm, die Gesamtfläche, die mit Knorpel überzogen ist, mißt 24 cm², dem steht jedoch eine mit 6 cm² deutlich kleinere Gelenkfläche der Pfanne gegenüber [1]. Knöcherne Strukturen oder ein straffer Bandapparat, die dieses Gelenk passiv stabilisieren würden, existieren nicht (Abb. 2).

Somit wirkt auf das Schultergelenk bereits bei herabhängendem Arm, ohne daß dieser auch nur eine Bewegung ausführt, eine Reihe von destabilisierenden Faktoren ein, die drohen, das Gelenk auszurenken.

Destabilisierende Faktoren, die auf das Schultergelenk einwirken

- Flache Pfanne
- Keine knöcherne Führung
- Mißverhältnis der Gelenkflächen
- Kein straffer Bandapparat
- Weite Kapsel
- Eigengewicht des Armes

Der große Bewegungsumfang ist mit dem Verzicht auf passive Gelenkstabilisatoren erkauft [4]. Hieraus folgt, daß die Kongruenz der Gelenkflächen durch aktive Muskelleistung gewährleistet wird, zumal auch die Kapsel zum Ermöglichen der großen Beweglichkeit so weit und schlaff ist, daß sie kein Luxationshindernis darstellt.

Anatomische und funktionelle Gesichtspunkte

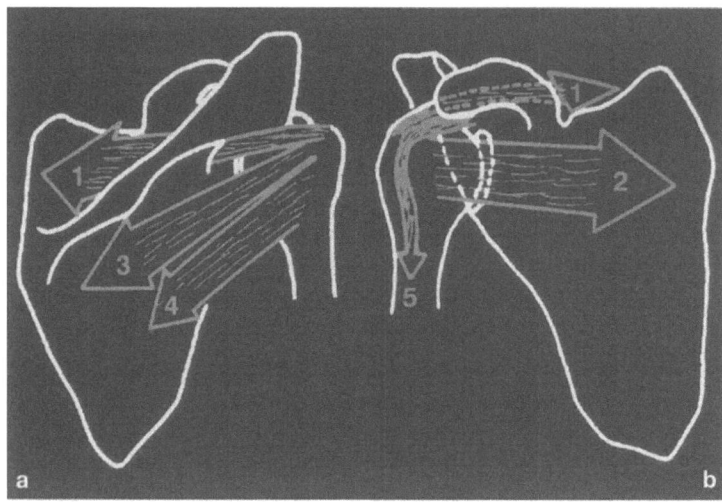

Abb. 3a, b. Verlauf und Zugrichtung der Muskeln der Rotatorenmanschette in der Ansicht von hinten (**a**) und von vorne (**b**): *1* M. supraspinatus, *2* M. subscapularis, *3* M. infraspinatus, *4* M. teres minor. *5* Die lange Sehne des Bizepsmuskels, sie zählt nicht zur Rotatorenmanschette, steht jedoch mit dem Schultergelenk dadurch in einer engen funktionellen Beziehung, daß sie in ihrem körpernahen Teil innerhalb des Gelenkes verläuft, bevor sie am Pfannenrand ansetzt. Wegen dieser exponierten Lage unterliegt die Sehne einer starken mechanischen Beanspruchung, entsprechend häufig sind Risse auf der Basis degenerativer Veränderungen

Wesentliche muskuläre Gelenkstabilisatoren

- Deltamuskel
- Bizepssehnen
- M. coracobrachialis
- Muskeln der Rotatorenmanschette

Definition

Die Rotatorenmanschette ist als innerer, also dem Gelenk unmittelbar aufliegender Muskelmantel, neben Deltamuskel und M. coracobrachialis wesentlich für die aktive Stabilität, wobei alle Muskeln zusätzlich auch Bewegungsfunktionen wahrnehmen.

Muskeln der Rotatorenmanschette

- M. supraspinatus
- M. infraspinatus
- M. teres minor
- M. subscapularis

Als Komponenten der schultergelenküberschreitenden Muskulatur besteht eine wesentliche Funktion der Muskeln der Rotatorenmanschette darin, unabhängig von der jeweiligen Stellung des Gelenkes den Kopf in der Pfanne zu zentrieren. Da der Muskeleffekt auf einer Zugwirkung beruht, erklärt sich die Tatsache, daß bei 45° abgespreiztem Arm im Gelenk ein Anpreßdruck von 4 kg/cm² resultiert und sich dieser bei Horizontalabduktion noch weiter auf 10 kg/cm² erhöht, obwohl das Eigengewicht des Armes mit etwa 5 kg entgegenwirkt [1].

Die Muskeln der Rotatorenmanschette entspringen am Schulterblatt und setzen am Oberarmknochen an, wobei ihre Fasern in die Gelenkkapsel einstrahlen und diese anspannen. Hierdurch wird ein Einschlagen von Kapselanteilen in das Gelenk verhindert. Oberhalb des Oberarmkopfes verläuft der M. supraspinatus, zur Rückseite schließen sich von oben nach unten M. infraspinatus und M. teres minor an. An der Vorderseite des Gelenkes liegt der M. subscapularis [4] (Abb. 3).

Funktion

Der M. supraspinatus passiert den Kanal zwischen Schulterhöhe und Oberarmkopf, bevor er am großen Oberarmhöcker ansetzt. Durch seinen Verlauf im knöchernen Kanal des subakromialen Raumes ist er besonders anfällig für mechanische Abnutzung. Zur Verbesserung der Gleiteigenschaften enthält der subakromiale Raum zusätzlich einen Schleimbeutel, die Bursa subacromialis [3]. Der M. supraspinatus ist neben seiner stabilisierenden Wirkung auf das Gelenk ein Muskel mit abspreizender Wirkung. Er unterstützt die Funktion des Deltamuskels, insbesondere hat er eine Startfunktion für die Abduktion [2].

Die Mm. infraspinatus und teres minor verlaufen an der Rückseite des Gelenkes und setzen beide ebenfalls am großen Oberarmhöcker an. Nur der obere Anteil des M. infraspinatus liegt unter der Schulterhöhe. Seine Funktion ist ebenfalls die Unterstützung des Abspreizens, während sein unterer Teil ebenso wie der M. teres minor anspreizende Wirkung hat. Beide Muskeln verfügen zusätzlich über einen Außenrotationseffekt, der bei Vordehnung, also aus der Innenrotation heraus, besonders stark ist. Insgesamt ist der genaue Zugvektor dieser Muskeln stark von der jeweiligen Ausgangsstellung des Gelenkes abhängig [2].

Der kräftige M. subscapularis zieht auf die Vorderseite des Oberarmkopfes und setzt am kleinen Oberarmhöcker an. Die vom breiten Usprung fächerförmig auf den Oberarmkopf zulaufenden Fasern sind in unterschiedliche Funktionseinheiten zu gliedern. Zunächst ist allen eine stark innendrehende Wirkung gemeinsam. Der obere Muskelanteil wirkt zusätzlich abspreizend, während der andere Anteil den abgespreizten Arm adduziert [4].

Klinisch am bedeutsamsten äußern sich Funktionsausfälle der Rotatorenmanschettenmuskeln jedoch bezüglich des Versagens der Gelenkstabilisierung, woraus geschlossen werden kann, daß hierin ihre überwiegende, wenn auch nicht ausschließliche Aufgabe besteht.

Zusammenfassung

Das Schultergelenk verfügt über keine passiven Gelenkstabilisatoren, ein Preis, der für seinen großen Bewegungsumfang zu zahlen ist. Die Muskeln der Rotatorenmanschette gehören zur Gruppe der schultergelenküberschreitenden Muskulatur und zentrieren den Oberarmkopf unabhängig von der Gelenkstellung in der Pfanne. Zusätzlich nehmen die Muskeln der Rotatorenmanschette aktive Bewegungsfunktionen wahr. Störungen der Muskelfunktion äußern sich klinisch vorwiegend im Versagen der Gelenkstabilisierung.

Literatur

1. Hees H (1993) Anatomie des Schultergelenkes. Orthop Praxis 2: 73–83
2. Kapandji IA (1970) The physiology of the joints, vol 1, 2nd edn. Livingstone, Edinburgh
3. Tillmann B (1992) Rotatorenmanschettenrupturen. Operat Orthop Traumatol 4: 181–184
4. Tillmann B, Töndury G (Hrsg) (1987) Rauber/Kopsch, Anatomie des Menschen, Bd 1. Thieme, Stuttgart

Frische Verletzungen und Verletzungsfolgen

Ch. Chylarecki und G. Hierholzer

Einleitung

Die Begutachtung der unfallbedingten Schäden an der Rotatorenmanschette wurde erneut, schon nach 5 Jahren, zum Hauptthema des Gutachtenkolloquiums [8]. Die Abgrenzung der schicksalhaften Degeneration von den unfallspezifischen Folgen an der Sehnenkappe des Schultergelenkes bereitet den Gutachtern und den Unfallversicherungsträgern nach wie vor Probleme, die ihren Ausdruck in der zunehmenden Zahl der Unfallzusammenhangsgutachten finden. Die rasche Entwicklung der Schulterchirurgie, insbesondere die Verbreiterung der diagnostischen Maßnahmen wie MRT-Untersuchung (Magnet-Resonanz-Tomographie) und Arthroskopie birgt die Gefahr in sich, die festgestellten Veränderungen „reflexmäßig" einem vorausgegangenen Unfallereignis anzulasten. Eine noch nicht ausreichende Erfahrung mit diesen bildgebenden Methoden trägt dazu bei, die meisten Risse an der Rotatorenmanschette als Unfallfolge zu deklarieren.

Der Rotatorenmanschettenschaden als gutachtliches Problem kann mit dem Meniskus- und mit dem Bandscheibenschaden verglichen werden. Diese anatomischen Strukturen weisen Ähnlichkeiten auf: Sie werden im Laufe des Lebens einer hohen und anhaltenden Belastung ausgesetzt und unterliegen einer fortschreitenden Degeneration. Der zunehmende Verschleiß dieser Strukturen kann bei 30jährigen nur mikroskopisch erkannt werden; bei 50jährigen führt er zu makroskopisch erkennbaren Veränderungen, Kontinuitätsdurchtrennungen an den Stellen der höchsten Belastung, die im klinischen Alltag als Rupturen bezeichnet werden. Diese Bezeichnung „Ruptur" impliziert häufig, in Unkenntnis des natürlichen Verlaufs der Degeneration, eine vermutliche traumatische Genese.

Die in der Vergangenheit durchgeführten biomechanischen Experimente und epidemiologischen Studien führten dazu, daß heutzutage nur ein geringer Prozentsatz der sog. „Bandscheiben- und Meniskusrupturen" bei 50jährigen als Unfallfolge anerkannt wird. Entsprechende experimentelle sowie epidemiologische Untersuchungen, die das Schultergelenk betreffen, liegen in unzureichendem Maße vor, so daß die Gutachter sich in ihren Ausführungen vorwiegend auf die persönliche klinische Erfahrung beziehen. Da diese Erfahrungen sehr unterschiedlich sind und durch die Zahl sowie durch die Auswahl der behandelten Patienten limitiert ist, werden in den Diskussionen sehr divergierende Meinungen vorgetragen. Dies erschwerte es, einen Konsens zu finden. Die anläßlich des 6. Gutachtenkolloquiums gestellten und auch offen gebliebenen Fragen haben an Aktualität nicht verloren.

Das gutachtliche Problem „Rotatorenmanschette" betrifft die isolierten Schäden der Supraspinatussehne, ggf. unter Mitbeteiligung der Subskapularis- oder/und

Infraspinatussehne. Die isolierten Läsionen der Subskapularis- oder Infraspinatussehne werden in Verbindung mit relevanten Traumen des Schultergelenkes beobachtet und stellen im Regelfall kein Gegenstand einer Zusammenhangsbegutachtung dar. Die lange Bizepssehne, die zwar funktionell der Rotatorenmanschette angehört, wird hier wegen der unterschiedlichen Biomechanik ausgeklammert.

Was unterscheidet nun die Supraspinatussehne von den sonstigen Sehnen des Schultergelenkes und der oberen Gliedmaßen? Was begründet die Vermutung, daß bei einem Sturz auf die Hand bei einem 50jährigen Patienten nur die Supraspinatussehne reißen kann und alle anderen Muskeln und Sehnen unversehrt bleiben? Warum werden so selten isolierte Risse der Subskapularis- oder Infraspinatussehne beobachtet, obwohl diese Muskeln für die Entwicklung der Kraft des Armes verantwortlich sind? Warum gehören die Risse der Supraspinatussehne bei jugendlichen Sportlern, die im Training mehrfach auf den Arm oder auf die Schulter stürzen, zu Seltenheiten? Hat die Supraspinatussehne eine Schlüsselposition in der Funktion des Armes bzw. Schultergelenkes? Oder handelt es sich hier um eine Sehne, die aufgrund der anatomischen Prädisposition einer solchen vorzeitigen Degeneration unterliegt, daß sie anläßlich eines Unfalles unabhängig von der Schwere des Traumas und von dem Unfallmechanismus ihren Schaden manifestiert?

Verletzungen der Rotatorenmanschette

Die Verletzungen der Rotatorenmanschette, der sog. Sehnenkappe des Schultergelenkes, umfassen 3 Arten von traumatischen Läsionen:

- einen knöchernen Ausriß der Rotatorenmanschette am Oberarmkopf,
- eine traumatische, Teil- oder vollständige Lähmung eines oder mehrerer Muskeln der Rotatorenmanschette, und
- einen intratendinösen Riß der Rotatorenmanschette.

Knöcherne Ausrisse der Rotatorenmanschette am Oberarmkopf

Die knöchernen Ausrisse der Rotatorenmanschette treten häufig im Zusammenhang mit einer Schulterluxation auf. Am häufigsten ist der große Oberarmhöcker betroffen; dabei reißt die Supraspinatussehne mit ihrem Ansatz am Tuberculum majus aus. Die klinische Symptomatik ist eindrucksvoll und durch eine hochgradige schmerzbedingte Einschränkung der Armfunktion gekennzeichnet. Die Instabilität der Rotatorenmanschette und die Einklemmung des abgerissenen Knochenfragmentes unter dem Schulterdach verursacht starke Schmerzen, der Patient sucht unmittelbar nach dem Trauma den Arzt auf. Die Röntgenaufnahmen des Schultergelenkes bei Innen- und Außenrotation des Oberarmkopfes bestätigen die klinische Diagnose. Bei kleinen schalenförmigen Fragmenten sind die konventionellen Aufnahmen des Schultergelenkes in 2 Ebenen häufig nicht ausreichend. Entscheidend ist die Darstellung des Oberarmkopfes in mehreren Ebenen. Die Einstellung, die als sog. „Schwedenstatus" bekannt ist, hat sich hier bewährt (Abb. 1). Sehr hilfreich ist ebenfalls eine Sonographie des Schultergelenkes. Im Vergleich zur Gegenseite kann

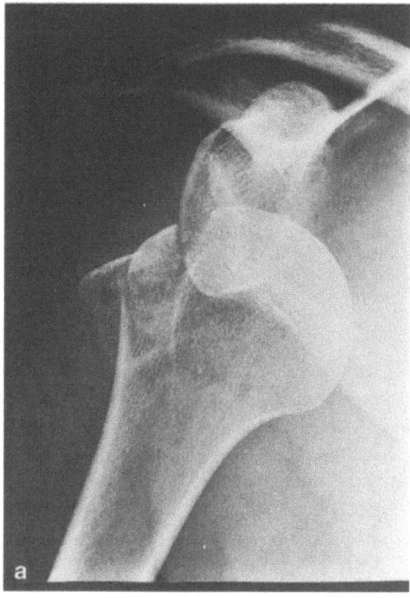
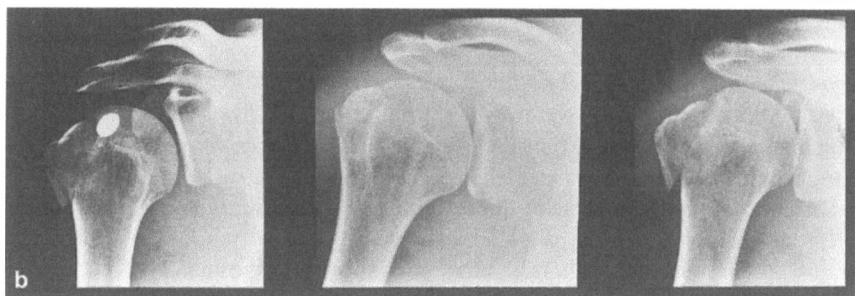

Abb. 1 a, b. Knöcherner Ausriß der Rotatorenmanschette (Supraspinatussehne) am Oberarmkopf (Tuberculum majus) nach einer ersten traumatischen Schulterluxation rechts bei einem 28jährigen Patienten nach einem Sturz auf die Schulter: **a** Unfallaufnahme, **b** Röntgenaufnahmen des Oberarmkopfes in 3 Ebenen nach Reposition, sog. „Schwedenstatus"

auch ein kleines Fragment durch eine Unterbrechung der Kortikalislinie mit einem begleitenden Hämatom dargestellt werden.

Die Ausrisse des kleinen Oberarmhöckers sind seltener und werden noch seltener diagnostiziert. Das kleine knöcherne Fragment, der Ansatz der Subskapularissehne, projiziert sich auf den Oberarmkopf und wird häufig übersehen. Axiale, transaxilläre Aufnahmen und eine Sonographie schaffen diagnostische Klarheit und ergeben auch eine Operationsindikation (Abb. 2).

Die knöchernen Ausrisse der Infraspinatussehne, die an der hinteren Seite des Oberarmkopfes (Tuberculum majus) inseriert, werden selten beobachtet. Sie haben dennoch eine große therapeutische Bedeutung, da es sich hier um einen Ausriß des wichtigsten Außenrotators des Armes handelt. Eine übersehene und nicht operativ

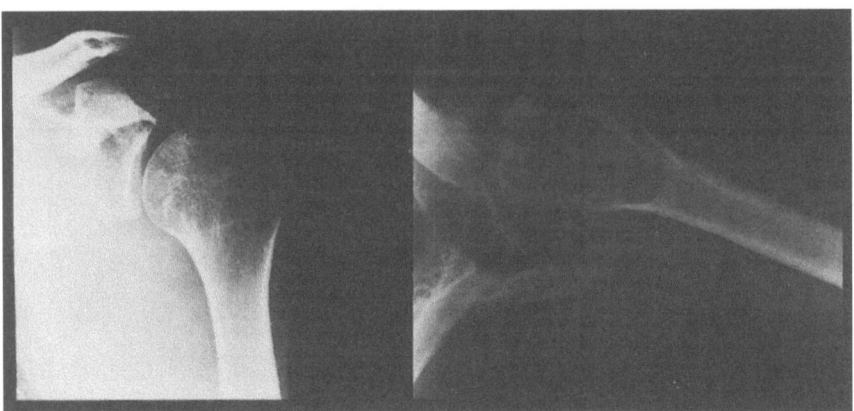

Abb. 2. Knöcherner Ausriß des ventralen Anteils der Rotatorenmanschette (Subskapularissehne) am Oberarmkopf (Tuberculum minus) bei einer 38jährigen Frau nach einem Treppensturz auf die Schulter

behandelte Verletzung dieser Art geht mit einer dauerhaften Unfähigkeit oder Einschränkung, den Arm nach außen zu drehen, einher (Abb. 3).

Unverschobene und *stabile* knöcherne Ausrisse der Rotatorenmanschette können frühfunktionell behandelt werden. Bei dislozierten Ausrissen oder bei starken Beschwerden, die eine funktionelle Therapie nicht zulassen, ist die operative Behandlung vorzuziehen. Um den Deltamuskel, den wichtigsten Muskel des Schultergelenkes, zu schonen und seine Innervierung, Durchblutung und Propriozeption nicht zu gefährden, werden diese Verletzungen in den letzten Jahren zunehmend endoskopisch behandelt. Mit Hilfe eines Spezialinstrumentariums wird durch eine Stichinzision eine kanülierte Schraube eingebracht [23]. Das Operationstrauma ist bei einem Hautschnitt von weniger als 1 cm Länge geringfügig. Schon am 2. postoperativen Tag kann der Arm durchbewegt werden. Dadurch ist im Regelfall ein entschädigungspflichtiges Engpaßsyndrom oder eine posttraumatische Schulter-(teil)steife zu vermeiden (Abb. 4).

Die gutachtliche Beurteilung der knöchernen Ausrisse der Rotatorenmanschette bereitet i. allg. keine Probleme. Als Grundsatz gilt: Der knöcherne Ansatz einer Sehne ist neben dem Muskel das schwächste Glied in der Kette der Bewegungseinheit. Der Unfallzusammenhang wird anerkannt, eine konkurrierende Ursache gibt es nach Ausschluß von Knochenerkrankungen (z. B. Tumoren) nicht. In der Vorgeschichte wird im Regelfall ein geeignetes Unfallereignis angegeben. In Betracht kommt in den meisten Fällen ein indirekter Unfallmechanismus mit einer Verrenkung des Schultergelenkes. Bei einem direkten Trauma auf das Schultergelenk ist mechanisch ein knöcherner Ausriß der Sehne kaum zu erklären: Die relativ dicke Muskelschicht des Deltamuskels schützt den Oberarmkopf ausreichend vor einer direkten äußeren Gewalteinwirkung. Hier muß eher an eine stattgefundene Verrenkung des Schultergelenkes mit einer Spontanreposition gedacht werden. Die Arthroskopie des Schultergelenkes ergibt bei diesen Patienten häufig eine frische Hill-Sachs-Läsion und/

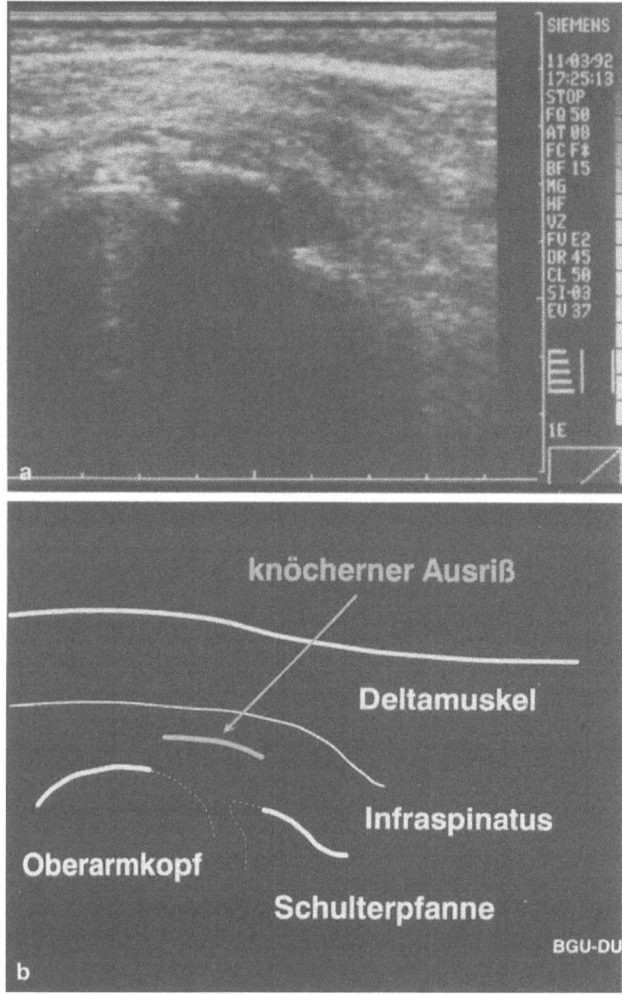

Abb. 3a, b. Knöcherner Ausriß des dorsalen Anteils der Rotatorenmanschette (Infraspinatussehne) am Oberarmkopf bei einem 52jährigen Patienten. a Sonographisches Bild. b Schematische Zeichnung

oder eine frische Bankart-Läsion, die für eine stattgehabte Luxation beweisend ist (Abb. 5). Eine frische unfallbedingte Läsion des Labrum-Band-Komplexes (sog. Bankart-Läsion) ist von einer häufig vorkommenden unfallfremden Labrumdegeneration unbedingt abzugrenzen.

Traumatische Lähmung der Muskeln der Rotatorenmanschette

Die neurologischen Schäden der Schultergürtelmuskulatur stellen entgegen den Erwartungen keine Seltenheit dar. Die Häufigkeit der nervalen Begleitläsionen wird

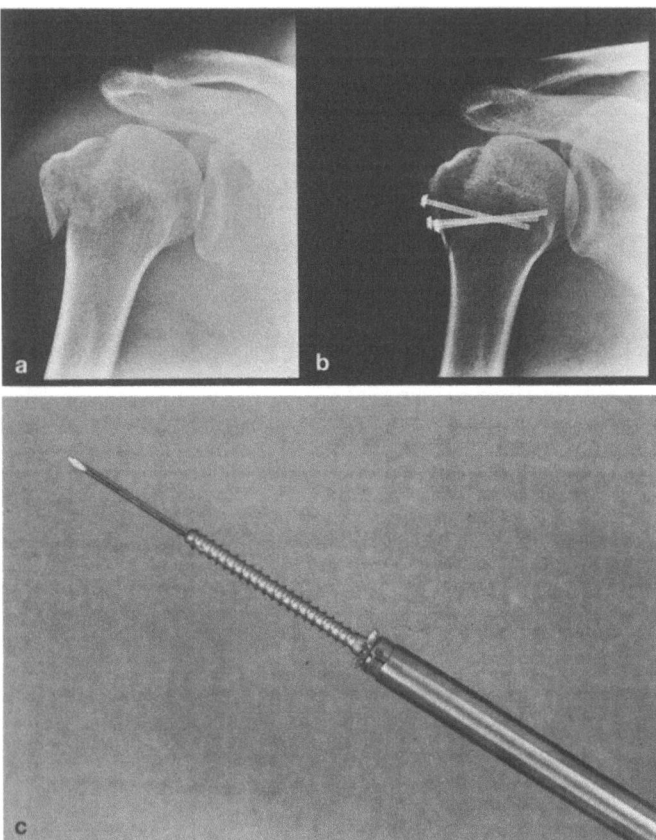

Abb. 4 a – e. Großer knöcherner Ausriß der Supraspinatussehne bei einem 33jährigen Patienten nach einem Motorradsturz. **a** Unfallaufnahme, **b** Zustand nach einer perkutanen Osteosynthese mit Hilfe von 3 kanülierten Schrauben, **c** kanülierte Schraube mit Instumentarium (Teilabb. d, e, s. S. 15)

auf bis zu 20% geschätzt [5, 7, 14]. Bei einem relevanten Schultertrauma ist eine neurologische Untersuchung unentbehrlich. Das Vorliegen von frischen neurologischen Ausfallerscheinungen ergibt wertvolle Hinweise auf das Ausmaß des Traumas und spricht für die Anerkennung der traumatischen Genese, wobei die unfallunabhängigen Ursachen (Tumoren, Spätschäden nach Bestrahlung, anatomische Engpaßsyndrome und entzündliche Erkrankungen) auszuschließen sind [7]. Die Therapie ist vorwiegend konservativ, eine Restitution ist nach mehreren Monaten zu erwarten (Abb. 6).

Intratendinöser Riß der Rotatorenmanschette

Im Zentrum des gutachtlichen Interesses steht seit Jahren der Riß der Rotatorenmanschette, d.h. der isolierte Riß der Supraspinatussehne. Die Frage der Begriffs-

Frische Verletzungen und Verletzungsfolgen

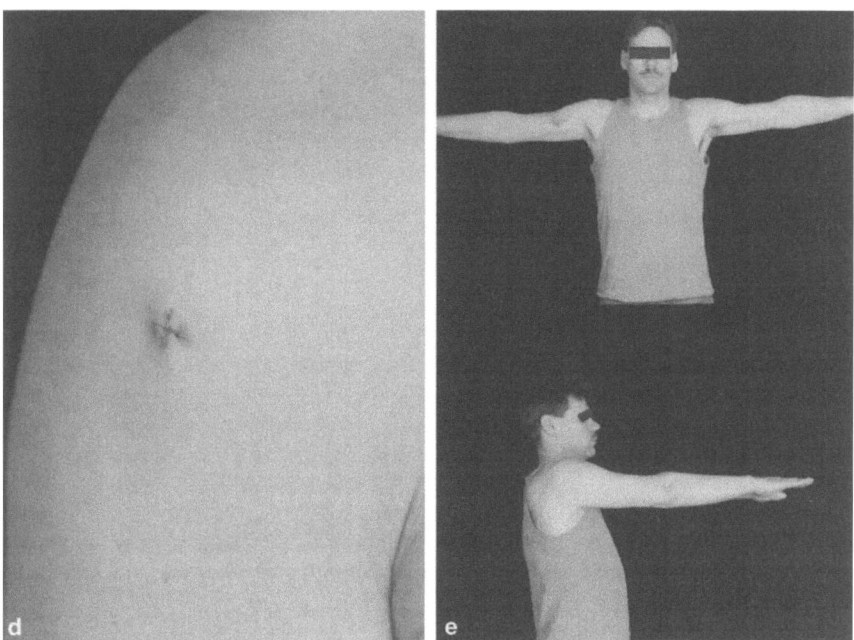

Abb. 4d. 0,8 cm lange Operationsnarbe (Nahaufnahme), **e** Beweglichkeit des operierten Schultergelenkes am 2. Tag nach der Osteosynthese

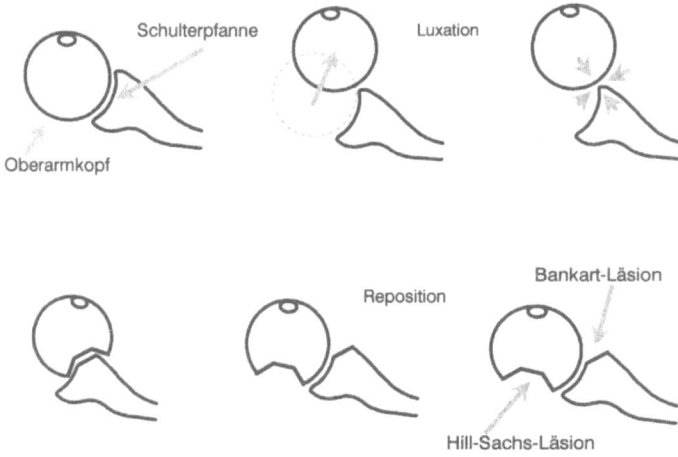

Abb. 5. Entstehungsmechanismus und Lokalisation der typischen Begleitläsionen nach einer traumatischen Verrenkung des Schultergelenkes: eine Verletzung des vorderen Pfannenrandes – sog. Bankart-Läsion – und eine Impressionsfraktur an der Hinterseite des Oberarmkopfes – sog. Hill-Sachs-Läsion

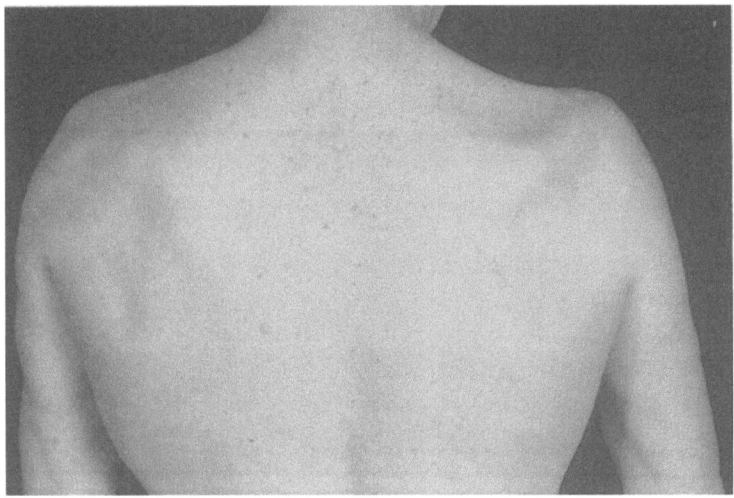

Abb. 6. Posttraumatische obere Läsion des Plexus brachialis bei einem 54jährigen Patienten nach einem Sturz vom Gerüst aus 7 m Höhe: sichtbare Atrophie des Supra- und Infraspinatusmuskels rechts

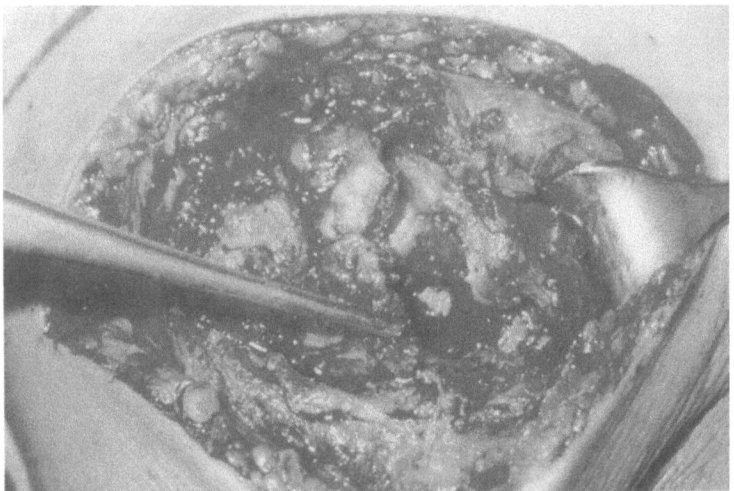

Abb. 7. Frischer traumatischer ansatznaher Riß der Supraspinatussehne (Grad II nach Bateman) bei einer 42jährigen Patientin nach einem Sturz mit der Schulter auf einen Stein (direktes Trauma)

bestimmung wird seit langem diskutiert und deshalb eine Präzisierung und Vereinbarung gefordert [8]. In der medizinischen Literatur wird wechselweise der Begriff „Riß" oder „Ruptur" benutzt. Diese Bezeichnung, medizinisch korrekt, weist im Rahmen der Begutachtung bei den Nichtmedizinern einen wesentlichen Nachteil auf;

Frische Verletzungen und Verletzungsfolgen

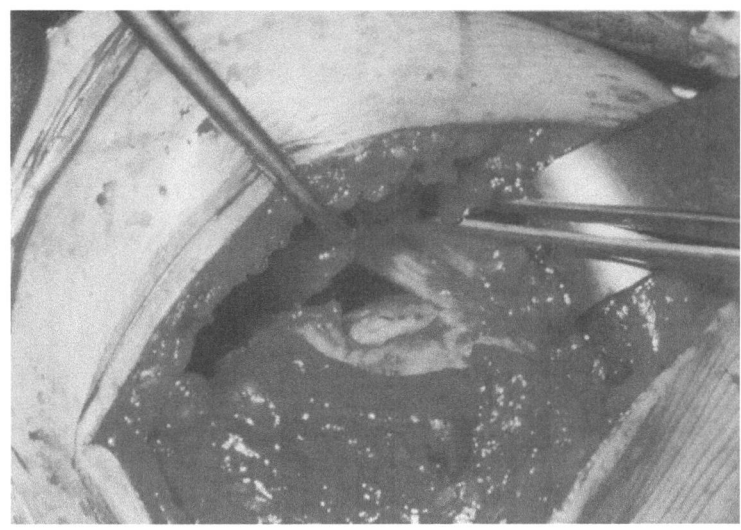

Abb. 8. Alter degenerativer Riß der Rotatorenmanschette im Bereich der Supraspinatus- und Subskapularissehne (Typ A/B nach Patte) bei einem 58jährigen Patienten bei Zustand nach einer Schulterprellung

sie impliziert rein sprachlich gesehen eine unfallbedingte Genese, da der Begriff „Zerreißung" im Alltag mit Kraftaufwendung und Gewalteinwirkung zusammengebracht wird. Der Terminus „Schaden" ist philologisch zwar richtig und in der gutachtlichen Sprache anerkannt, hingegen medizinisch zu umfassend. Er verbirgt sowohl die Degeneration der Rotatorenmanschette, aus der primär keine Konsequenzen abzuleiten sind, als auch einen traumatischen Riß, der operativ zu behandeln ist. Die Bezeichnung „Kontinuitätsdurchtrennung" beschreibt neutral einen Riß ohne Aussage über die Ursache, wird dennoch in der medizinischen Sprache nicht akzeptiert und, wenn überhaupt, als Synonym eines kompletten Risses verstanden. Es ist zu beachten, daß medizinisch zwischen degenerativen und traumatischen Rissen unterschieden wird.

Risse der Rotatorenmanschette werden nach der Größe des Defektes (Defektbreite) nach Bateman in 4 Grade (Abb. 7) eingeteilt [1]:

- Grad I: <1 cm   (klein)
- Grad II: 1–3 cm (mittel)
- Grad III: 3–5 cm (groß)
- Grad IV: >5 cm   (massiv)

Grad IV umfaßt ausgedehnte Defekte, im Sprachgebrauch als „Kopfglatze" bezeichnet.

Hinsichtlich der Lokalisation bewährte sich die Systematisierung nach Patte [20]. Danach wird der seltene Schaden der Subskapularissehne und der langen Bizepssehne als Typ A bezeichnet. Typ B beinhaltet die häufigste Läsion der Supraspinatussehne und Typ C den seltensten Riß der Infraspinatussehne (Abb. 8).

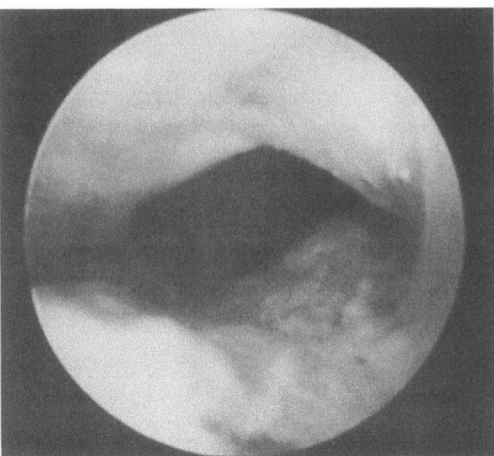

Abb. 9. Ovalärer Defekt der Rotatorenmanschette im Bereich der Supraspinatussehne ansatznah am großen Oberarmhöcker (arthroskopisches Bild)

Es gibt eine Vielzahl von klinischen Untersuchungsmethoden, mit denen die Veränderungen im subakromialen Raum diagnostiziert werden. Differentialdiagnostisch geben sämtliche bekannten Techniken keinen sicheren Aufschluß, ob ein Riß oder ein Engpaßsyndrom als Folge eines degenerativen Schadens vorliegt. Es gibt keinen klinischen Test, mit dem bei *jedem Patienten* ein Riß sicher bestätigt oder ausgeschlossen werden kann.

Die sichere Diagnose ist den apparativen Untersuchungstechniken vorbehalten. Als diagnostische Schritte sind zu nennen: die Sonographie, die MRT und die diagnostische Arthroskopie. Die Sonographie ist eine Untersuchungsmethode der ersten Wahl und kann beliebig häufig wiederholt werden. Leider wird die Trefferquote durch die Erfahrung des Untersuchers erheblich beeinflußt. Die MRT liefert bei einer korrekten Schnittführung und guter Bildqualität eine sichere Aussage über einen Riß, wobei eine Differenzierung hinsichtlich der Ätiologie (traumatisch oder degenerativ) schon einige Wochen nach dem Trauma nicht mehr möglich ist. Bei geringer Erfahrung des Untersuchers besteht das Risiko der Überinterpretation der MRT-Bilder, die erhobenen Befunde können weder arthroskopisch noch intraoperativ umgesetzt werden. Die Arthroskopie, die letzte Stufe der Diagnostik, erlaubt es nicht nur, die Defektgröße, sondern auch die Qualität des rupturierten freien Randes und die gelenk- sowie akromialseitigen Partialrupturen festzustellen (Abb. 9). Die nicht erwähnte Arthrographie stellt eine relativ einfache, eine sehr verbreitete und nahezu überall verfügbare diagnostische Methode dar, mit der in der Vergangenheit die Risse der Rotatorenmanschette diagnostiziert wurden. Es handelt sich hier um eine „grobe" Methode, die keine sichere Aussage über die Lokalisation, Größe und Qualität des Risses macht.

Gutachtliche Aspekte eines Risses der Rotatorenmanschette

Es bleibt die zentrale Frage der Begutachtung, wie häufig die Risse der Rotatorenmanschette beobachtet werden und unter welchen Umständen ein traumatischer

Riß auftreten kann. Ohne Rücksicht auf die Rißursache und das Patientenalter konnten in 1463 Sektionsbefunden lediglich 13% Totalrupturen gefunden werden [26]. Bei Personen unter 40 Jahren lag die Rate der Totalrupturen zwischen 0 und 5% [18, 28]. Bei einem Sektionsalter von 59 Jahren fanden sich in 32% Partialrupturen [25], im Alter von 72 Jahren steigt die Rate der Partialrupturen unwesentlich auf 35% [19]. Mit diesen neueren Untersuchungen konnte die Behauptung widerlegt werden, daß eine Ruptur der Rotatorenmanschette mit zunehmendem Alter vergesellschaftet ist. Damit wird das Argument des hohen Alters für eine atraumatische Genese einer Ruptur relativiert.

Hinsichtlich der Ätiologie ergibt die Durchsicht der Literatur ein inhomogenes Bild. Die meisten Autoren sind der Ansicht, daß eine gesunde, nicht vorgeschädigte Sehne nicht reißen kann, bevor das schwächste Glied in der Bewegungskette, d.h. die knöcherne Insertionsstelle (Tuberkulum) oder der Muskel selbst, nicht reißt. Die Anerkennung dieses Axioms schließt dennoch die Bedeutung eines Traumas als eine wesentliche Teilursache oder als eine entschädigungspflichtige gleichwertige Teilursache des Risses neben einer Degeneration nicht aus. Bemerkenswert erscheint, daß die Autoren, die sich mit der Ätiologie der Rotatorenmanschettenrupturen intensiv beschäftigt haben, die Degeneration als Ursache in den Vordergrund stellen [27]. Neben einem möglichen Trauma werden 3 Hypothesen zur Entstehung der Rupturen der Rotatorenmanschette diskutiert. Neer vertrat die Ansicht, daß die Supraspinatussehne durch einen immer wieder auftretenden Druck infolge Einklemmen der Sehne zwischen dem Schulterdach und Oberarmkopf (Impingement) vorzeitig geschädigt und geschwächt werden kann [17]. Macnab stellte eine Minderdurchblutung der Supraspinatussehne in der „kritischen Zone", d.h. ansatznah, fest und sah hier die Ursache der Rupturen [15]. Uhthoff meinte anhand der histologischen Untersuchungen, daß bei den Rupturen die primäre Tendopathie überwiegt, d.h. die Rupturursache in der Sehne selbst zu sehen ist [24].

In der Literatur wird, wie bei allen Sehnenrupturen, dem Unfallmechanismus eine entscheidende Bedeutung beigemessen. Zur Beurteilung der Kausalität werden auch die Vorgeschichte des Verletzten, das primäre klinische Bild, der Verlauf nach dem Ereignis und der histologische Befund herangezogen [13]. In der älteren Literatur wird einem direkten Trauma der Schulter in Anlehnung an die Achillessehnenverletzung große Bedeutung beigemessen. Diese Vorstellung ist anatomisch und mechanisch nicht nachvollziehbar. Die Rotatorenmanschette wird bei den alltagsüblichen Stellungen des Armes durch die benachbarten knöchernen Strukturen abgeschirmt. Der Deltamuskel, der die Rotatorenmanschette vollständig bedeckt, spielt die Rolle eines Puffers. Da die Druckfestigkeit einer Sehne das Vielfache der Festigkeit eines Muskels beträgt, ist eine wesentliche Gewalteinwirkung auf die Rotatorenmanschette durch ein direktes Trauma nur in Verbindung mit einer Zerstörung der darüberliegenden Muskulatur denkbar [27].

Zahlreiche Autoren sind der Auffassung, daß eine willkürliche, wenn auch abrupte und mit sehr hoher Belastung verbundene, aber aktive und somit planmäßige Bewegung *nicht* in der Lage ist, einen Riß der Rotatorenmanschette zu verursachen. Einige Autoren wiederholen die Theorie einer „Quetschung" der Rotatorenmanschette zwischen dem Schulterdach und Oberarmkopf bei einem Sturz auf den ausgestreckten Arm oder auf den Ellenbogen, der zu einer axialen Belastung des Armes führt. Für diese Theorie gibt es weder klinisch noch experimentell eine

Bestätigung. Viele Autoren vertreten die Meinung, daß eine plötzliche, überfallartige Belastung des Armes bei muskulär fixiertem Schultergelenk zu einem Riß der Rotatorenmanschette führen kann. Dabei wird auf die Bewegungsform des Armes nur selten eingegangen. Von den Autoren werden verschiedenste Bewegungsformen analysiert und als geeignet oder ungeeignet beurteilt. In den meisten Diskussionen über die mögliche traumatische Genese einer Ruptur der Rotatorenmanschette vermißt man konkrete Bezüge zur Anatomie, Physiologie und Biomechanik des Schultergelenkes.

Zum besseren Verständnis muß erneut hervorgehoben werden, daß der zur Diskussion stehende Riß der Rotatorenmanschette nicht die gesamte Sehnenkappe, sondern die Supraspinatussehne, d.h. den mittleren Anteil der Manschette, betrifft. Diese Sehne unterscheidet sich wesentlich von den sonstigen Abschnitten der Rotatorenmanschette. Sie verläuft unter dem Schulterdach und wird bei jeder Bewegung des Armes einer besonderen mechanischen Beanspruchung ausgesetzt. Auch diese Sehne weist in der ansatznahen kritischen Zone eine verminderte Durchblutung auf. Demzufolge ist im Bereich der Supraspinatussehne mit einem vorzeitigen Verschleiß und einer herabgesetzten Reißfestigkeit zu rechnen. Dies gilt aber nicht für die anderen Anteile der Rotatorenmanschette wie Subskapularis- und Infraspinatussehne; hier wird keine verminderte Zirkulation beobachtet, eine vorzeitige Degeneration tritt im geringerem Ausmaß auf. Eine anatomisch bedingte vermehrte mechanische Beanspruchung kommt hier nicht zustande. Damit ist ein isolierter Riß der Subskapularis- oder der Infraspinatussehne anders zu betrachten.

Anatomische, physiologische und biomechanische Überlegungen zur Funktion und Belastung der Supraspinatussehne

Den kräftigsten Muskel des Schultergelenkes stellt der Deltamuskel dar. Schon der Vergleich der Muskelquerschnittsflächen, der eine indirekte Aussage über die Entwicklung der relativen Muskelkraft erlaubt [4, 11, 16], zeigt, daß der Deltamuskel gegenüber dem Supraspinatusmuskel eine 6fach größere Fläche besitzt und somit eine 6fach größere Kraft entfalten kann. Der akromiale Anteil des Deltamuskels, der direkte Synergist des Supraspinatusmuskels, weist eine Querschnittsfläche auf, die 2,4mal größer ist als die Querschnittsfläche des Supraspinatusmuskels [22]. Demzu-

Tabelle 1. Die Muskelquerschnittsfläche der Rotatoren des Schultergelenkes korreliert mit der Entwicklung der relativen Muskelkraft; Faktor – Quotient der Muskelquerschnittsfläche des jeweiligen Muskels zur Querschnittsfläche des Supraspinatusmuskels [6]

Rotatorenmanschettenmuskel	Muskelquerschnittsfläche (cm^2)	Faktor
M. supraspinatus	6,21	1,0
M. deltoideus	37,8	6,0
Pars clavicularis	9,94	1,6
Pars acromialis	14,88	2,4
Pars spinalis	12,98	2,1
M. infraspinatus	11,36	1,8
M. subscapularis	13,85	1,2

Abb. 10. Darstellung der vektoriellen Kraft des Deltamuskels und seiner Komponenten in der Anfangsphase der Abduktion: S parallel zur Gelenkpfanne verlaufende Scherkraft, C senkrecht zur Gelenkpfanne wirkende Kompressionskraft

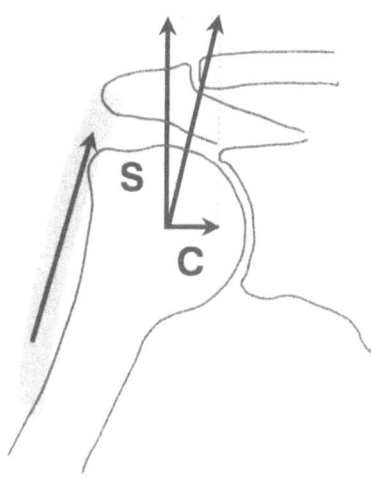

Abb. 11. Vektorielle Kraft des Supraspinatusmuskels bei der Abduktion: Es überwiegt die Kompressionskraftkomponente (C), die die Zentrierung des Oberarmkopfes in der Pfanne gewährleistet; kleine S_1-Komponente

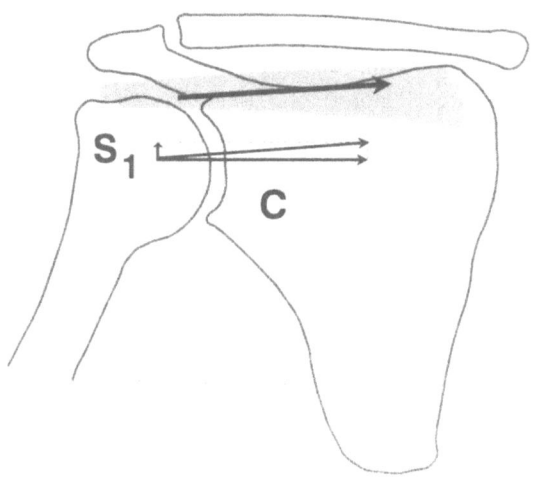

folge erfolgt die Kraftentwicklung am Schultergelenk vorwiegend durch den Deltamuskel und nicht durch den Supraspinatusmuskel, der auch im Vergleich zu anderen Muskeln der Rotatorenmanschette den *schwächsten* Muskel der Rotatorenmanschette darstellt (Tabelle 1). In diesem Zusammenhang erscheint es unverständlich, warum bei verschiedenen Belastungen des Schultergelenkes vornehmlich die Sehne reißen sollte, deren Muskel die geringste Kraft entwickelt.

Der Deltamuskel löst beim Heben des Armes sehr hohe Scherkräfte aus, die den Oberarmkopf aus der Pfanne auswandern lassen (Abb. 10). Die Rotatorenmanschette mit den zugehörigen Muskeln antagonisiert diese Wirkung des Deltamuskels [12]. Sie erzeugt hohe Kompressionskräfte (Abb. 11) und garantiert einen konstanten Kontakt des Oberarmkopfes zur Gelenkpfanne [2]. Die Hauptaufgabe der Rotatorenmanschette besteht nicht in der Elevation des Armes (Abb. 12). Aus biomechanischer

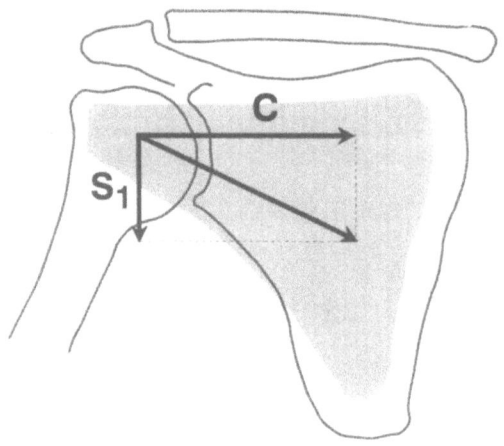

Abb. 12. Vektorielle Kraft des Infraspinatus- und Subskapularismuskels bei der Abduktion: starke S_1-Komponente neutralisiert die Scherkraft des Deltamuskels; C Kompressionskraft (vereinfachte Darstellung beider Muskeln)

Sicht stellt die Rotatorenmanschette eine „muskulotendinöse" Vergrößerung der Gelenkpfanne dar [9]. In Anbetracht dessen kann biomechanisch nicht erklärt werden, warum ein Muskel (Supraspinatusmuskel), der sich an der Kraftentwicklung bei sämtlichen Bewegungen eines Gelenkes *wenig beteiligt*, vergleichsweise zu den Muskeln mit hoher Kraftentwicklung vorrangig einen traumatischen Schaden erleiden sollte.

Es ist anatomisch unbestritten, daß der Supraspinatusmuskel bei Rückwärtsheben, Körperwärtsheben und Kreisen des Armes keinen wesentlichen Beitrag leistet. Dies bestätigen auch elektromyographische Untersuchungen, die bei diesen Bewegungen im Schultergelenk nur geringe Aktivitäten im Supraspinatusmuskel aufweisen [4]. Beim Vorwärtsheben wirkt der Supraspinatusmuskel an der 5. Stelle zusammen mit dem Deltamuskel, dem Bizepsmuskel, dem Korakobrachialmuskel und der Pektoralismuskulatur mit. Er entwickelt dabei *allenfalls* 40% seiner maximalen Elektromyogramm-(EMG)-Aktivität, im Durchschnitt liegt seine EMG-Aktivität zwischen 10 und 30% [6]. Unter Beachtung der funktionellen Anatomie des Schultergelenkes, aber auch der Ergebnisse der experimentellen Untersuchungen ist nicht erklärbar, wie es bei den genannten Bewegungen zu einer Verletzung des Supraspinatusmuskels kommen kann. Ein Muskel, der sich an einer Bewegung nicht oder nur unwesentlich beteiligt, kann bei dieser Bewegung isoliert nicht reißen. Bei anderen physiologischen Bewegungen eines Armes, wie z.B. im Zusammenhang mit einer isometrischen Anspannung, entfaltet er vergleichsweise höhere Kräfte, die seine Sehne konsequenterweise neutralisiert.

Einen effektiven Beitrag leistet der Supraspinatusmuskel lediglich beim Seitwärtsheben des Armes. Aber auch diese Bewegung wird vornehmlich durch den Deltamuskel durchgeführt. Im Bereich zwischen 30 und 100° erreicht der Supraspinatusmuskel ca. 50–60% seiner maximalen EMG-Aktivität; in den sonstigen Bewegungsbereichen liegt seine Aktivität unter 40%. Hier ist noch zu berücksichtigen, daß ein Teil der Kraft auf die Antagonisierung des Deltamuskels entfällt. Der Anteil des Supraspinatusmuskels an der Erzeugung des Drehmoments bei der Abduktion wird sehr unterschiedlich beurteilt; die Einschätzungen schwanken zwischen 6 und 50%

[10, 21]. Unter Beachtung der Ergebnisse der EMG-Untersuchungen beträgt der Anteil des Supraspinatusmuskels am Seitwärtsheben des Armes durchschnittlich ca. 35% [6].

Abschließend noch eine Bemerkung zur Unfallmechanik. Bei einer passiven Bewegung eines muskulär fixierten Gelenkes durch äußere Gewalteinwirkung werden jeweils nicht die synergistischen, sondern die *antagonistischen* Muskel gewaltsam gedehnt: d.h. bei passivem Seitwärtsheben leisten den Widerstand die Muskeln, die beim aktiven Körperwärtsheben arbeiten; beim passiven Vorwärtsheben die Muskeln, die aktiv das Rückwärtsheben bewirken usw. Die synergistische Muskulatur wird dabei entspannt und somit nicht belastet und nicht gefährdet. Infolgedessen ist eine Verletzung des Supraspinatusmuskels (und auch seiner Sehne) bei einem passiven Seitwärtsheben des Armes anatomisch und physiologisch nicht zu begründen.

Schlußfolgerungen für die Begutachtung

Aus anatomischen und physiologischen Erkenntnissen sowie aus den Ergebnissen der experimentellen Untersuchungen sind für die gutachtliche Praxis konkrete Konsequenzen abzuleiten. Zur Diskussion stehen zwei praxisbezogene Unfallmechanismen: eine plötzliche passive Bewegung eines Armes durch äußere Gewalteinwirkung bei einem muskulär fixierten Schultergelenk und ein Sturz auf den Arm, bei dem die Gewalt des Sturzes durch die passive Bewegung des Armes aufgefangen wird. Die beiden Unfallmechanismen sind biomechanisch vergleichbar: Es kommt in Abhängigkeit von der Stellung des Armes und der Richtung der Gewalteinwirkung (des Sturzes) zu einer abrupten, passiven, gewaltsamen Bewegung eines Armes bei muskulärer Fixierung des Schultergelenkes.

Es sind insgesamt 6 Bewegungsarten möglich: Seitwärts-, Körperwärts-, Vorwärts-, Rückwärtsheben sowie Einwärts- und Auswärtskreisen. Es wirkt jeweils die antagonistische Muskulatur. Da der Supraspinatusmuskel sich maßgeblich allenfalls am aktiven Seit- und Vorwärtsheben des Armes beteiligt, kann er nur bei passiven Bewegungen des Armes in gegensätzlichen Richtungen belastet werden, d.h. ausschließlich bei Körper- und Rückwärtsheben des Armes. Bei allen sonstigen *passiven* Bewegungen des Armes, wie z.B. Vorwärts- und Seitwärtsheben sowie Kreisen, wird der Supraspinatusmuskel nicht beansprucht. Folglich kann der Supraspinatusmuskel bei diesen letztgenannten gewaltsamen passiven Bewegungen des Armes, auch wenn sie mit einer hohen Gewalteinwirkung einhergehen, nicht verletzt werden.

Zusammenfassend kann der Supraspinatusmuskel lediglich bei einer gewaltsamen passiven Bewegung des Armes körperwärts und rückwärts zerreißen. Es ist aber zu betonen, daß der Muskel sich an dem Widerstand bei einem passiven Rückwärtsheben nur geringfügig und beim Körperwärtsheben allenfalls mit 35% beteiligt. Gleichzeitig ist auch zu berücksichtigen, daß bei einem Sturz der Arm zwar passiv körperwärts bewegt werden kann, nicht aber über die Körperlinie hinaus, d.h. eine unphysiologische passive Dehnung des Muskels ist stark eingeschränkt. Unter Beachtung der biomechanischen Überlegungen kann die traumatisch bedingte Verletzung der Supraspinatussehne verhältnismäßig selten in Betracht gezogen werden.

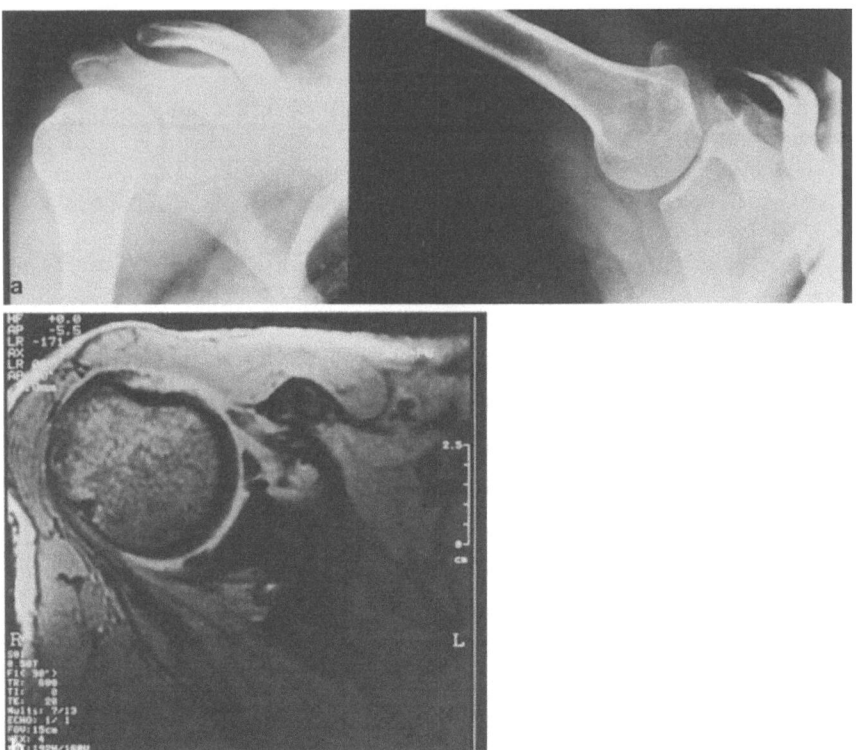

Abb. 13a–e. Klinisches Beispiel (s. Text): **a** Unfallröntgenaufnahmen, **b** MRT: Abriß des vorderen Labrums, sog. Bankart-Läsion (Teilabb. c–e, s. S. 25)

Die Hauptaufgabe des Supraspinatusmuskels besteht in der Fixierung (Zentrierung) des Oberarmkopfes in der Pfanne. Alle von außen auf das Schultergelenk wirkenden Kräfte, die den Oberarmkopf aus der Gelenkpfanne bewegen, können eine gewaltsame Dehnung und ggf. eine Verletzung hervorrufen. Die Kräfte treten v. a. bei Luxationen des Schultergelenkes, bei denen der Oberarmkopf aus der Gelenkpfanne herausgehebelt wird, auf. Dies entspricht auch der klinischen Erfahrung: Knöcherne Ausrisse der Supraspinatussehne werden bei jüngeren Patienten überwiegend im Rahmen einer traumatischen Luxation diagnostiziert. Da der knöcherne Ausriß der Supraspinatussehne eine beispielhafte, anerkennungspflichtige Verletzung darstellt, ist eine Luxation des Schultergelenkes als ein geeigneter Unfallmechanismus anzusehen, eine gesunde, nicht rißbereite Rotatorenmanschette zu verletzen. Ein Beispiel aus der gutachtlichen Praxis (AZ.: 11 344 794.0-17) verdeutlicht die damit zusammenhängende Problematik:

Ein 31jähriger Versicherter, Maschinenführer, rutschte bei Reparaturarbeiten auf einem Laufband und stürzte aus ca. 1 m Höhe auf die rechte Körperhälfte. Er stellte sich sofort bei einem Durchgangsarzt vor, der klinisch lediglich eine schmerzhafte Bewegungseinschränkung des Schultergelenkes ohne Prellmarken feststellte. Nach Anfertigung der Nativröntgenaufnahmen des Schultergelenkes in 2 Ebenen, die keine Luxation und keine frische Fraktur zeigten,

Frische Verletzungen und Verletzungsfolgen

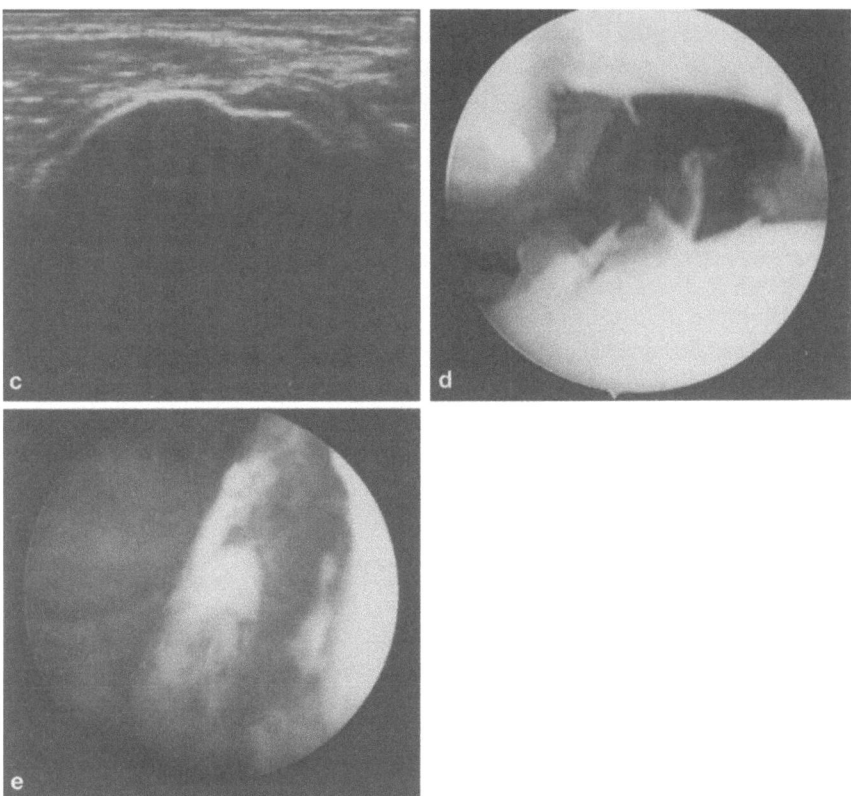

Abb. 13 c. Arthrosonographie: Defekt im Bereich der Supra- und Infraspinatussehne, **d** Arthroskopie: Rotatorenmanschettenruptur (Defekt), **e** Arthroskopie: relativ frische Hill-Sachs-Läsion

wurde eine „Schulterprellung" diagnostiziert (Abb. 13 a). Wegen der persistierenden Bewegungseinschränkung erfolgte nach 3 Monaten eine MRT, die laut Befund sowohl Veränderungen des Labrum-Band-Komplexes, eine kleine Hill-Sachs-Läsion als auch den Verdacht auf eine Degeneration der Rotatorenmanschette bzw. eine Rotatorenmanschettenruptur ergab (Abb. 13 b). Bei therapieresistenten Beschwerden wird der Versicherte 4 Monate nach dem Unfall in einem Gutachteninstitut vorgestellt. Der Unfallzusammenhang wird anhand der klinischen Untersuchung, der konventionellen Röntgenaufnahmen und des NMR-Befundes („degenerative Veränderungen der Rotatorenmanschette") abgelehnt. Bei verbleibenden Beschwerden und nennenswerter Funktionseinschränkung des Schultergelenkes wird der Versicherte in einer BG-Unfallklinik vorgestellt und stationär aufgenommen. Klinisch wird ein dringender Verdacht auf eine Ruptur der Rotatorenmanschette geäußert. Die Arthrosonographie (Abb. 13 c) zeigte einen ausgedehnten Defekt der Rotatorenmanschette (Supraspinatus- und Subskapularissehne). Bei der anschließenden Arthroskopie des Schultergelenkes fand sich eine ausgedehnte Ruptur der Rotatorenmanschette im mittleren und vorderen Anteil (Abb. 13 d), eine Bankart-Läsion und eine einige Monate alte, tiefe Hill-Sachs-Läsion, die für eine stattgefundene vollständige Luxation des Schultergelenkes mit Spontanreposition beweisend war (Abb. 13 e). Bei einer nachträglichen Befragung verneinte der Versicherte unverändert, eine Verrenkung des Schultergelenkes bei dem angeschuldigten Unfallereignis bemerkt zu haben. Das Vorerkrankungsverzeichnis der zuständigen Kasse ergab keine Vorerkrankungen bzw. Verletzungen im Bereich der Schulter. Nachträglich wurde der Unfallzusammenhang anerkannt und die medizinische sowie berufliche Rehabilitation durchgeführt.

Eine plötzliche, auch überfallartige, passive und gewaltsame Bewegung des Armes bei muskulär fixiertem Gelenk, wie bei einem Sturz kann nur dann die Rotatorenmanschette beanspruchen, wenn gleichzeitig eine Luxationskomponente vorliegt. Bei den sonstigen Bewegungen sind traumatische Rupturen der Rotatorenmanschette biomechanisch nur schwer vorstellbar und physiologisch kaum nachvollziehbar. Eine traumatische Ruptur der Supraspinatussehne ohne Luxationskomponente kann allenfalls bei abrupten, passiven Bewegungen des Armes körperwärts *diskutiert* werden.

Wird nach einem Trauma eine Ruptur diagnostiziert und eine manifeste Luxation klinisch bzw. radiologisch gesichert oder eine stattgefundene Luxation durch Begleitverletzungen nachgewiesen, so ist der Unfallzusammenhang anzuerkennen. Die erforderlichen Begleitverletzungen bestehen in der Hill-Sachs-Läsion oder in der frischen Bankart-Läsion. Das Auftreten eines unfallbedingten Risses der Rotatorenmanschette ausschließlich durch eine überfallartige, passive Bewegung eines fixierten Schultergelenkes bleibt den wenigen Ausnahmen vorbehalten, in denen individuell entschieden werden muß, inwieweit sich das Trauma und die Degeneration an dem Zustandekommen des Risses beteiligten.

Literatur

1. Bateman JE (1963) The diagnosis and treatment of ruptures of the rotator cuff. Clin North Am 43: 1523–1530
2. DePalma AF (1983) Surgery of the shoulder, 3rd edn. Lippincott, Philadelphia
3. Fick R (1911) Spezielle Gelenke und Muskelmechanik. In: Van Bardenleben K (Hrsg) Handbuch der Anatomie des Menschen, Bd II, Abt 1.1, Fischer, Jena
4. Frick H, Leonhard H, Starck D (1987) Allgemeine Anatomie, Spezielle Anatomie I, 3. Aufl. Bd I: Extremitäten, Rumpf, Kopf, Hals. Thieme, Stuttgart New York
5. Gschwend N, Zippel J, Liechti R, Grass S (1975) Die Therapie der Rotatorenmanschettenruptur an der Schulter. Arch Orthop Unfallchir 83: 129
6. Habermeyer P (1989) Isokinetische Kräfte am Glenohumeralgelenk. Hefte Unfallheilkd 202: 1–69
7. Hanisch L (1991) Nervenverletzungen im Schulterbereich. In: Hierholzer G, Ludolph E, Hamacher E (Hrsg) Gutachtenkolloquium 6: Schulterverletzungen/Schultererkrankungen. Springer, Berlin Heidelberg New York Tokyo
8. Hierholzer G, Ludolph E, Hamacher E (1991) Gutachtenkolloquium 6: Schulterverletzungen/Schultererkrankungen. Springer, Berlin Heidelberg New York Tokyo
9. Himeno S, Tsumara H (1984) The role of the rotator cuff as a stabilizing mechanism of the shoulder. In: Bateman JE, Welsh RP (eds) Surgery of the shoulder. Mosby, St. Louis Toronto London
10. Howell SM, Im Obersteg M, Seger DH, Marone PJ (1986) Clarification of the role of the supraspinatus muscle in the shoulder function. J Bone Joint Surg (Am) 68: 398–404
11. Ikai M, Fukunaga T (1968) Calculation of muscle strenght per unit cross-sectinal area of human muscle by means of ultrasonic measurement. Int Z Angew Physiol 26: 26–32
12. Inman VT, Saunders M, Abbot LC (1944) Observation on the function of the shoulder joint. J Bone Joint Surg (Am) 26: 130
13. Loew M, Rompe G (1994) Beurteilungskriterien zur Begutachtung der Rotatorenmanschettenruptur. Unfallchirurg 97: 121–126
14. Ludin HP, Haertel M, Meyer RP, Noesberger B (1975) Die Kombination der traumatischen Rupturen der Rotatorenmanschette mit Nervenläsionen. Dtsch Med Wochenschr 100: 142–148
15. Mcnab I (1985) Die pathologische Grundlage der sogenannten Rotatorenmanschette Tendinitis. Orthopädie 10: 191–195
16. Morris CB (1948) The measurement of the strenght of muscle relative to the cross section. Res Q Am Assoc Health Phys 19: 295–303

17. Neer CS (1972) Anterior acromioplasty for the chronic impingement syndrome in the shoulder. J Bone Joint Surg (Am) 54: 41–50
18. Neer CS, Poppen NK (1987) The supraspinatus outlet. Orthop Trans 11: 234
19. Ozaki J, Fujimoto S, Nakagawa Y (1988) Ters of the rotator cuff of the shoulder as sociated with pathologic changes in the acromion: a study a cadavers. J Bone Joint Surg (Am) 70: 1224–1230
20. Patte D (1990) Classification of rotator cuff lesion. Clin Orthop 254: 81–86
21. Perry J (1988) Biomechanics of the shoulder. In: Rowe CR (ed) The shoulder. Churchill Livingstone, New York Edingburgh London Melbourne
22. Poppen NK, Walker PS (1978) Forces at the glenohumeral joint in abductin. Clin Orthop Relat Res 135: 167–170
23. Resch H, Beck E (1991) Arthroskopie der Schulter. Springer, Wien New York
24. Uhthoff HK, Löhr J, Hammond I, Sarkar K (1986) Ätiologie und Pathogenese von Rupturen der Rotatorenmanschette. Hefte Unfallheilkd 180: 3–9
25. Uhthoff HK, Löhr J, Sarkar K (1987) The pathogenesis of rotator cuff tears. In: Takagishi N (ed) The shoulder. Professional Postgraduate Services, Tokyo
26. Walch G (1993) Synthese sur l'epidemiologie des ruptures de la coiffe des rotateurs. Journées Lyonnaises de l'Epaule, Lyon, 1.-3. avril 1993: 256–266
27. Weber M, Rompe G (1987) Die Entstehung und Beurteilung der sogenannten Rotatorenmanschettenrupturen. Z Orthop 125: 108–119
28. Yamanada H, Evans F (1972) Strength of biological materials. Williams & Wilkins, Baltimore

Grundlagen: Degenerative Veränderungen

I. Scheuer

Einleitung

In der Pathologie ist „Degeneration" ein sehr umstrittener Begriff [16]. Degeneration ist die pathologische „Entartung", ein unpräziser Oberbegriff für formale und funktionelle Abweichung von der Norm im Sinne von Minderwertigkeit, insbesondere von qualitativem Partialschaden der Zelle als Ergebnis zellulärer und geweblicher Stoffwechselstörungen [13]. Degenerative Veränderungen laufen in der Frühphase zunächst intrazellulär ab, sie können reversibel sein; später einsetzende Strukturveränderungen des Sehnengewebes basieren auf einer zunehmenden Zerstörung der Zellstrukturen mit nachfolgendem Zelluntergang, Ablagerungen im extrazellulären Gewebebereich und einer irreversiblen Schädigung [5]. Nach Probst [10] beruht Degeneration einerseits auf alterungsmäßiger Nichterneuerung, andererseits auf Abnutzung; es können aber auch der Verlust oder die Änderungen von Eigenschaften infolge Nichtgebrauch oder Fehlgebrauch eintreten.

Pathologische Veränderungen

Feingewebliche Untersuchungsbefunde von Sehnenpräparaten vereinigen unter dem Sammelbegriff *Degeneration* zahlreiche morphologische Substrate. Ähnlich wie bei anderen Organerkrankungen und Veränderungen finden sich in den pathologischen Befundbeschreibungen die unterschiedlichsten morphologischen Veränderungen, wie z. B. Verfettung, mukoide Degeneration, hyaline Degeneration, chondroide Metaplasie, Verkalkung, fibrinoide Degeneration, Fibrose bzw. Narbenbildung (Abb. 1).

Je länger die angeschuldigte Unfallursache zurückliegt, desto schwieriger ist die ursächliche Zuordnung dieser Veränderungen. Auf dem Boden der genannten mannigfaltigen degenerativen Veränderungen können nachfolgend Mikro- oder Makrorisse im Sehnengewebe auftreten.

Ursachen der Sehnendegeneration

Als *begünstigende Faktoren* für die Sehnendegeneration kommen die unterschiedlichsten Ursachen in Betracht:

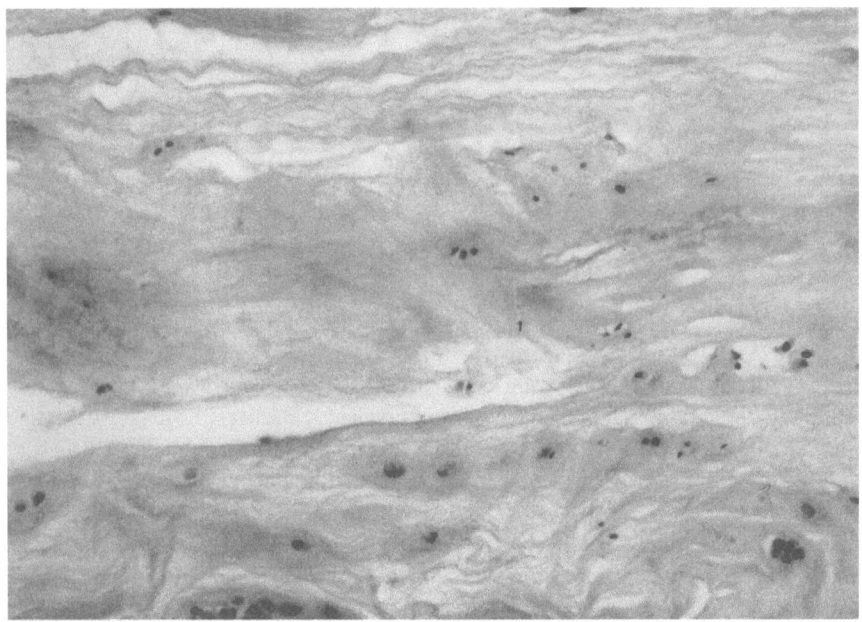

Abb. 1. Präparat von Sehnengewebe mit Degenerationszeichen. Mukoide Verquellungen (*zentral gelegen*), chondroide Metaplasie mit Brutkapselbildung (*unten* im Bild, *rechts*)

1. innere, primäre Ursachen wie Anlage, Anatomie und Blutversorgung,
2. äußere, sekundäre Ursachen wie Krankheit, Überlastung, Trauma und iatrogene Schädigungen.

Bemerkenswer ist, daß sichere histologische Unterscheidungsmerkmale nicht existieren.

Als anlagebedingte primäre Degenerationsursache von Sehnen wird häufig ein funktionell minderwertiges Gewebe diskutiert. Die pathomorphologische Bestätigung hierfür steht jedoch noch aus [9].

Für die Entstehung degenerativer Sehnenveränderungen macht Fackelmann [6] vorwiegend Mikrotraumen verantwortlich, die die Sehnenfasern und die ernährenden Blutgefäße schädigen. Nach seinen Vorstellungen führen Faser- und Gefäßschädigungen zu einer begrenzten Durchblutungsstörung im betroffen Gewebe, welche auf dem Boden einer Sauerstoffunterversorgung zu weiteren Zell- und Gewebestörungen bis hin zum Gewebeuntergang führen kann. Im Sinne von Heilungsprozessen entwickeln sich kleine Vernarbungsbezirke, die eine Elastizitätsminderung des betroffenen Sehnenbereiches bedingen. Bei plötzlich einsetzender Belastung oder Überdehnung des gesunden Sehnengewebes kommt es dann in diesen vorgeschädigten Sehnenarealen neuerlich zu kleinen Einrissen, die sich schließlich klinisch als partielle oder komplette Sehnenruptur manifestieren (Abb. 2).

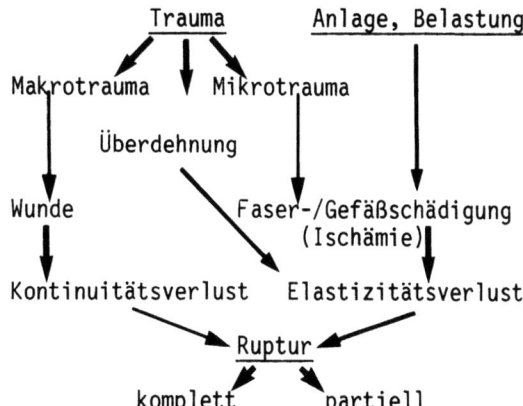

Abb. 2. Pathogenese der Sehnenbeschädigung (mod. nach Fakkelmann [6])

Degeneration der Supraspinatussehne

Sowohl ihre spezielle Funktion als auch die anatomische Lage macht die Rotatorenmanschette der Schulter verletzungsanfällig. Besonders die Supraspinatussehne, die zwischen Akromion und Oberarmkopf verläuft, unterliegt einer vermehrten mechanischen Beanspruchung bereits bei ganz alltäglichen Bewegungen [12]. So führt das Anspreizen des Armes zu einer vermehrten Kompression dieser Sehne mit nachfolgender Mangeldurchblutung an der dem Gelenk zugekehrten Unterseite. Hierzu kommt anlagebedingt eine verminderte Durchblutung dieser Sehne an ihrer Unterfläche, was mikroradiographisch nachgewiesen wurde [8, 11]. Diese Befunde finden ihre klinische Bestätigung darin, daß degenerative Veränderungen im Sinne von Auffaserungen des Sehnengewebes mit inkompletten Einrissen zunächst an der Unterfläche der Sehne auftreten [2], wobei sich der gelenkferne, unter dem Akromion liegende Sehnenanteil glatt und unbeschädigt darstellt. Diese an der Unterfläche liegenden degenerativen Sehnenauffaserungen liegen häufig fern vom Sehnenansatz und zeigen feingeweblich wenig zelluläre Reaktionen. Demgegenüber finden wir traumatische Supraspinatussehnenrisse eher ansatznahe gelegen, wobei je nach Rißalter und Vorzustand der Sehne heftige zelluläre Reaktionen auf dem Boden einer noch guten Durchblutung je nach Rißalter feingeweblich vorgefunden werden. Sowohl die Rißlage als auch die reaktiven Vernarbungsprozesse im Rißbereich können im Rahmen einer Zusammenhangsbegutachtung als Bewertungskriterien mit herangezogen werden. Klinisch verlaufen degenerative Veränderungen im Bereich der Supraspinatussehne mit mehr oder weniger großen erkennbaren Einrissen häufig stumm und symptomlos. Sie können sich jedoch auch durch wiederkehrende schmerzhafte Reizzustände im betreffenden Gelenkabschnitt bemerkbar machen.

Auf dem Boden entzündlicher Abläufe im Sehnengewebe kommt es in Verbindung mit dem entzündlichen Ödem zu Verquellungen und Verdickungen der Gewebeanteile, die wiederum den Engpaß der Supraspinatussehne zwischen Oberarmkopf und Akromion verstärken, dadurch zusätzliche mechanische Schädigungen des betroffenen Sehnengewebes induzieren und so die Entwicklung von degenerativen Veränderungen fördern (Abb. 3). Ist dieser Kreislauf erst einmal in Gang gesetzt, so ist er

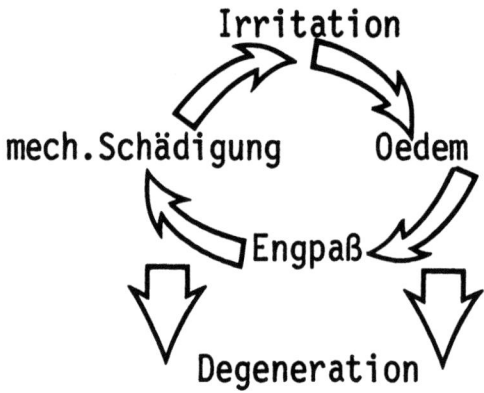

Abb. 3. Circulus vitiosus bezüglich mechanischer Irritation und nachfolgender Degeneration im Bereich der Supraspinatussehne

oft nur durch operative Maßnahmen (Dekompression des Subakromialraumes) zu durchbrechen.

Auf dem Boden des beschriebenen Pathomechanismus entwickeln sich im Laufe des Alters degenerative Veränderungen im Bereich der Supraspinatussehne. In Verbindung mit der zunehmenden Degeneration nimmt die *Rißanfälligkeit* dieser Sehne zu, was durch Reihenuntersuchungen und Obduktionen bestätigt wurde [4, 7, 14]. So lassen sich bereits ab dem 30. Lebensjahr degenerative Veränderungen im Supraspinatussehnenbereich nachweisen. Ab dem 50. Lebensjahr treten Mikrorisse zusätzlich in 1/3 der untersuchten Fälle auf, wobei ab dem 60. Lebensjahr mit Makrorissen in 2/3 der Fälle zu rechnen ist. Ab dem 70. Lebensjahr sind Makrorisse bis hin zu kompletten Supraspinatussehnenrupturen immer nachweisbar. Diese autoptischen Untersuchungen bestätigen ferner die klinische Erfahrung, daß die rechte Schulter weit häufiger betroffen ist als die linke und daß Männer häufiger als Frauen Veränderungen an dieser Sehne aufweisen. Diese Befunde gelten als Hinweis dafür, daß eine vermehrte mechanische Beanspruchung zu degenerativen Veränderungen der Supraspinatussehne führen kann.

Darüber hinaus wird diskutiert, ob neben einer gewissen anlagebedingten Disposition berufliche Belastungen wie das ständige Überkopfarbeiten, körperliche Schwerstarbeiten sowie bestimmte Sportarten – wie Werfen, Ringen und Schwimmen – das vorgegebene Verschleißleiden der Supraspinatussehne auf dem Boden ständig sich wiederholender Mikrotraumen fördern und verschlimmern.

Diagnostik von Läsionen der Supraspinatussehne

Ob und welche degenerativen Veränderungen im Bereich einer Sehne vorliegen, kann qualitativ und quantitativ häufig nur der Pathologe anhand feingeweblicher Untersuchungen feststellen. Das Zurückführen der Degeneration auf eine oder mehrere Ursachen, insbesondere auch auf ein Trauma, ist mit zunehmender Degeneration und zunehmendem Rißalter der Sehne erschwert bis unmöglich. Bezüglich einer Beschädigung an der Rotatorenmanschette ist weder klinisch noch diagnostisch eine eindeutige Differenzierung möglich, insbesondere dann, wenn es um die Frage geht, ob eine traumatische Zerreißung oder eine degenerative Zusammenhangstrennung

Grundlagen: Degenerative Veränderungen

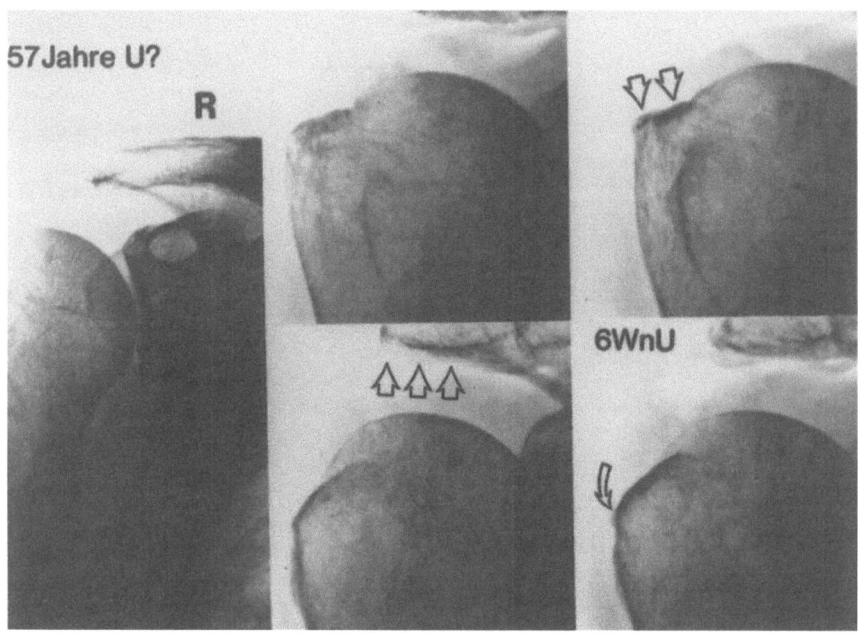

Abb. 4. Röntgenzielaufnahmen der rechten Schulter eines 57 Jahre alten Maurers mit „Schulterprellung", nachfolgend hartnäckiges sog. Supraspinatussehnensyndrom. Erkennbare Verschleißzeichen als indirekter Hinweis für degenerative Veränderungen im Bereich der Supraspinatussehne, wie Verkalkungen nahe am Ansatz (*mittleres Bild, oben*), Sklerosierungen am großen Rollhügel (*Pfeile, rechts oben*), knöcherne Veränderungen am Akromion (*Pfeile, mittleres Bild unten*) und kleine knöcherne Anlagerung (*rechts unten*)

vorliegt. Wesentlich zur Beurteilung tragen das Krankheitsregister zur Abklärung von Vorschäden, die Anamnese und der Unfallhergang sowie die klinische Untersuchung bei. Für das Erkennen von degenerativen Veränderungen haben die bildgebenden Verfahren eine unterschiedliche Aussagefähigkeit. Röntgenaufnahmen des Schultergelenkes (Abb. 4) können nur indirekte Hinweise für eine Degeneration im Bereich der Supraspinatussehne liefern, und zwar anhand von Veränderungen im subakromialen Raum, von Verdichtungen und Anlagerungen im Bereich des Supraspinatussehnenansatzes sowie von dargestellten Verkalkungen im Sehnenverlauf.

Die sonographische Differenzierung zwischen Sehnendegeneration und kleinen Substanzdefekten ist bei fließenden Übergängen schwierig, wenn nicht unmöglich [1]. Insbesondere erlaubt die Sonographie keine sichere Aussage über das wahre Ausmaß der Degeneration [3]. Die MRT gewinnt in der Schulterdiagnostik zunehmende Bedeutung [15]. Mit ihrer Hilfe werden nicht nur die knöchernen Gelenkstrukturen dargestellt, sondern auch Weichteile wie Kapsel und Sehnenstrukturen. Flüssigkeitsansammlungen im Gelenk (Erguß) sowie im Verlauf der Supraspinatussehne weisen auf einen Reizzustand oder eine Tendinitis hin (Abb. 5).

In Verbindung mit einem Unfall können Veränderungen im Supraspinatusmuskel Hinweise für ein akutes oder chronisches Geschehen geben. Eine eindeutige Zuordnung der vorgefundenen Veränderungen in Verbindung mit einem Riß bezüglich

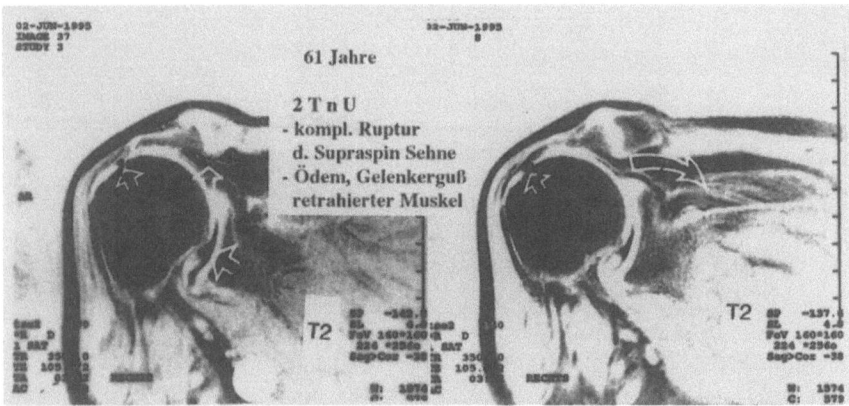

Abb. 5. MRT-Bilder einer 61jährigen Patientin, 2 Tage nach Unfall: Zentrale, komplette Ruptur der Supraspinatussehne (*links, obere Pfeile*) mit Gelenkerguß (*links, unterer Pfeil*) sowie zurückgezogener mit Ödem durchsetzter Muskel (*gebogener Pfeil, rechts*)

des Rißalters ist jedoch auch mit der MRT-Untersuchung nicht möglich. Blutige Untersuchungsverfahren wie die Arthroskopie kombiniert mit kleinen Gewebeentnahmen haben unzweifelhaft den höchsten diagnostischen Wert, wobei jedoch nicht verkannt werden darf, daß es sich hierbei um diagnostisch operative Maßnahmen handelt.

Bezüglich der Fragestellung, ob eine primäre Degeneration oder eine sekundäre posttraumatische Degeneration der Supraspinatussehne vorliegt, steht der medizinische Gutachter häufig vor einer fast unlösbaren Aufgabe, die nur über die Unfallerfassung und Dokumentation zufriedenstellend zu lösen ist. Von zentraler Bedeutung ist dabei, zu klären, ob der angeschuldigte Unfall rechtlich als wesentliche Ursache anzusehen ist oder als unwesentliche Ursache in der Beurteilung zurücktritt.

Zusammenfassung

Verschleiß und Degeneration – insbesondere im Bereich der Supraspinatussehne – sind *normale* alltägliche physiologische Alterungsprozesse des Gewebes mit individueller Ausprägung *ohne* zwangsläufigen Krankheitswert. „Altersentsprechende" Veränderungen sind nicht eindeutig zu definieren, dieser nichtssagende Begriff sollte möglichst bei der Beurteilung von degenerativen Veränderungen vermieden werden. Als ursächlich für die altersbedingt fortschreitende Degeneration im Supraspinatussehnenbereich werden zahlreiche Faktoren angeführt, wie z. B. anlagebedingte Disposition, anatomische Besonderheiten der Durchblutung der Sehne, chronische Überlastung sowie Mikro- und Makrotraumen. Unabhängig vom Grad und der Ausdehnung der Degeneration und der Rotatorenbeschädigung können diese Veränderungen ohne Krankheitswert klinisch stumm verlaufen [14]. Treten in diesem Falle jedoch nach einem Unfall Funktionsbeeinträchtigungen am Schultergelenk auf, durch Stauchung, Zerrung oder schwere Prellung, so sind diese Funktionsbeeinträchtigungen als Unfallfolge anzuerkennen – ganz gleich, welche vorbestehenden Veränderungen im Bereich der Supraspinatussehne vorgelegen haben – soweit das Unfallereignis als rechtlich wesentlich angesehen wird.

Literatur

1. Ackermann R (1995) Der Stellenwert der Sonographie in der Begutachtung der Schulter. In: Hierholzer G, Kunze G, Peters D (Hrsg) Gutachten-Kolloquim 10. Springer, Berlin Heidelberg New York Tokyo
2. Codmann EA (1934) The shoulder. Todd, Boston
3. Chylarecki C, Hierholzer G (1995) Der diagnostische Wert der Sonographie, der Computertomographie und der Magnetresonanztomographie am Beispiel von Verletzungen und degenerativen Veränderungen des Schultergelenkes. In: Hierholzer G, Kunze G, Peters D (Hrsg) Gutachten-Kolloquium 10. Springer, Berlin Heidelberg New York Tokyo
4. De Palma AF (1973) Surgery of the shoulder. Lippincott, Philadelphia
5. Eder M, Gedigk P (Hrsg) (1990) Allgemeine Pathologie und Pathologische Anatomie, 33. Aufl. Springer, Berlin Heidelberg New York Tokyo
6. Fackelmann GE (1973) The nature of tendon damage and its repair. Equine Vet J 5: 141–149
7. Keyes EL (1933) Observations on rupture of the supraspinatus tendon. Ann Surg 97: 849–856
8. Lohr JF, Uhthoff HK (1990) The microvascular pattern of the supraspinatus tendon. Clin Orthop 254: 35–38
9. Mohr W (1987) Pathologie des Bandapparates. In: Doerr W, Seifert G (Hrsg) Spezielle pathologische Anatomie, Bd 19. Springer, Berlin Heidelberg New York Tokyo
10. Probst J (1986) Rotatorendefekt und Schulterluxation aus gutachterlicher Sicht. Unfallchirurg 89: 436–439
11. Rathbun JB, Macnab I (1970) The microvascular pattern of the rotator cuff. J Bone Joint Surg (Br) 52: 540–553
12. Scheuer I (1991) Rotatorenmanschette. In: Hierholzer G, Ludolph E, Hamacher E (Hrsg) Gutachten-Kolloquium 6. Springer, Berlin Heidelberg New York Tokyo
13. Thiele G (1980) Handlexikon der Medizin. Urban & Schwarzenberg, München Wien Baltimore
14. Uhthoff HK, Lohr J, Hammond I, Sarkar K (1986) Ätiologie und Pathogenese von Rupturen der Rotatorenmanschette. Hefte Unfallheilkd 180: 3–9
15. Vahlensieck M, Reiser M, Genant HK, Schmitt O (1993) Magnetresonanztomographie (MRT) der Schulter. Dtsch Ärzebl 90: (B) 1551–1556
16. Zetkin M, Schaldach H (1964) Wörterbuch der Medizin, 2. Aufl. VEB Verlag Volk und Gesundheit, Berlin

Diskussion*

Zusammengefaßt und redigiert von G. Hierholzer**

Die Diskussion wird mit der Feststellung und Forderung von Müller eingeleitet, bezüglich der aufgeworfenen Fragestellung bereits beim Berichtswesen zu beginnen und sowohl ärztlicher- als auch verwaltungsseits darauf zu achten, daß insbesondere Erstbefunde in einer Qualität erhoben und dokumentiert werden, die der Klärung und Beurteilung des Unfallherganges dienlich sind. Dies ist nicht nur im Hinblick auf die objektive Bearbeitung wichtig, sondern trägt auch zur sozialen Befriedung insoweit bei, als der Verletzte später nicht zu u. U. stark differierenden Angaben kommen kann. Die Qualität und die Dokumentation der Angaben und der erhobenen Erstbefunde haben nicht zuletzt im Hinblick auf das Kausalbedürfnis des Patienten eine Bedeutung. Dies führt im Verlauf nicht selten zu der Auffassung, ungerecht behandelt worden zu sein.

> Die Qualität und die Dokumentation der Angaben zum Unfallhergang und der Erstbefunde haben entscheidende Bedeutung.

Es wird nun die Frage vorrangig, ob zur Anerkennung des Unfallzusammenhanges nach einem Riß der Rotatorenmanschette eine Verletzung vorliegen müsse, die in Verbindung mit einer Luxation oder zumindest mit einer Luxationswirkung verbunden gewesen sei (Hierholzer). Rompe bekräftigt eine derartige Schlußfolgerung und vertritt die Auffassung, daß durch den Sturz auf den Arm eine Rotatorenmanschette nicht verletzt werden kann. Diese Aussage betrifft nicht die abrupte passive Bewegung bei fixiertem Arm. Im Verlauf der Diskussion wird die obengenannte grundsätzliche Aussage über die Anforderung an einen Unfallzusammenhang nicht bestritten. In den zurückliegenden Jahren sind in verschiedenen Veröffentlichungen und bei Veranstaltungen dazu unterschiedliche Auffassungen vertreten worden. Um so wichtiger ist das jetzt einvernehmlich erarbeitete Votum. Es ist Sinn und Aufgabe einer fachlichen Standortbestimmung, die jeweilige Entwicklung zu beachten und neu hinzugekommene Erkenntnisse einzubeziehen.

---

* Zu den Beiträgen von S. 3–35.
** *Diskussionsteilnehmer:* Ch. Chylarecki, N. Erlinghagen, G. Hörster, V. Kaiser, J. Lehmann, M. Meyer-Clement, K. H. Müller, G. Paus, G. Rompe, J. Scheuer, F. Schröter und J. Schürmann

Bei den anatomischen und funktionellen Gegebenheiten vertreten die Diskussionsteilnehmer die Auffassung, daß der reine Sturz auf den Arm ohne Luxation oder Luxationstendenz nicht zu einer Quetschung oder Verletzung der Rotatorenmanschette führen kann. Die umgebenden knöchernen Strukturen schirmen diesen Bereich für diese Form einer Verletzung ab. Da die Druckfestigkeit einer Sehne die Festigkeit eines Muskels um das Vielfache übersteigt, ist im Zusammenhang mit dem diskutierten Mechanismus als Voraussetzung für den anzuerkennenden Unfallzusammenhang eine Gewalteinwirkung erforderlich, die zu einer Zerstörung der umgebenden und stärker gefährdeten Muskulatur führen müßte. Es wird die Auffassung vertreten, daß eine ungeschädigte Sehne nicht reißen kann, bevor die schwächeren Glieder der Bewegungskette, die knöcherne Insertionsstelle oder der Muskel selbst, nicht verletzt werden.

Nach dem derzeitigen Kenntnisstand kann in Verbindung mit einem Sturz auf den Arm über einen reinen Stauchungsmechanismus, der ohne Luxation oder Subluxation einhergeht, eine Verletzung der Rotatorenmanschette nicht eintreten.

Von dieser Feststellung ausgehend wird die Frage der Bedeutung eines Traumas im Sinne einer wesentlichen Teilursache eines Rotatorenmanschettenrisses bei bestehender Degeneration diskutiert. Nach übereinstimmender Auffassung müssen dazu die Faktoren Degeneration und Trauma sorgfältig geprüft und abgewogen werden.

Bei bestehender Degeneration kann nach einer Verletzung ein Unfallmechanismus im Sinne der wesentlichen Teilursache nicht völlig außer acht bleiben. Eine plötzliche passive Bewegung am muskulär fixierten Gelenk mit erheblicher Gewalteinwirkung, wie z. B. in Verbindung mit einem Rückschlag einer Maschine u. a., kann die Anerkennungskriterien erfüllen. Nach Schröter muß aus der Schilderung des Verletzungsablaufes abgeleitet werden können und mit der Diagnose in Übereinstimmung stehen, daß die verletzte Sehnenstruktur im Bereich der Rotatorenmanschette auch einer Zugbelastung ausgesetzt war. Eine nachvollziehbare passive, ruckartige und plötzliche Einwirkung ist zur Anerkennung ebenso erforderlich wie entsprechende diagnostische Befunde, die ggf. durch Operationsberichte und Histologiegutachten untermauert werden. So ist es z. B. möglich, histologisch die Unterscheidung zu treffen, ob etwa Gewebedurchtrennungen weniger als 2 Wochen, sehr wahrscheinlich viele Wochen oder mehrere Monate alt sind. Unter diesen Bedingungen erfährt die Anerkennung oder Ablehnung einer wesentlichen Teilursache auch eine qualitative Begründung.

Mehrere Diskussionsredner (Hörster, Chylarecki, Scheuer) verweisen darauf, daß nach einer Schulterluxation arthroskopisch eine Verletzung der Rotatorenmanschette festgestellt werden kann. Insofern ist auf die Bedeutung dieses diagnostischen Verfahrens auch für die Abklärung des versicherungsrechtlichen Zusammenhangs hinzuweisen. Diagnostische Verfahren wie die MRT setzen eine besondere Sachkenntnis und Erfahrung voraus. Nach Auffassung der Diskussionsteilnehmer zeigt sich häufig, daß mit der MRT falsch-positive Befunde erhoben werden und diese Technik somit nicht die alleinige Grundlage einer diagnostischen oder versicherungsrechtlichen Entscheidung sein kann.

> Eine nachweisbar erhebliche passive Gewalteinwirkung am muskulär fixierten Gelenk kann unter den aufgezeigten strengen Bedingungen das Kriterium einer wesentlichen Teilursache erfüllen. Dieser Mechanismus ist jedoch sicher nicht häufig gegeben.

Ärztlicherseits ist zwischen einer Funktionseinschränkung als Folge einer Rotatorenmanschettendurchtrennung und dem üblichen subjektiven Beschwerdebild nach Schulterprellungen genau zu unterscheiden. Es gibt zahlreiche klinische Bilder und Verläufe, die dafür sprechen, daß eine Rotatorenmanschettendurchtrennung auf der Basis der Degeneration und eine unfallbedingte Ruptur nicht die hauptsächliche Ursache für eine Bewegungseinschränkung des Schultergelenkes darstellen (Hörster). Eine Bewegungseinschränkung entsteht überwiegend aus einer schmerzbedingten oder nervalen Fehlsteuerung des Deltamuskels. Im Verlauf wird sie durch Verklebungen und Verwachsungen in den Buchtungen der Gelenkkapsel hervorgerufen und ist dann oft irreversibel.

Eine bestehende erhebliche Funktionseinbuße und ein subjektiv ausgeprägtes Beschwerdebild erklären sich in der Regel durch eine Schulterprellung mit nachfolgender Immobilisation. Der funktionelle Ausfall oder Teilausfall der muskulären Fesselung des Oberarmkopfes an die Pfanne bei einem Rotatorenmanschettendefekt ist nach heutiger Auffassung keine entscheidende Ursache für ein Schmerzbild. Es ist auch immer wieder darauf hinzuweisen, daß die Rotatorenmanschette überwiegend für die Zentrierung des Oberarmkopfes in das Gelenk zuständig ist und für das Bewegungsausmaß keine entscheidende Bedeutung hat.

> Für die gutachtliche Schlußfolgerung ist zu beachten, daß die Hauptaufgabe der Rotatorenmanschette darin besteht, die Zentrierung des Oberarmkopfes im Gelenk zu gewährleisten. Im Vergleich dazu tritt ihre Bedeutung für die aktiven Bewegungsausschläge zurück, die überwiegend von den anderen Muskelgruppen abhängen.

Die Diskussion führt zu der wichtigen Klarstellung (Schröter, Lehmann, Scheuer), daß in Verbindung mit einer Schulterluxation eine Rotatorenmanschettenverletzung eintreten kann, aber diese keineswegs zur Folge haben muß. Die Diagnose einer Luxationstendenz kann nach spontaner Reposition ex post durch eine Labrumverletzung objektiviert werden. Mit diesem Hinweis ist u. a. der Wert der arthroskopischen Untersuchungstechnik für die Therapie und für die Begutachtung zu unterstreichen. Auf die Gefahr, mit dem MRT falsch-positive Befunde zu erheben, wird nochmals hingewiesen. Die sachgerechte Befundauswertung eines MRT setzt die eingehende Kenntnis dieser Untersuchungstechnik voraus (Paus).

Aus der Diskussion wird deutlich, daß ein unfallbedingter isolierter Rotatorenmanschettenriß verhältnismäßig selten auftritt. Nach einem Unfall ist ärztlicherseits die Frage zu beantworten, ob es Hinweise auf den Zustand der am Gelenk beteiligten Strukturen gibt, die vor dem Unfall bestanden haben, und welcher Verletzungsmechanismus wirksam wurde. Der Sturz auf die Schulter oder auf den Arm im Sinne der Prellung oder Stauchung kann zur schmerzhaften Schwellung, zur

Einblutung und zum Gelenkerguß führen. Bei der besonderen anatomischen Struktur des Schultergelenkes droht nach solchen Traumen – insbesondere mit einer nachfolgenden Immobilisation – die schmerzhafte Funktionseinschränkung, also die mehr oder weniger ausgeprägte Schultersteife, die in aller Regel mit einer Verletzung der Rotatorenmanschette nichts zu tun hat. Die Annahme einer Rotatorenmanschettenbeteiligung nach einer Schulterprellung führt in aller Regel auf den falschen diagnostischen, therapeutischen und gutachtlichen Weg.

> Die Schulterprellung oder die Stauchung der Schulter erfordert zwar die ärtzliche Aufmerksamkeit und Therapie, um die bekannte Komplikation einer Schultersteife zu vermeiden, diese Verletzungen sind in aller Regel aber nicht mit einer Rotatorenmanschettenverletzung verbunden.

Sowohl ärztlicherseits als auch im Rahmen der Steuerung des Heilverfahrens sollte vermieden werden, daß die anfängliche Diagnose einer Schulterprellung im Verlauf in die unbegründete Spätdiagnose einer Rotatorenmanschettenverletzung einmündet (Schürmann). Es erscheint deshalb sinnvoll, durch eine Art Checkliste für die Erstuntersuchung und für die Erstbehandlung dieser Fehlentwicklung vorzubeugen. Insbesondere bei dem häufig zu beobachtenden „Schulterengesyndrom" ist zu beachten, daß dieses in der Regel nicht auf eine unfallbedingte Rotatorenmanschettenverletzung zurückgeht (Hörster, Scheuer, Meyer-Clement). Bei dem Schulterengesyndrom kann der Oberarmkopf aufgrund eines degenerativ entstandenen Defektes der Rotatorenmanschette kranialwärts wandern und so eine mechanisch bedingte schmerzhafte Symptomatik hervorrufen. Es erscheint auch der Hinweis wichtig, daß der Chirurg die diagnostischen Verfahren und insbesondere die bildgebenden Untersuchungstechniken im auswertenden Sinne beherrscht und sich nicht allein auf einen konsiliarisch erstellten schriftlichen Befund verläßt. Ansonsten ist die Zuordnung der Befunde zum klinischen Korrelat erschwert oder irreführend.

> Sofern der Unfallhergang, die Befunderhebung und die Diagnose nicht eindeutig nachvollziehbar sind und sich nicht als schlüssig erweisen, ist der Hinweis auf eine Rotatorenmanschettenverletzung zu hinterfragen. Dies trifft besonders auch dann zu, wenn die Formulierung in Berichten als Spätdiagnose auftaucht.

Aus der Sicht der Gesetzlichen Unfallversicherung fordern Schürmann und Kaiser in Ergänzung zu einer medizinisch-fachlichen Checkliste für die Erstuntersuchung und für die Steuerung des Heilverfahrens Sicherungen im Berichtswesen. Diese sollen anfängliche Fehldiagnosen und Widersprüche im Ablauf des Verfahrens besser erkennen lassen.

Ausführlich wird die Frage einer Gelegenheitsursache diskutiert. Hätte der nachgewiesene Schaden unter Hinweis auf den Zustand der Strukturen vor dem Unfall bei jeder anderen Gelegenheit auftreten können, so ergibt sich für die Gesetzliche Unfallversicherung weder ein Unfallschaden noch eine richtungsweisende und damit entschädigungspflichtige Verschlimmerung. Bestehen aber die Elemente des Unfallbegriffs, die sozusagen aufgepfropft sind und einen isolierten, sonst nicht typischerweise entstehbaren Schaden verursachen, so wird die Gesetzliche Unfallversicherung diesen Teil zu entschädigen haben. Hier trifft die Formulierung zu, daß jeder in dem Zustand versichert ist, in dem er sich befindet (Schürmann). Erlinghagen verweist auf das Problem der subjektiven Schilderung des Unfallherganges und auf die Gefahr, daß im zeitlichen Ablauf bei der Ermittlung des Sachverhaltes Fragen offenbleiben.

Der ärztliche Gutachter sollte sich nicht mit Vermutungen beschäftigen und durch die an den Patienten gerichteten Fragen vermeiden, daß eine bestimmte Tendenz von Antworten provoziert wird. Erlinghagen verweist auf die wichtige ärztliche Aufgabe, den Verletzungsmechanismus und den Zustand der Strukturen so zu schildern, daß er verwaltungsseitig nachvollzogen werde kann. Die Qualität einer ärztlich-medizinischen Aussage begründet sich also auch auf eine entsprechende Erläuterung. Apodiktische Aussagen zu einem Unfallzusammenhang und zu einer Diagnose führen dann nur zur Einschaltung mehrerer Gutachter und erschweren den Entscheidungsablauf.

Beispiele aus Erstbehandlung, BG-Bearbeitung und Begutachtung

J. Schürmann

Die traumatische isolierte Rotatorenmanschettenruptur kommt äußerst selten vor. Es handelt sich vielmehr dabei um den „uralten" Problembereich einer Verletzung, in seltenen Fällen aus äußerer, in den meisten Fällen aus innerer, d.h. körpertypischer Ursache (früher Gelegenheitsursache); u.U. handelt es sich aber auch um die Verschlimmerung eines körpereigenen Vorschadens.

Erstbehandlung

Schon bei der Erstbehandlung durch den fachkompetenten Durchgangsarzt in der Praxis oder im zugelassenen Krankenhaus sollte die Bewertung, ob es sich um einen Arbeitsunfall oder um eine Krankheit handelt, kein Problem darstellen. Davon kann jedoch häufig keine Rede sein, wie 5 Beispiele aus der aktuellen Praxis der Bau-BG Wuppertal belegen:

Beispiel 1 (D-Arztbericht): Eine Putzfrau (geb. 1928) gab 1990 an, daß ihr beim Radfahren eine Arbeitskollegin in das Hinterrad gefahren sei, wobei sie gestürzt sei und sich die rechte Schulter verletzte. *Befund:* Äußerlich keine Veränderungen. Salbenverband und Injektion in die rechte Schulter. Es besteht starker Druckschmerz im Bereich der Gelenkkapsel ventral und lateral. Die Beweglichkeit ist in allen Ebenen überaus stark schmerzhaft eingeschränkt, insbesondere die Rotationsbewegungen sind aufgehoben. Die rechte Schulter wurde geröntgt, das Bild wurde der Patientin nicht mitgegeben. Nach Auskunft der Patientin lag keine Fraktur vor. *Diagnose:* Prellung der rechten Schulter mit Verdacht auf Vorschädigung im Sinne einer Periarthritis humeroscapularis rechts.

Beispiel 2 (D-Arztbericht von 1991): Raumgestalter (geb. 1937). Unfallort: Am Arbeitsplatz. Er sei auf einer Leiter gestanden, habe das Gleichgewicht verloren, sei zu Boden gefallen und habe sich mit dem rechten Arm aufgestützt (Handgelenk klinisch frei). Beschwerden von seiten des rechten Schultergelenks. Ellenbogen nicht betroffen. Der Unfall wurde gemeldet, die Arbeit nicht unterbrochen. *Befund:* Druckschmerzhaftigkeit im Bereich des rechten Schultergelenks. Beweglichkeit schmerzhaft eingeschränkt. Bandführung fest. Regelrechte Artikulation. *Röntgenergebnis:* Rechte Schulter und Oberarm in 2 Ebenen ohne Befund. *Diagnose:* Stauchung des rechten Oberarms und Schultergelenks.

Beispiel 3 (D-Arztbericht von 1990): Dackdecker (geb. 1945). Bei Dachdeckerarbeiten stand der Patient mit einem größeren Brett unter dem Arm auf einem Gerüst, wurde von einer plötzlich auftretenden Sturmbö erfaßt und stürzte von dem Gerüst auf das darunter liegende Vordach des Hauses (ca. 5 m tief). Vom Rettungswagen und Notarzt wurde der Patient in das Krankenhaus gebracht. *Befund:* Linker Arm: Deutlicher Druckschmerz im proximalen Oberarmbereich mit erheblich schmerzhafter Bewegungseinschränkung im Schultergelenk. Der Arm wird in Schonhaltung fixiert gehalten, es bestehen keine Störungen der Sensibilität, der peripheren Durchblutung oder Fingermobilität. Becken: Deutlicher Beckenkompressionsschmerz, Stauchungs- und Rüttelschmerz, Beweglichkeit der unteren Extremitäten bds. frei. Kein Hinweis für periphere/nervale Ausfallerscheinungen. Bei der Untersuchung der Wirbelsäule, Wirbelkörper und Dornfortsätze nicht klopfschmerzhaft. Nierenlager bds. frei. Bei der Untersuchung des Abdomens und der Thoraxorgane unauffälliger klinischer Befund. Der Patient steht deutlich unter Schock, jedoch zur Zeit, Person und Ort wohl orientiert. Kein Anhalt für Commotio cerebri. *Röntgenergebnis:* Linker Oberarm in 2 Ebenen: Subkapitale Humerusfraktur mit dorsaler Abkippung des Kopfes und leichter Einstauchung des Schaftes. Beckenübersicht: Vordere Beckenringfraktur links mit geringfügiger Dislokation. Thorax: Kein Anhalt für frische Knochenverletzungen. *Diagnose:* Subkapitale Humerusfraktur links, vordere Beckenringfraktur.

Beispiel 4 (D-Arztbericht): Bei Stemmarbeiten am Sturz (Abbrucharbeiten) erhielt der Patient durch den Kompressionshammer einen Schlag an der rechten Schulter.

Fall 5 (D-Arztbericht): Dachdecker (geb. 1941). Der Patient sei beim Dachdecken auf ein loses Brett einer Kehlrinne getreten, dabei abgerutscht und mit der rechten Schulter und dem rechten Unterschenkel gegen einen Dachbalken geschlagen. *Befund:* Oberflächliche Hautabschürfung am rechten Unterschenkel, kein Hämatom, keine Schwellung, kein Belastungsschmerz. Beide Beine frei beweglich. Rechte Schulter: Keine äußere Verletzung, kein Hämatom, minimale Schwellung des Akromioklavikulargelenkes. Motorik, Sensibilität und Zirkulation intakt. Aktive Abduktion des Armes bis zur Horizontalen nicht möglich, nach passiver Abduktion ebenfalls keine Armvorhaltung in der Horizontalen möglich. Armvorhaltung etwas besser möglich. *Röntgenergebnis:* Rechte Schulter in 2 Ebenen: Kein Anhalt für eine Fraktur. *Diagnose:* Schulterprellung rechts mit Verdacht auf Rotatorenmanschettenruptur. Hautabschürfung rechter Unterschenkel.

Aus allen Beispielen wird deutlich, daß der Durchgangsarzt in keinem Fall an eine unfallbedingte Schädigung der Rotatorenmanschette gedacht hat bzw. keine Veranlassung sah, dies zu überprüfen. Dagegen wäre sicherlich nichts einzuwenden, wenn entsprechende Befragungen dokumentiert bzw. konkrete Aktivitäten für eine Ausschlußdiagnostik veranlaßt worden wären. Auch aus der Terminierung der Nachschau bzw. aus dem Nachschaubericht ergeben sich keine Hinweise auf eine Verletzung bzw. auf einen Ausschluß oder die konkrete Dokumentation eines Vorschadens. So entwickeln alle diese Fälle eine nicht zu steuernde Eigendynamik. Ob hier eine Checkliste zur Schulterdiagnostik weiterhelfen kann, ist zu diskutieren. Es kann also schlußfolgernd festgestellt werden, daß der fachkompetente, erfahrene Durchgangsarzt in diesen Fallbeispielen keine Unfallproblematik gesehen hat, trotz der schmerzhaften Beteiligung des Schultergelenkes. Es scheint unverzichtbar zu sein, ein besonderes Problembewußtsein bei der Erstbehandlung zu wecken.

BG-Bearbeitung

Die D-Arztberichte gehen nach ca. 2–5 Wochen beim Sachbearbeiter der Berufsgenossenschaft ein.

Beim Stichwort „Schulterverletzung" sollte dieser nun aufmerksam werden. Wenn jedoch Anhaltspunkte, Vorgaben und Hinweise, die gerade auf diese Fälle zutreffen, fehlen, wird i. allg. der Vorgang auf Termin/Wiedervorlage verfügt.

Notwendige Maßnahmen während der *Erstbehandlung* unterbleiben so für weitere Wochen: Auch der Arzt kann ja noch „nichts Endgültiges" sagen. Abgesehen von dem erwünschten Heilerfolg hat er ja auch keine weitere Veranlassung dazu.

Steuerung des Heilverfahrens bei Schulterverletzung

Ansatzpunkte für eine Steuerung und Überwachung des Heilverfahrens, für den Umfang der Ausschlußdiagnostik einschließlich des Einsatzes von Sonographie, CT, und MRT sind nach der sog. „Weller"-Tabelle (vgl. Broschüre: Überwachung und Steuerung des Heilverfahrens, HUBG Landesverband Südwestdeutschland, Stand 1989) folgende Hinweise:

- Schulterblattbruch: Ersttermin nach 4 - 8 Wochen,
                        Endtermin nach 8 - 12 Wochen,
- Schulterprellung   Ersttermin nach 4 Wochen,
  (-luxation)   Endtermin nach 10 Wochen.

Zum Ersttermin soll ggf. der beratende Arzt eingeschaltet werden oder eine Vorstellung in einer BG- oder Spezialklinik erfolgen. Wird die Diagnose nicht überprüft, dauert die Arbeitsunfähigkeit an und die Schmerzen wachsen. Im Konfliktbereich zwischen Schulter*vor*zustand (= Anlage) durch Degeneration und den Folgen des *Unfall*erstschadens geschieht in vielen Fällen erst dann etwas, wenn die Behandlung bzw. Bewegungstherapie abgeschlossen wird, vermeintliche Arbeitsfähigkeit eintritt und u. a. keine Kompensation durch eine Rente gezahlt wird, aber der Schmerz bleibt. Spätestens jetzt wechselt der/die Verletzte den Durchgangsarzt, den Facharzt oder die Klinik.

Schlußfolgerung: Eine problemorientierte unfallmedizinische BG-Bearbeitung findet in dieser Zeit (bis ca. 3 Monate nach dem Unfall) allenfalls dann statt, wenn der (beratende) Arzt – falls eingeschaltet – den Weg dazu weist (*Vorerkrankungen*, Altersdegeneration, Röntgenbefunde, u. U. auch Hinweise auf weitere Klärung des Unfallhergangs).

Unfallhergang

Bis zu diesem Zeitpunkt wurde in den meisten Fällen der *Unfallhergang* vernachlässigt, wenn er so vermeintlich normal ist wie in den angegebenen Beispielen:

1. Sturz vom Fahrrad auf die Schulter,
2. Sturz von der Leiter nach vorne beim Vorwärtsherabgehen,
3. Sturz vom Gerüst auf ein Vordach darunter,
4. Verletzung beim Zurückschlagen eines Kompressionshammers bei Stemmarbeiten,
5. Absturz vom Dach (ca. 2,60 m hoch) auf Schulter beim Tragen einer Dachpappenrolle.

Zweifel an der Bedeutung des Unfallhergangs für den Unfallfolgezustand äußert meistens der erste medizinische Gutachter, der den Fall erstmals *ganzheitlich* betrachten kann, wenn die Akte versicherungsrechtlich mit Vorerkrankungsverzeichnissen, Unfallanzeige und weiteren Ermittlungen zum Unfallhergang aussagekräftiger geworden ist. Zugleich wird sich der verunglückte Versicherte aus den ihm gestellten Fragen zum Unfallhergang bewußt, daß es auf besondere Unfallabläufe ankommt. Er weiß nun das Augenmerk auf wichtige Vorkommnisse zu lenken, die vorher völlig außerhalb der Nachfrage waren.

Teilweise steuert („quetscht") sogar der ärztliche Gutachter den Sachverhalt in diese Richtung.

Sachverhaltsveränderung durch Gutachter

Zu Beispiel 1: Auch anläßlich der jetzigen Untersuchung kann die Klägerin keine weiteren detaillierten Angaben zum Unfallmechanismus machen. Sie selbst gibt nach wie vor an, auf die Schulter gestürzt zu sein. Auch auf Befragen, ob sie sich eventuell doch mit dem Arm abgestützt habe, kann sie das nicht ganz ausschließen. Aus ihrer Sicht ist der Unfall so schnell verlaufen, daß sie sich jetzt an keine Einzelheiten mehr erinnern könne.

Leider hat die Klägerin selbst immer wieder einen direkten Unfallhergang geschildert, mit Aufschlagen auf die rechte Schulter, wobei jedoch nachweislich keine äußeren Verletzungszeichen dokumentiert worden sind wie Abschürfungen, Prellungen usw. ...

Sachverhaltsnachbesserung durch Gutachter

Zu Beispiel 2: Das damalige Unfallereignis vom 03. 08. 1991 wird jetzt wie folgt dargestellt: Am „Unfalltag" habe er auf einer fünfsprossigen Trittleiter gearbeitet. Er sei diese Leiter vorwärts hinabgegangen; dabei habe er auf den angewinkelten Unterarmen Gardinenstoffe getragen. Er sei dann mit dem Oberkörper nach vorne gefallen. Dabei habe er einen starken Schmerz im rechten Schultergelenk verspürt, er habe den Eindruck gehabt, der Arm sei gebrochen. Im Verlaufe der anschließenden Zeit habe er dann doch den Eindruck bekommen, daß der Arm nicht gebrochen gewesen sei. Durch Schonhaltung des Armes seien die anfänglichen Beschwerden zurückgegangen. Lediglich beim Versuch, den Arm im Schultergelenk zu heben, habe er starke Schmerzen gehabt ...

Erstschadensauslegung durch Gutachter

Zu Beispiel 4: Im Widerspruchsverfahren verwies der Kläger auf eine Stellungnahme des Dr. H. vom 16. 6. 1992. Danach sei es durchaus möglich, daß durch eine starke Quetschung im Bereich der Schulter eine Schädigung im Gleitlager der Rotatorenmanschette erfolge und daß sich dieses Gleitlager zwischen dem Ligamentum coracoacromiale und der Rotatorenmanschette durch Nichtschonung und Nichtbehandlung nicht erhole und schlußendlich zu dieser Schulterenge führe. Es sei auch durchaus glaubhaft, daß der Kläger, bedingt durch persönliche bzw. berufliche Umstände dies nicht bemerkt habe ...

Sachverhaltsnachbesserung durch Gutachter

Zu Beispiel 5: Noch einmal zum Hergang bei diesem Unfall befragt, gibt der Kläger heute an, daß er mit dem Eindecken einer Doppelgarage habe beginnen wollen, dazu habe er eine Leiter neben die zwischen den Garagenhälften vorstehende Kehlrinne gestellt und sei hochgestiegen. Er sei, um auf die Schalbretter zu kommen, auf die Kehlrinne getreten, und diese sei unerwarteterweise abgebrochen, so daß er 2,60 m tief mit der rechten Schulter auf das Steinpflaster aufgeschlagen sei. Wie der rechte Arm dabei gelegen habe, könne er nicht mehr sagen. Er habe nicht versucht, sich mit der rechten Hand abzufangen. Die Dachpappenrolle, die er auf der linken Schulter hochgetragen habe, sei bei dem Sturz neben ihn gefallen. Am Abend habe er sich dann im St. Marien-Hospital vorgestellt. Außer den Schmerzen im rechten Schultergelenk habe er noch Prellmarken an der Außenseite des rechten Oberschenkels gehabt ...

Begutachtung

Bei der Begutachtung von schmerzhaften Schulterverletzungen unter Beteiligung der Rotatorenmanschette führen Defizite insbesondere in den Gutachtenunterabschnitten
- Unfallhergangsfeststellung,
- Befunderhebung bzw. -bewertung,

- versicherungsrechtliche Bewertung,
- Begründung,
- Ergebnisdokumentation

zwangsläufig zu falschen Gutachtenergebnissen. Das Gutachtenergebnis ist deshalb falsch, weil das medizinisch-rechtliche und das notwendige versicherungsrechtliche Handwerkszeug nicht beherrscht wurde.

Ohne klare Abgrenzung des Körperzustandes vor dem Unfall (Vorschaden/Anlage/Degeneration) des Unfall*erst*schadens und des *Folge*schadens ist jeder Gutachter bei der Zusammenhangsbewertung zum Scheitern verurteilt. Diese Körper-(schadens)zustände sind zudem mit allen geeigneten bildgebenden Verfahren unter Angabe der konkreten Befunde (zwecks Objektivierung) zu dokumentieren.

Auch die Kenntnis der Kausal- und Beweisregeln der Gesetzlichen Unfallversicherung ist unverzichtbar. Eine eindeutige degenerative Rotatorenmanschettenruptur erfüllt nicht den Unfallbegriff bzw. die bereits dafür vorzunehmende Kausalitätsprüfung, ob eine *von außen* einwirkende Ursache für den Unfallerstschaden wesentlich war (früher: Gelegenheitsursache). Die Behauptung, ein Sturz vom Fahrrad sei eine „wesentliche Teilursache" für eine Rotatorenmanschettenruptur, ist eingehend zu begründen. Ebenso das weitere „Hilfsargument" für Gutachter, *zweifellos* handele es sich um eine „richtungweisende Verschlimmerung eines anlagebedingten Leidens".

In der Praxis wird häufig nichts begründet bzw. werden Füllworte oder Behauptungen vorgetragen; vgl. Auszüge aus Gutachten zu den Beispielen (Unterstreichungen von mir):

Gutachtenauszug (LSG)

Auszug A: Wenn ein Gutachter drei Vor-Fachgutachten erschüttern will, muß er differenziertere Untersuchungsergebnisse vorlegen und nicht spekulative Äußerungen machen. Wenn er selbst nicht die Sonographie beherrscht, hätte er eben eine Kernspinuntersuchung beider Schultergelenke zum Vergleich erstellen lassen können.
Leider wird bei einem Teil der Unfallgutachter immer wieder schematisch und restriktiv über Verletzungsfolgen geurteilt, ohne sich die Mühe zu machen, den Einzelfall umfassend und detailliert zu betrachten.
Insgesamt bin ich daher nach wie vor der Meinung, daß der Auffassung von Professor ... nicht gefolgt werden kann, daß der Fahrradsturz nicht die Rotatorenmanschettenruptur ausgelöst hat.

Andere Gutachtenformulierungen sind ebenso falsch (jeweils unterstrichen):
Auszug B: Die von Herrn Dr. R. erhobenen Meßwerte fallen etwas aus dem Rahmen der von den übrigen Gutachtern erhobenen Befunde heraus. Die aktive Elevation des Arms läßt sich natürlich von dem Probanden willkürlich beeinflussen. Ich halte es für wahrscheinlich, daß der Kläger bei der Gerichtsbegutachtung durch Dr. R. eine etwas schlechtere Beweglichkeit seines linken Schultergelenkes demonstriert hat.

Auszug C: Nach zwischenzeitlich nicht verheilter Rotatorenmanschettenruptur der rechten Schulter bestehende endgradige Bewegungseinschränkung des rechten Schultergelenkes mit erheblicher Belastungsminderung des rechten Armes und glaubhaften erheblichen Beschwerden sowie röntgenologisch nachweisbaren Verschleißerscheinungen im Sinne der sich jetzt entwickelnden posttraumatischen Rotatorenmanschettenarthropathie.

Auszug D: Wenn man wiederum nur schematisch die Bewegungsminderung berücksichtigt, wäre die MdE zweifellos mit einem Wert von 10 % zu bewerten. Es müssen jedoch bei dem hier vorliegenden Fall die Beschwerden und die Beeinträchtigung der Lebensqualität sowie die Belastungsminderung des rechten Armes berücksichtigt werden, wobei die Klägerin offensichtlich selbst durch eigene Selbstdisziplin die Beweglichkeit ihrer Schulter trotz der Schmerzen zu erhalten versucht.

Wenn sie demonstrative Tendenzen bei der gutachterlichen Untersuchung aufgewiesen hätte und der Arm fest an den Oberkörper gepreßt worden wäre, hätte jeder Gutachter bei den vorhandenen arthrographischen, röntgenologischen und klinischen Befunden die Bewegungseinschränkung glauben müssen und dann eine entsprechende Bewegungsminderung dokumentiert.

Auszug E: Zusammenfassend stellen wir fest, daß bei dem Versicherten die Voraussetzungen für die sehr seltene unfallbedingte Rotatorenmanschettenruptur nicht vorgelegen haben. Insbesondere der Unfallhergang – Abstützen mit dem rechten Arm auf dem Boden nach einem Leitersturz – entspricht nicht dem für eine traumatische Rotatorenmanschettenruptur zu fordernden Unfallmechanismus. Es fand weder eine stärkere direkte Prellung noch eine plötzliche Überstreckung gegen Widerstand statt.

Auszug F: Eine 20%ige MdE würde vorausgesetzt haben, daß der Kläger seinen rechten Arm nur noch bis zur Horizontale erheben konnte (s. Anhaltspunkte für die ärztliche Gutachtertätigkeit).

Auszug G: Wie ich ausführlich dargelegt habe, waren die Folgen des Arbeitsunfalls vom 11. 12. 1987 entsprechend einer vorübergehenden Aktivierung der ruhenden Anlage einer wahrscheinlich vorbestehenden kleinen Zusammenhangstrennung der Rotatorenmanschette des rechten Schultergelenkes auf degenerativer Basis mit Wiedereintritt der Arbeitsfähigkeit am 07. 03. 1988 wieder weitgehend abgeklungen.

Auszug H: Zusammenfassend kann gesagt werden, daß die jetzt bei Herrn L. vorhandene Funktionsstörung des rechten Schultergelenkes sicherlich Folge einer Rotatorenmanschetten-Ruptur und der dadurch notwendig gewordenen Operation ist: diese Ruptur ist ihrerseits jedoch nicht Folge eines adäquaten Traumas.

Leider sind derartige Gutachtenmängel keine Seltenheit. Dies führt dazu, daß in diesen Fällen bis zum Landessozialgericht meistens ca. 10 (!) Gutachter tätig wurden.

Trotz der Reparaturmöglichkeit für derartige Fälle (§ 48 Abs. 3 SGB X), wonach Unrecht nicht weiter wachsen soll, haben die fünf Beispielsfälle bis heute der BG Kosten (Verletztengeld, Rente, Heilbehandlung etc.) von ca. 200.000 DM verursacht.

Schlußfolgerung

Die Erstbehandlung, BG-Bearbeitung und Begutachtung der Rotatorenmanschettenruptur muß umfassend neu aufbereitet und wissens- und verfahrensmäßig allen Beteiligten nahegebracht werden. Eine umfassende ständige Qualitätssicherung ist ständig zu praktizieren.

Die vorbereitende Sachbearbeitung

M. Krause

Einleitung

Die Arbeitsgüte des Sachbearbeiters ist mitbestimmend für die Qualität des ärztlichen Gutachtens.

Dieser Satz beschreibt zutreffend die Abhängigkeit von Verwaltung und ärztlichem Sachverständigen bei der Beurteilung von Schäden der Rotatorenmanschette.

Nur wenn dem Sachbearbeiter der Berufsgenossenschaft die Aufgabenverteilung zwischen Verwaltung und Sachverständigem bewußt ist und er seine Aufgaben vor Vergabe des Gutachtenauftrags ordnungsgemäß erledigt, ist der Gutachter in der Lage, seiner Rolle als Berater auf medizinischem Fachgebiet gerecht zu werden.

Die wesentlichen Aufgaben vor Vergabe des Gutachtenauftrags sind:

- Ermittlung und Festlegung des entscheidungserheblichen Sachverhalts
- Auswahl des ärztlichen Sachverständigen
- Formulierung der Beweisfragen und Auftragsvergabe

Ermittlung und Festlegung des entscheidungserheblichen Sachverhalts

Schäden der Rotatorenmanschette nach Unfällen erfordern aufgrund der Abgrenzungsschwierigkeiten zwischen Schadensanlage und unfallbedingter Einwirkung immer ein Zusammenhangsgutachten.

Je früher ein solches Gutachten in Auftrag gegeben wird, um so schneller ist die Verwaltung in der Lage, eine Entscheidung zu treffen. Dies trägt wesentlich zum Rechtsfrieden bei: Wird der Zusammenhang bejaht, kann die Verwaltung den gesetzlichen Auftrag erfüllen und die dem Berechtigten zustehende Sozialleistung umfassend und schnell erbringen; wird der Zusammenhang verneint, kann der Ablehnungsbescheid schnell erteilt werden und die Erwartungshaltung wird nicht durch ein langes Verwaltungsverfahren und ggf. Heilbehandlungsmaßnahmen zu Lasten des Unfallversicherungs-(UV-)Trägers gefördert.

Der Sachbearbeiter muß daher bereits den D-Arztbericht sorgfältig auswerten und bei entsprechender Unfallschilderung oder Verdachtsdiagnose sofort Ermittlungen einleiten. Eine zeitnahe Ermittlung wird oft dadurch erschwert, daß zunächst die Diagnose „Schulterprellung" gestellt und erst nach Ablauf von Wochen nach Weiterbestehen der Beschwerden durch weitere diagnostische Maßnahmen das

Ausmaß des Schadens festgestellt wird. Daher sollten Schulterprellungen im Rahmen der Heilverfahrenssteuerung eng überwacht werden. Hierbei wird der Sachbearbeiter durch den beratenden Arzt unterstützt, dem problematische Fälle vorgelegt werden sollten.

Bei Verletzungen der Rotatorenmanschette geht es immer um die Frage, ob die Schadensanlage bzw. der Vorschaden als rechtlich allein wesentliche Ursache anzusehen ist oder ob das äußere Ereignis zumindest eine wesentliche Teilursache darstellt.

Dementsprechend konzentrieren sich die Ermittlungen auf den genauen Geschehensablauf, also auf die Frage, welche Kräfte von außen auf den Körper eingewirkt haben, und auf die Feststellung eines Vorschadens bzw. einer Schadensanlage.

Unfallhergang

Um eine Bewertung des äußeren Ereignisses vornehmen zu können, ist der detaillierte Unfallablauf beim Versicherten zu erfragen. Nur eine genaue Darstellung des Unfallmechanismus ermöglicht eine Bewertung im Gutachten. Der Schilderung des Geschehensablaufs im D-Arztbericht kommt eine besondere Bedeutung zu, weil es sich dabei um die Erstangaben handelt, die einen hohen Beweiswert haben. Oft sind aber die Angaben für eine Bewertung nicht ausreichend. Insbesondere wenn die Rotatorenmanschettenruptur nicht sofort festgestellt wird, wird der Unfallhergang nicht detailliert beschrieben. Eine persönliche Aussage des Versicherten zum Unfallhergang ist schon aus Beweisgründen erforderlich, um Mißverständnissen vorzubeugen und zu vermeiden, daß erst im weiteren Verwaltungsverfahren oder sogar erst im Klageverfahren der Sachverhalt durch persönliche Befragung des Versicherten nachgebessert wird.

Je früher der Versicherte befragt wird, um so genauer wird er sich an den Ablauf erinnern können, um so unbefangener sind die Angaben. Sind nach dem Unfall mehrere Wochen vergangen, bekommt das Ereignis auch durch die weiterbestehenden Beschwerden u. U. ein größeres Gewicht.

Entsprechend den als geeignet angesehenen Unfallhergängen könnten folgende Fragen an den Versicherten gestellt werden:

1. Sind Sie direkt auf die Schulter gefallen?
2. Sind Sie auf die ausgestreckte Hand oder den abgewinkelten Arm gefallen?
3. Was haben Sie angehoben?
4. Wie schwer etwa war die angehobene Last?
5. Aus welcher Höhe stürzte die von Ihnen aufgefangene Last?
6. Wie verhielten Sie sich direkt nach dem Unfall?
7. Wann haben Sie nach dem Unfall erstmals einen Arzt aufgesucht?
8. Wurden Sie schon früher wegen Schulterbeschwerden behandelt? Von wem?

Oft wäre eine persönliche Befragung des Versicherten zum Unfallhergang mit einer Protokollierung durch den Sachbearbeiter wünschenswert. Bei diesem Gespräch könnte der Versicherte über die vor einer Leistungsentscheidung erforderlichen Schritte im Verwaltungsverfahren informiert und ihm die Notwendigkeit der Kausalitätsprüfung erläutert werden. Die Regel wird aber die Befragung auf schriftlichem Wege sein.

Die Aussage des Versicherten sollte durch Angaben von Augenzeugen – sofern vorhanden – ergänzt werden.

Krankenvorgeschichte

Um zu klären, ob ein Vorschaden oder eine Schadensanlage vorliegt, ist neben den persönlichen Angaben des Versicherten zu den bisherigen Beschwerden und Behandlungen im Bereich der Wirbelsäule und der Schultern, ein Auszug aus der Leistungskartei der Krankenkasse – mindestens der letzten 5 Jahre – unverzichtbar. Probleme bereitet dies häufig bei Mitgliedern privater Krankenkassen, weil diese keine Aufzeichnungen mit entsprechenden Diagnosen führen. Auch Unterlagen des Versorgungsamtes über Feststellungen zum Grad der Behinderung oder Unterlagen des Rentenversicherungsträgers über durchgeführte Kurmaßnahmen können Aufschluß über die Krankenvorgeschichte geben.

Bei Auskunftsersuchen an andere Leistungsträger ist der Sachbearbeiter für die Einhaltung der Datenschutzbestimmungen verantwortlich. So bedarf es bei Anforderung der Unterlagen der Krankenkasse einer genauen Beschreibung der Krankheiten, die wegen der Prüfung eines Zusammenhangs für die Bearbeitung der Unfallangelegenheit benötigt werden, denn nur diese Unterlagen dürfen der Berufsgenossenschaft nach §69 SGB X zur Verfügung gestellt werden. Bei Verletzungen der Rotatorenmanschette wären somit Erkrankungen der Wirbelsäule und der Schultern anzugeben.

Weitergehende Unterlagen können nur mit Einverständnis des Versicherten angefordert werden.

Heilbehandlungsverlauf

Zusätzlich muß die Akte Berichte über den bisherigen Heilbehandlungsverlauf und die durchgeführten Operationen enthalten. Ergänzt werden diese Unterlagen um den histologischen Befundbericht sowie die Ergebnisse der bildgebenden Verfahren, z.B. Röntgenuntersuchungen der Schultergelenke und der Wirbelsäule, Arthrographie.

Der Gutachtenauftrag kann erst erteilt werden, wenn der Sachverhalt vollständig ermittelt ist, denn das Ergebnis ist dem Gutachter als entscheidungserheblicher Sachverhalt vorzugeben.

Es hat sich bewährt, den Vordruck so zu gestalten, daß der Sachbearbeiter verpflichtet ist, das freie Feld mit dem ermittelten Sachverhalt zu füllen:

Beispiel: Nach den bisher vorliegenden Unterlagen gehen wir von folgendem Sachverhalt aus:
Am 5. 3. 1995 stürzte Herr X. auf dem Weg zu einem Kunden auf die rechte Schulter. Nach eigenen Angaben rutschte er mit dem Fuß nach hinten weg. Er versuchte, den nach vorn gerichteten Sturz dadurch abzufangen, daß er den rechten Arm nach hinten riß, um sich an einem Laternenpfahl festzuhalten – s. Bl. X d. A. –.
Sollten sich nach Befragen Zweifel an diesem Sachverhalt ergeben, bitten wir Sie, diese in Ihrem Gutachten gesondert zu bewerten.

Auswahl des ärztlichen Sachverständigen

Ist der Sachverhalt vollständig ermittelt, wird der Sachbearbeiter entscheiden, welcher Arzt mit der Begutachtung beauftragt werden soll. Die Verwaltung hat das Recht, den Gutachter zu bestimmen: Sie hat aber bei der Auswahl im Verhältnis zu dem Versicherten die Schranken des pflichtgemäßen Ermessens einzuhalten (§ 21 Abs. 1 SGB X).

Da Zusammenhangsgutachten in rechtlicher und medizinischer Sicht hohe Anforderungen stellen, wird eine Beauftragung des behandelnden Arztes nur in Betracht kommen, wenn es sich um eine Unfallklinik oder um einen besonders erfahrenen Durchgangsarzt handelt, der neben einer hohen fachlichen Qualifikation auch über vertiefte Kenntnisse des Unfallversicherungsrechts verfügt.

Bei der Auswahl des Gutachters wird der Sachbearbeiter zusätzlich die bisherigen Erfahrungen mit Gutachtern in ähnlich gelagerten Fällen und auch die fristgemäße Erledigung der bisherigen Aufträge berücksichtigen.

Wird die Begutachtung nicht dem behandelnden Arzt übertragen, sind die Regelungen des Datenschutzes zu beachten. Vor Weitergabe von medizinischen Gutachten an einen anderen Arzt ist der Versicherte auf sein Widerspruchsrecht nach § 76 Abs. 2 SGB X hinzuweisen. Die Nichtbeachtung zieht ggf. ein Verwertungsverbot des so zustande gekommenen Gutachtens nach sich.

Wichtig bei der Auswahl des Gutachters ist die Akzeptanz des Arztes durch den Versicherten. Es darf nicht der Eindruck entstehen, daß ein bestimmter Gutachter gewählt wird, um berechtigte Leistungsansprüche abzuwehren. Der Anschein mangelnder Objektivität und Neutralität des Gutachters muß vermieden werden.

Es ist Aufgabe des Sachbearbeiters, den Versicherten über das Verfahren zu informieren und ihm zu erläutern, aus welchen Gründen ein besonders erfahrener Gutachter beauftragt werden muß.

Bringt der Versicherte dem Gutachter kein Vertrauen entgegen, sollte von einer Beauftragung abgesehen werden, weil auch die auf diesem Gutachten basierende Verwaltungsentscheidung nicht akzeptiert wird. Es hat sich bewährt, dem Versicherten in besonderen Fällen mehrere gleichermaßen geeignete Gutachter vorzuschlagen und dem Versicherten die konkrete Auswahl zu überlassen.

Formulierung der Beweisfragen und Vergabe des Auftrags

Der Gutachtenauftrag wird durch die Beweisfragen bestimmt, die der Auftraggeber stellt. Die Fragen an den Gutachter sind exakt zu formulieren. Sie müssen auf den einzelnen Fall und auf das konkrete Problem bezogen sein. Rechtsfragen dürfen nicht gestellt werden.

Im Fall der Rotatorenmanschettenruptur sollten folgende Fragen gestellt werden:

1. Welcher Körperschaden ist mit Wahrscheinlichkeit auf den oben geschilderten Unfall zurückzuführen?
2. Welcher Vorschaden bzw. welche Schadensanlage hat zur Unfallzeit im Bereich der rechten Schulter vorgelegen und worin bestand die funktionelle Beeinträchtigung?

3. Ist die Rotatorenmanschettenruptur allein aufgrund der festgestellten Schadensanlage bzw. des Vorschadens eingetreten, d. h.
a) wäre die Rotatorenmanschettenruptur aufgrund des Grades der Schadensanlage oder seiner schicksalmäßig zu erwartenden Entwicklung voraussichtlich auch ohne ein äußeres Ereignis eingetreten, und zwar in etwa demselben Umfang und zu annähernd derselben Zeit oder in naher Zukunft (innerhalb weniger Wochen)?
b) falls es zu der Rotatorenmanschettenruptur eines äußeren Ereignisses bedurft hätte: Welcher Art und Schwere einer körperlichen Belastung hätte es bedurft, um den Riß zu bewirken?
(Die Frage b) kann auch so formuliert werden, daß dem Gutachter bezogen auf die konkrete Verletzung Beispiele genannt werden, die als Belastung des täglichen Lebens anzusehen sind. Bei Rotatorenmanschettenschäden könnten als Belastungen des täglichen Lebens angesehen werden: Aufhängen von Wäschestücken auf einer Leine, Abstellen eines Kartons im oberen Regalfach, Anstreichen der Zimmerdecke.)
4. Stellt das äußere Ereignis vom ... eine Mitursache der Rotatorenmanschettenruptur dar, bejahendenfalls inwiefern?

Je nach Stand des Heilverfahrens wird der Gutachtenauftrag für den Fall der Bejahung des Zusammenhangs weitere Fragen zur Heilverfahrenssteuerung, zur unfallbedingten Arbeitsunfähigkeit oder zum Grad der Minderung der Erwerbsfähigkeit enthalten.

Zum vollständigen Gutachtenauftrag gehört die Terminsetzung sowie die Festlegung des entsprechenden Gebührenrahmens nach dem Ärzteabkommen.

Die für den Gutachter wichtigen Aktenunterlagen müssen in Form gutleserlicher Kopien beigefügt werden. Die angeforderten Röntgenaufnahmen vervollständigen den Gutachtenauftrag.

Weiterführende Literatur

1. Contzen H (1986) Die Begutachtung von Schäden an der Rotatorenmanschette in der Gesetzlichen Unfallversicherung. Unfallmedizinische Tagung Mainz 1986, S. 251 ff.
2. Kaiser V (1986) Aufgabenverteilung bei der Begutachtung der Verletzten zwischen Berufsgenossenschaft und Arzt. BG 1986, S 170 ff.
3. Kaiser V, Emmerich N (1988) Maßnahmen zur Verbesserung des ärztlichen Begutachtungswesens in der Gesetzlichen Unfallversicherung. BG 1988, S 404 ff., 467 ff.
4. Lohsträter A, Ludolph E (1991) Die Rotatorenmanschettenruptur – Information für den Unfallsachbearbeiter –. BG 1991, S 144 ff.
5. Ludolph E (1993) Zusammenhangsbegutachtung. BG 1993, S 322 ff.
6. Schmidt P (1991) Anforderungen an die Begutachtung des Rotatorenschadens aus juristischer Sicht. Unfallmedizinische Tagung Lindau 1991, S 111 ff.
7. Schwertfeger U (1994) Kriterien für die Auswahl des Gutachters aus der Sicht eines Leistungsträgers. Der medizinische Sachverständige 2/1994, S 52 ff., HVBG-Info 14/1994, S 1142 ff.
8. Spohr H (1986) Das ärztliche Gutachten aus Sicht der Verwaltung. In: Hierholzer G, Ludolph E (Hrsg) Gutachtenkolloquium 1. Springer, Berlin Heidelberg New York, S 19 ff.

Begutachtungsaufgabe:
Anforderungen aus Sicht der Verwaltung

D. Bindemann

Einleitung

Bereits in der Vergangenheit war dieses Thema mehrfach Gegenstand von Referaten und Diskussionen anläßlich von Expertengesprächen, insbesondere auch bei unfallmedizinischen Tagungen der Landesverbände der gewerblichen Berufsgenossenschaften. Es hat aber nichts an Aktualität verloren, da Schulterverletzungen mit Beteiligung der Rotatorenmanschette in der Praxis nach wie vor häufig vorkommen und gerade in der Zusammenhangsprüfung immer wieder Probleme bereiten.

Aufgaben des Gutachters

Hauptaufgabe des Gutachters wird es in den Problemfällen sein, die Frage zu prüfen, ob die festgestellten Funktionsbeeinträchtigungen mit dem angeschuldigten Ereignis in Einklang zu bringen sind. Konkret könnte diese Frage lauten: Hat ein Arbeitsunfall die festgestellte Verletzung der Rotatorenmanschette allein oder rechtlich wesentlich (gleichwertig mit einer Schadensanlage) verursacht?

Diese Frage muß von der Verwaltung für den Einzelfall präzisiert werden. Im Regelfall wird zur Beantwortung ein Gutachten in freier Form, eine sog. Zusammenhangsbegutachtung, mit gründlicher Untersuchung des Versicherten erforderlich sein [3].

Ermittlungen des Gutachters

In vielen Fällen ergeben sich dabei zunächst die Erschwernisse, daß in der Akte unterschiedliche Darstellungen des Unfallhergangs vorhanden sind, möglicherweise zwischen dem Eintreten der Beschwerden und dem angeschuldigten Ereignis einige Zeit vergangen ist, und der Versicherte aus seiner Sicht die Frage des Kausalzusammenhangs eindeutig bejaht [3]. Gründliches Aktenstudium ist vor der Einbestellung des Verletzten somit unabdingbar. Ergeben sich dabei noch Zweifel, von welchen Fakten der Gutachter ausgehen soll, so ist grundsätzlich eine entsprechende Rückfrage bei der Verwaltung zu empfehlen. Natürlich kann der Versicherte auch selbst hierzu befragt werden. Gegenüber einer unkritischen Übernahme seiner Angaben ist allerdings eine gewisse Zurückhaltung geboten. Das Erinnerungsvermögen ist durch Zeitablauf beeinträchtigt und wird durch ein subjektives Kausalbedürfnis beeinflußt. Läßt sich der Sachverhalt nicht zweifelsfrei aufklären, so ist ggf.

ein Alternativgutachten zu erstellen. Es ist Aufgabe der Verwaltung zu prüfen, welchen Sachverhalt sie für bewiesen hält.

Die Klagen des Versicherten und seine Darstellung des Unfallhergangs sollten aber im Sachverhalt festgehalten werden. Lassen sich die festgestellten objektiven Gesundheitsbeeinträchtigungen dagegen nach Ansicht des Gutachters damit nicht vereinbaren, so ist dies nach Möglichkeit im Gutachten schlüssig zu begründen, um die Akzeptanz der Entscheidung auch beim Versicherten zu erhöhen.

Ebenso ist der häufig vorgetragene Hinweis, daß vor dem Unfallereignis keine Beschwerden bestanden hätten, in den Sachverhalt aufzunehmen und im Gutachten – soweit möglich – entsprechend zu würdigen. Unterstellte Sachverhalte, Vermutungen und spekulative Äußerungen sind im gesamten Gutachten nicht angebracht.

Abfassung des Gutachtens

Im Rahmen der Zusammenhangsbegutachtung lassen sich hingegen Formulierungen nicht vermeiden, die die rechtliche Würdigung zumindest tangieren. Insbesondere von Bevollmächtigten wird dies dann im Widerspruchsverfahren beanstandet. Das Gutachten sollte daher keine tiefschürfende Auseinandersetzung mit Begriffen wie „haftungsausfüllende Kausalität, rechtlich wesentliche Teilursache oder sog. Gelegenheitsursache (rechtlich unwesentliche Ursache)" enthalten, obwohl die Kenntnis dieser Begriffe vom Gutachter verlangt wird.

Im Vordergrund muß die medizinische Beurteilung stehen, wobei auch medizinische Fachausdrücke nach Möglichkeit nicht unnötig Verwendung finden sollten. Ausgehend von dieser Beurteilung sollten die im Auftrag gestellten Fragen dann so beantwortet werden, daß die rechtliche Würdigung dem geschulten Sachbearbeiter einwandfrei möglich ist.

In diesem Zusammenhang sei darauf hingewiesen, daß bei einer Ablehnung der Rotatorenschädigung als Folge eines angeschuldigten Ereignisses zu unterscheiden ist, ob überhaupt eine geeignete schädigende Einwirkung von außen vorliegt, oder ob die äußere Einwirkung keine wesentliche Ursache für den festgestellten Rotatorenschaden darstellt. Im ersten Fall wäre schon eine Voraussetzung für den Begriff des Arbeitsunfalles nicht erfüllt, im zweiten Fall würde es an der haftungsausfüllenden Kausalität mangeln [1].

In einzelnen Gutachten wird auch auf das Problem der Verschlimmerung eines anlagebedingten Leidens eingegangen. Dies setzt aber voraus, daß bereits ein klinisch manifestes Leiden vor dem Unfallereignis bestand. Im Fall einer bis dahin klinisch stummen Degeneration kann es somit nicht zu einer Verschlimmerung kommen [1, 2]. Die Verknüpfung einer Schadensanlage mit Unfallfolgen auf dem Wege der Verschlimmerung darf aber auf keinen Fall als eine Art „Kompromißlösung" in schwierig zu beurteilenden Fällen betrachtet werden.

Der letzte gutachtenrelevante Punkt ist die Dauer der Arbeitsunfähigkeit und Behandlungsbedürftigkeit, wenn Unfallfolgen zunächst diese bedingen, darüber hinaus aber der unfallunabhängige Schaden weitere Arbeitsunfähigkeit bzw. Behandlungsbedürftigkeit verursacht. Primär geht es dabei um die Frage der Zuständigkeit. Gerade in diesem manchmal sensiblen Bereich ist darauf zu achten, daß die Ausführungen im Gutachten keinen Anlaß zu unterschiedlichen Interpretationen geben.

Literatur

1. Lohsträter A, Ludolph E (1991) Die Rotatorenmanschettenruptur – Informationen für den Unfallsachbearbeiter. BG 1991, S 144 ff.
2. Mehrtens G (1987) Grundlagen für die Abgrenzung von Vorschäden gegenüber Unfallfolgen aus der Sicht der Berufsgenossenschaften. Schriftenreihe Unfallmedizinische Tagungen 64: 151 ff.
3. Schmidt P (1991) Anforderungen an die Begutachtung des Rotatorenschadens aus juristischer Sicht. Schriftenreihe Unfallmedizinische Tagungen 77: 111 ff.

Fragen des ursächlichen Zusammenhangs aus ärztlicher Sicht

H. Lill und V. Echtermeyer

Die Problematik der Beurteilung und Begutachtung der Rotatorenmanschette liegt darin, daß Ursache und Wirkung eines Unfalls häufig nicht geklärt sind. Die Rotatorenmanschette unterliegt mit zunehmendem Alter einer erheblichen Degeneration, somit nimmt die Rißanfälligkeit der Sehnen zu.

Anatomische Grundlagen

Der Begriff *Rotatorenmanschette* umfaßt den verstärkenden Muskelmantel um die Schultergelenkkapsel. Die Rotatorenmanschette ist aus 4 Muskeln zusammengesetzt: hinten die Sehne des M. teres minor und M. infraspinatus, oben die Sehne des M. supraspinatus und vorne die Sehne des M. subscapularis. Funktionell sind der M. teres minor und infraspinatus wichtige Außenrotatoren und Abduktoren. Der M. supraspinatus spannt die Gelenkkapsel und unterstützt die Abduktion und Außenrotation. Der M. subscapularis ist der stärkste Innenrotator und sichert das Schultergelenk von vorne. Das Zusammenspiel aller Muskeln stabilisiert das Schultergelenk und verhindert das Anstoßen des Tuberculum majus an das Schulterdach und somit eine Kompression der Supraspinatussehne. Im Mißverhältnis zu ihrer funktionellen Beanspruchung steht die Blutversorgung der Rotatorenmanschette.

Degenerative Veränderungen

Der Begriff *Engpaßsyndrom* und *Impingementsyndrom* beinhaltet die schmerzhafte Funktionseinschränkung des Schultergelenkes durch eine räumliche Enge im subakromialen Raum. Dieser Engpaß ist in erster Linie auf degenerative, weniger entzündliche Veränderungen der Rotatorenmanschette, insbesondere der Sehne des M. supraspinatus, und der Gleitschichten wie der Bursa subacromialis und der Sehnenscheide der langen Bizepssehne zurückzuführen. Eine Klassifizierung des Impingementsyndroms wurde von Neer [12] vorgenommen (Abb. 1).
   Die *Degeneration* der Sehne beginnt mit Verquellung und Ödem. Im weiteren Verlauf kommt es zu Verkalkungen im Sehnenverlauf, zu Teileinrissen und Verknöcherungen. Allgemein kann davon ausgegangen werden, daß bei einem über 30jährigen bereits degenerative Veränderungen der Rotatorenmanschette vorliegen.

Stadium	Pathologie	Alter	Verlauf	Therapie
I 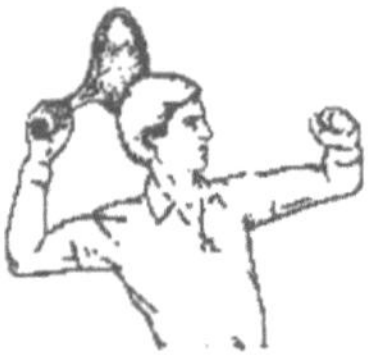	Ödem Einblutung	< 25	reversibel	konservativ
II 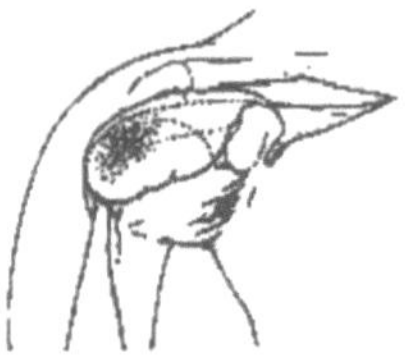	Fibrosierung Tendinitis Bursitis	25-40	wiederkehrender Schmerz bei Aktivität	konservativ, bei Therapieresistenz operativ
III 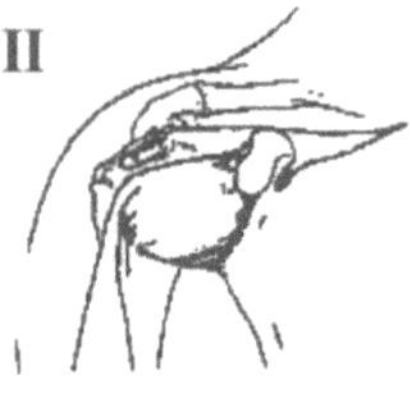	inkomplette/ komplette Ruptur Sklerosierung	> 40	zunehmende Einschränkung	Akromioplastik Rotatorenmanschettenrekonstruktion

Abb. 1. Stadien des Impingementsyndroms nach Neer [12]

Ab dem 50. bis 60. Lebensjahr findet man Mikrorisse und Makrorisse in bis zu 2/3 der Fälle, ab dem 70. Lebensjahr sind Makrorisse und komplette Defekte immer vorhanden [4, 17, 18]. Rowe [14] teilte die Rotatorenmanschettenrupturen in 4 Grade ein (Abb. 2).

Neben dem Alter spielt die berufliche Disposition mit ständiger Überkopf- und Schwerstarbeit eine entscheidende Rolle. Einige Sportarten, wie z.B. Tennis, Handball und Kampfsport, können durch wiederholte Mikrotraumen das Fortschreiten der Degeneration begünstigen. Eine Akromioklavikulararthrose und der Hochstand des Humeruskopfes beschleunigen die Degeneration der Rotatorenmanschette.

Die Begriffe Ruptur oder Riß suggerieren allerdings eine Verletzung, also eine Folge einer Gewalteinwirkung, deswegen wird die neutrale Bezeichnung Defekt oder

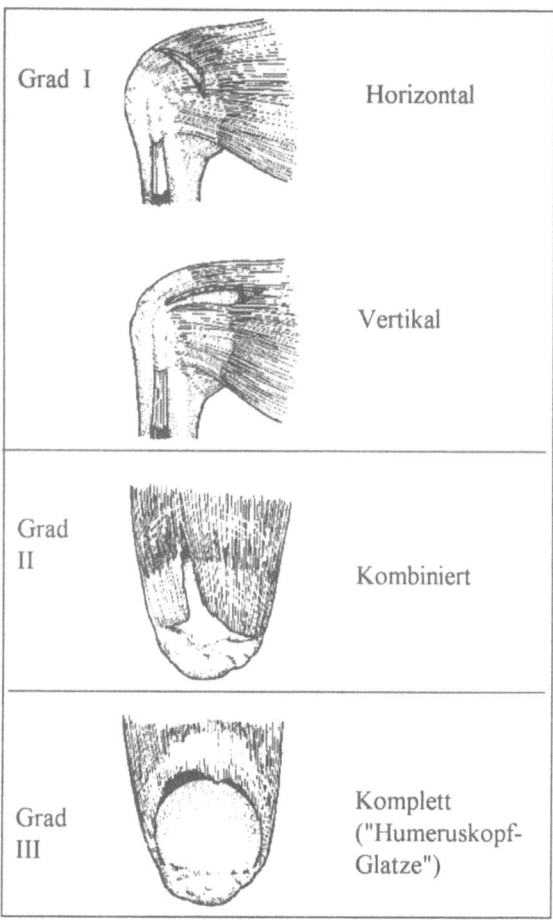

Abb. 2. Schweregrade der Rotatorenmanschettenruptur nach Rowe [14]

Schaden empfohlen [10]. In diesem Zusammenhang drängt sich die Frage des Heilungspotentials der Rotatorenmanschette auf. Untersuchungen von Uhthoff et al. [19] konnten zeigen, daß die Zellen innerhalb der Sehnen kaum zu einer möglichen Heilung beitragen können, wohl aber das die Sehnen umgebende Gewebe. Das Granulationsgewebe gleicht dem subbursalen Gewebe, welches in die kollagenreiche, aber gefäßarme Sehnenschicht eindringt. Nach Auffassung dieser Autoren können degenerative Anteile der Rotatorenmanschette resorbiert und ersetzt werden.

Von dem rein degenerativen Rotatorenmanschettenschaden ist die *traumatische Genese* nur schwer zu unterscheiden. Gegen eine rein traumatische Genese spricht, daß bei Jugendlichen mit Schulterluxation und erheblichen Begleitverletzungen keine Verletzung der Rotatorenmanschette nachgewiesen werden konnte [8]. Ein Unfall kann jedoch eine wesentliche Teilursache eines Rotatorenmanschettenschadens bedeuten.

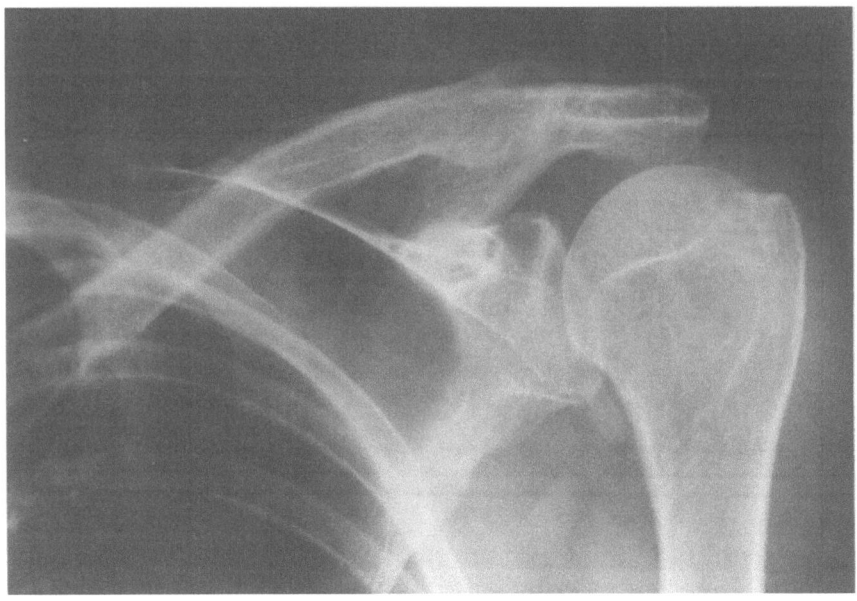

Abb. 3. Röntgenaufnahme des Schultergelenkes im a.-p.-Strahlengang. Humeruskopfhochstand und Akromioklavikulargelenkarthrose

Klärung des ursächlichen Zusammenhangs

Fragen zum ursächlichen Zusammenhang sind oft schwer zu klären, da ein Unfallereignis fast immer eine altersbedingt schon vorgeschädigte Rotatorenmanschette betrifft. Für den begutachtenden Arzt gilt es daher, den Ursachenzusammenhang zwischen äußerem Geschehen und Schaden aus innerer Ursache herauszuarbeiten.

Die Beurteilung des ursächlichen Zusammenhangs basiert auf 3 Säulen:

- Vorgeschichte,
- Unfallhergang,
- Schadensbild.

Vorgeschichte

Die exakte, zielgerichtete Anamnese hat Systemerkrankungen (PCP, Kollagenosen, Diabetes mellitus usw.), Tumorerkrankungen, halswirbelsäulenbedingte Beschwerden (z. B. C5-Syndrom), knöcherne Veränderungen des Schulter- und des Akromioklavikulargelenkes herauszuarbeiten. Der Zeitpunkt von evtl. erstmals aufgetretenen Schulterbeschwerden und sog. Prellungen und deren Behandlung muß genau ermittelt werden. In Zweifelsfällen sollte das Vorerkrankungsverzeichnis der Krankenkassen angefordert werden. Berufliche Tätigkeit und sportliche Aktivitäten müssen genau hinterfragt werden.

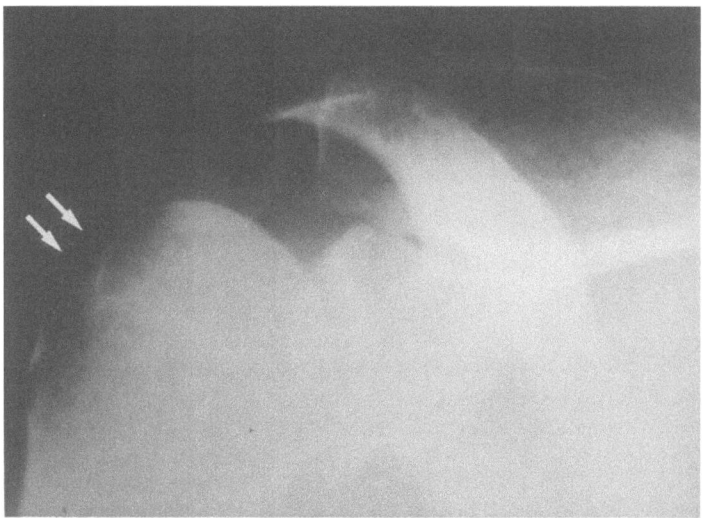

Abb. 4. Röntgenaufnahme des Schultergelenkes im a.-p.-Strahlengang. Verkalkungen im Verlauf der Supraspinatussehne (*Pfeile*)

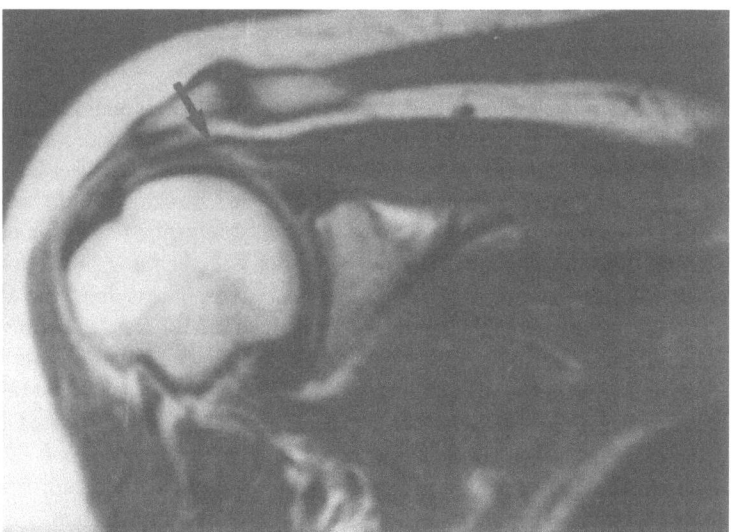

Abb. 5. MRT des Schultergelenkes. T1-Wichtung; parakoronare Ebene. Ausdünnung der Supraspinatussehne und Einengung des subakromialen Raumes (*Pfeil*)

Viele Patienten gehen erst spät zum Arzt, weil sie nach einem Unfallereignis von einer banalen Prellung ausgehen bzw. neu aufgetretene Schulterschmerzen fehldeuten. Der gesteigerte Konkurrenzkampf und die angespannte Arbeitsmarktlage spielen hier auch eine entscheidende Rolle. Der Patient wird dann nicht selten vom

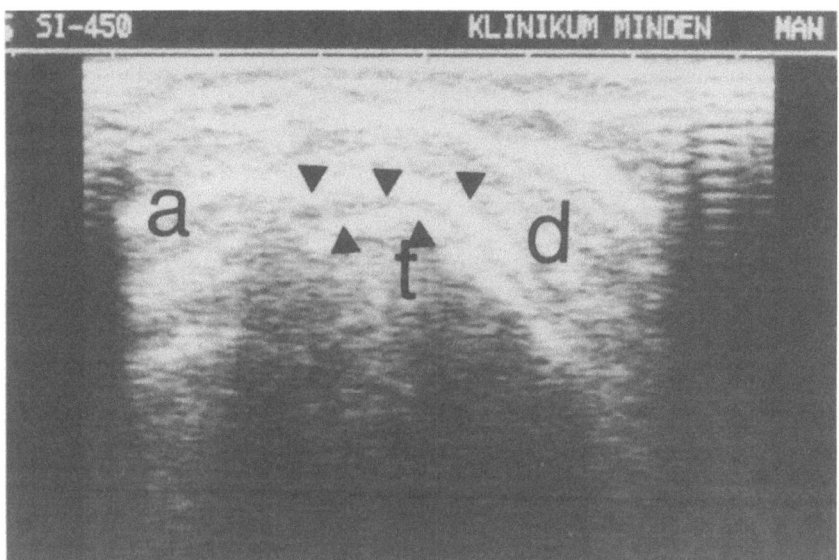

Abb. 6. Sonographie des Schultergelenkes; lateraler Längsschnitt. Degenerativer Rotatorenmanschettenschaden; fehlende Konvexität der Supraspinatussehne (*a* Akromion, *d* M. deltoideus, *t* Tuberculum majus. *Pfeilspitzen* Bereich der nicht mehr darstellbaren Supraspinatussehne)

erstbehandelnden Arzt wegen der Schulterprellung bzw. wegen sog. „altersbedingter Schulterschmerzen" weiterbehandelt. Erst die genaue Anamnese mit Rekonstruktion des Unfallherganges gibt Aufschluß über die Ursache der Beschwerden. Erschwerend kommt hinzu, daß die Ausführungen häufig widersprüchlich sind.

Die Beiziehung alter Aufnahmen, wie z. B. Röntgenbilder, evtl. Computertomographie, MRT und Sonographie kann bei der Begutachtung hilfreich sein. Hierbei geben Röntgenaufnahmen durch einen Humeruskopfhochstand, eine Akromioklavikulargelenkarthrose (Abb. 3) und Verkalkungen im Verlauf der Supraspinatussehne (Abb. 4) indirekte oder direkte Hinweise auf degenerativ bedingte Schäden der Rotatorenmanschette. Die MRT zeigt Weichteilveränderungen noch exakter (Abb. 5). Die Ultraschalluntersuchung des Schultergelenkes ist schwierig und erfordert zur genauen Beurteilung viel Erfahrung. Diese Untersuchungstechnik „lebt" von der dynamischen Untersuchung, Bildmaterial ist von Fremdgutachtern trotz standardisierter Schnittebenen teilweise nur schwer reproduzierbar (Abb. 6).

Unfallhergang

Adäquates Trauma

In der Literatur wird der sog. geeignete/adäquate bzw. ungeeignete/inadäquate Unfallmechanismus diskutiert. Als sog. geeignete Unfallmechanismen werden das fremdbewirkte Überschreiten anatomischer Bewegungsgrenzen ohne Ausweichmöglichkeit [13] und die abrupte Lasteinwirkung auf den Humeruskopf in ventrokranialer Richtung angegeben [3]. Hierzu zählen Stürze aus größerer Höhe auf den nach hinten gestreckten Arm, extreme Rumpfbewegungen bei fixiertem Arm, Rückwärts- und Hochreißen des Armes, Zug mit Rotation oder Adduktion sowie das plötzliche Auffangen eines schweren Gegenstandes. Diese Mechanismen müssen plötzlich und unkoordiniert durch äußere Gewalt eintreten. Ob es sich beim Sturz nach vorn auf den ausgestreckten Arm um ein sog. adäquates Trauma handelt, wird kontrovers diskutiert [1, 8, 10, 11, 13, 15].

Bei den genannten Unfallmechanismen wird von einer Quetschung und Einklemmung der Rotatorenmanschette durch axialen und proximalen Schub des Humeruskopfes ausgegangen. Dagegen ist zu bedenken, daß es sich beim Schultergürtel biomechanisch nicht um ein statisch fixiertes Gebilde handelt, sondern daß der Schultergürtel der Bewegung und Belastung nachgibt bzw. ausweicht.

Um von einem sog. geeigneten Unfallmechanismus zu sprechen, müssen die Grenzen der physiologischen Belastbarkeit durch äußere Einwirkung überschritten werden. Wichtig ist das plötzliche Ereignis mit Dehnung, Verwringung oder Stauchung der Rotatorenmanschette durch eine von außen wirkende reißende, drehende und stoßende Kraft. Deswegen erscheinen als medizinische Definition die Begriffe physiologische und unphysiologische Belastung bzw. Überlastung aussagefähiger als adäquat/inadäquat und geeignet/ungeeignet.

Gelegenheitsursache

Nach dem Kausalitätsprinzip stellen die sog. Gelegenheitsereignisse im eigentlichen Sinne keine Ursache dar. Vielmehr demaskieren diese eine Degeneration der Rotatorenmanschette ohne äußere Gewalteinwirkung. In diesem Zusammenhang kann nicht von einem Unfallmechanismus gesprochen werden. Es handelt sich dabei um geplante, also koordinierte Bewegungsabläufe, wie z.B. Anheben, Halten, Drücken, Festhalten und Ziehen eines schweren Gegenstandes. Dies sind Ereignisse des alltäglichen Lebens ohne erkennbaren Unfallmechanismus.

Schadensbild

Klinische Untersuchung

Der Erstbefund muß sorgfältig erhoben und dokumentiert werden. Prellmarke, Bluterguß, Weichteilschwellung und Schürfung deuten auf eine direkte Gewalteinwirkung hin und entsprechen der Lokalisation der jeweiligen Verletzung. Eine indirekte Gewalteinwirkung bewirkt demgegenüber vom Ort der Einwirkung fortgeleitete Verletzungen. Die Lokalisation von Druckschmerzen gibt weitere Hinweise auf Art und Differenzierung der Verletzung. Das aktive und passive Bewegungsausmaß wird nach der Neutral-0-Methode dokumentiert, wobei üblicherweise die geführte Bewegung in den entsprechenden Bogen aufgenommen wird. Bei chronischem Schaden der Rotatorenmanschette zeigt sich der sog. schmerzhafte Bogen in der Abduktion

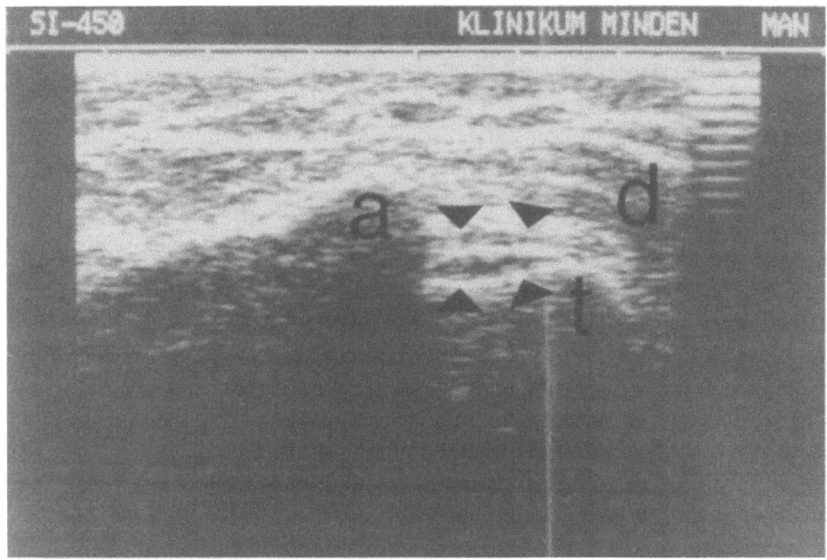

Abb. 7. Sonographie des Schultergelenkes; lateraler Längsschnitt. Frische Rotatorenmanschettenruptur (*a* Akromion, *d* M. deltoideus, *t* Tuberculum majus, *Pfeilspitzen* Gelenkerguß bei nicht mehr darstellbarer Supraspinatussehne)

von 60°–120°. Differentialdiagnostisch ist der schmerzhafte Bogen von 120°–180° zu unterscheiden, der typisch für Erkrankungen des Akromioklavikulargelenkes ist.

Die Funktionsprüfung der Rotatorenmanschette erfolgt mit dem 0°-Abduktionstest, dem Außenrotationstest und dem 90°-Supraspinatustest [2, 5]. Dem letzteren kommt die größte Bedeutung zu. Der Patient hält den ausgestreckten Arm in 90°-Abduktion und leichter Anteversion unter gleichzeitiger Innenrotation des Armes. Kann der Arm in dieser Stellung nicht gehalten werden bzw. sinkt er unter Belastung durch den Arzt ab, kann von einer Supraspinatusschwäche ausgegangen werden.

Beim Engpaßsyndrom, der chronischen Schädigungen der Rotatorenmanschette, sind 3 Tests von Bedeutung [2, 5]: die Tests nach Neer, Jobe und Hawkins/Kennedy. Klassisch ist der Impingementtest nach Neer: Der gestreckte, innenrotierte und adduzierte Arm wird passiv ruckartig flektiert, d.h. bis zur Horizontalen angehoben. Im positiven Fall bestätigt die schmerzhafte Mimik des Patienten die Verdachtsdiagnose.

Neurologische Erkrankungen und degenerative Veränderungen der HWS als Ursache der Beschwerdesymptomatik müssen ausgeschlossen werden.

Technische Untersuchung

Die Ultraschalluntersuchung sollte auch beim akuten Ereignis immer mit hinzugezogen werden. Komplette Rupturen, insbesondere der Supraspinatussehne, sind sehr gut darzustellen (Abb. 7). Hedtmann u. Fett [6] geben hierfür eine Sensitivität von 95% und eine Spezifität von 93% an. Weiterhin geben Einblutungen in die Bursa,

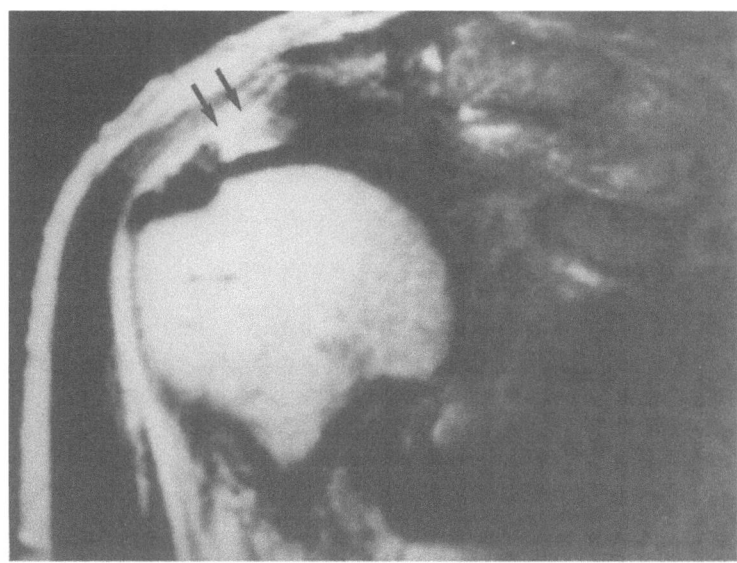

Abb. 8. MRT des Schultergelenkes; T2-Wichtung; parakoronare Ebene (*Pfeile* komplette Supraspinatussehnenruptur)

Flüssigkeit um die Bizepssehne sowie ein Hämarthros Aufschluß über das Ausmaß der Verletzung. Mit der MRT können Rupturen nachgewiesen werden (Abb. 8), auch kleine Einblutungen im Sehnenverlauf, Teilrupturen und ein Ödem des Sehnengewebes sind zu differenzieren. Bei noch verbleibender Unsicherheit ist die diagnostische Arthroskopie des Schultergelenkes zu empfehlen.

Dem makroskopischen Befund durch eine arthroskopische oder offene Operation kommt eine zentrale Bedeutung zu (Abb. 9). Einblutungen sind eindeutige Zeichen einer unfallbedingten Verursachung. Ältere rupturierte Sehnenanteile sind ausgedünnt und abgerundet, verklebt und retrahiert.

Feingewebliche Untersuchung

Die histologische Untersuchung kann weitere Aufschlüsse über den ursächlichen Zusammenhang geben. Dabei sollten dem Pathologen folgende Fragen gestellt werden:
- Welcher Befund ist zu objektivieren?
- Sind die festgestellten Befunde altersentsprechend?
- Bestehen Zeichen frischer Verletzungen?
- Sind reparative Vorgänge festzustellen?
- Wie alt sind die Veränderungen?

Ein Rupturereignis, das länger als 12 Wochen zurückliegt, läßt sich strukturell von einer primär degenerativen Veränderung nicht mehr unterscheiden [15].

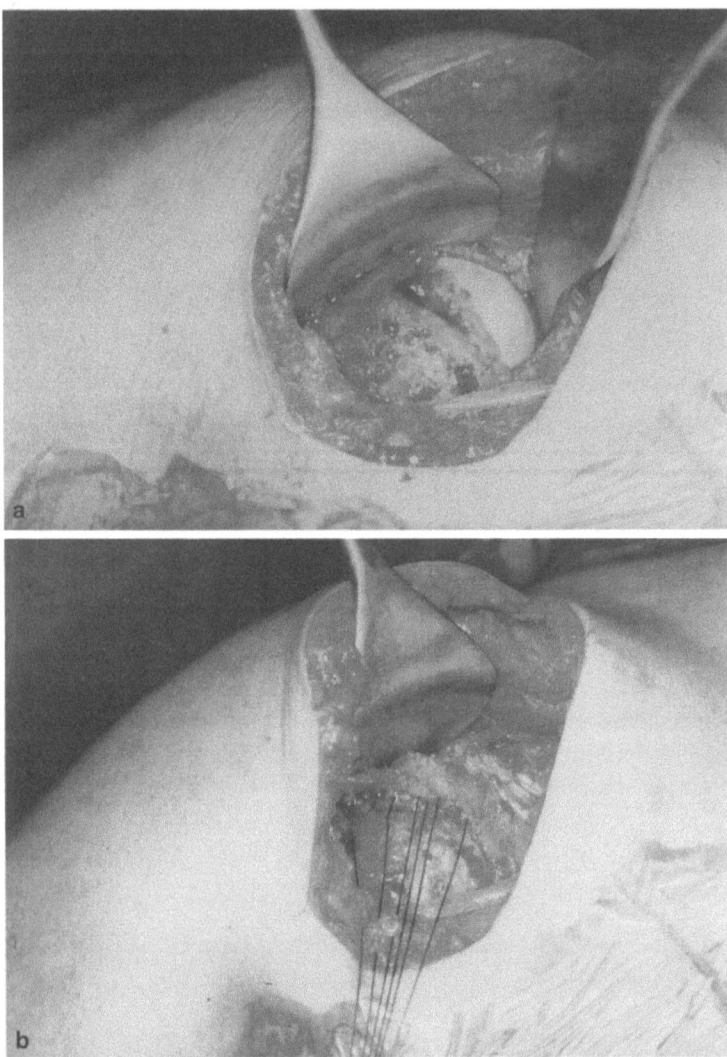

Abb. 9a, b. Intraoperativer Situs einer kompletten Supraspinatussehnenruptur mit Blick auf den Humeruskopf (**a**) und mit angezügelter Sehne (**b**)

Diskussion

Zusammenhangsbeurteilung

Ob der Rotatorenmanschettenschaden im wesentlichen auf degenerativen Veränderungen beruht oder ausschließlich direkt/indirekt mechanisch hervorgerufen werden kann, ist in der Diskussion. Ebenso sind die Meinungen bezüglich der Verletzungsmechanismen nicht einheitlich [1, 8, 10, 11, 13, 15].

Die Beurteilung des Schadensbildes ist im Lauf der letzten Jahre durch die bildgebenden Techniken und die Möglichkeit der Arthroskopie präziser geworden. Weder die als ursächlich angegebene Tätigkeit und der zeitliche Zusammenhang noch das Fehlen von Vorerkrankungen und die „Glaubwürdigkeit des Patienten" sind heute allein ausreichend für eine Kausalitätsbeurteilung. Die Entscheidung, ob das Ereignis als wesentliche Teilursache oder nur als Gelegenheitsursache zu werten ist, richtet sich nach den Indizien, die sich aus Ereignisablauf und Verhalten des Versicherten nach dem Ereignis, Verletzungsbild und Histologie, Vorerkrankungen und sportlicher sowie beruflicher Vergangenheit ergeben [9].

Bewertung der Befunde

Als sog. harte Kriterien der Zusammenhangsbegutachtung können der erste klinische Befund, die bildtechnische Darstellung, der Operationsbefund und das histologische Ergebnis angesehen werden.

Demgegenüber bewertet Scheuer [15] den Unfallhergang neben Vorgeschichte, Histologie, Sonographie und Arthroskopie als wichtigstes Kriterium zur Klärung der Zusammenhangsfrage. Die subjektive Darstellung des Patienten zum Unfallhergang und die Diskussion über den sog. adäquaten Unfallmechanismus schwächen dieses Kriterium in seiner Wertigkeit. Andere Autoren [16] sprechen dagegen ohne Differenzierung global von einem „Sturz auf die Schulter", der zum Einreißen einer meist degenerativ vorgeschädigten Sehne führt. Der begutachtende Arzt muß sich im Individualfall nach Abwägung aller Kriterien entscheiden, ob es sich um eine unphysiologische Beanspruchung der Rotatorenmanschette oder eine Gelegenheitsursache gehandelt hat.

Die Beurteilung, ob ein Rotatorenmanschettenschaden rein degenerativ oder durch eine unphysiologische Beanspruchung verursacht ist, hängt in erster Linie davon ab, ob Begleitverletzungen an anderen Strukturen vorliegen (Muskel, Faszie, Knochen, Bursa, Kapsel-Band-Apparat, Subkutangewebe, Haut), die nicht typischen degenerativen Veränderungen unterliegen. Diese Strukturen gehören zu der traumatisierten Funktionseinheit Schultergelenk. Die oben aufgeführten, unphysiologischen Belastungen können ebenso eine Schulterluxation, eine Bizepssehnenruptur oder eine knöcherne Verletzung verursachen. Sind andere Strukturen, die nicht einer typischen Degeneration unterliegen, nicht betroffen, muß von einem degenerativen Schaden ausgegangen werden.

Von Loew u. Rompe [8] wurde eine Checkliste erstellt, um eine Bewertung des Zusammenhangs zwischen Unfallereignis und Rotatorenmanschettenschaden zu ermöglichen. Vorgeschlagen wird die Erstellung eines Ergänzungsberichtes bei Schulterverletzungen (Abb. 10). In dem 13 Punkte umfassenden Bogen wird über den Unfallhergang, Recherchen über vorausgegangene Unfälle und die Beurteilung alter Unterlagen systematisch der Befund erhoben.

Von juristischer Seite wird gefordert, daß zur Klärung der Kausalität eine Aufgabenteilung vorgenommen wird [7]: Vom Arzt erfolgt die exakte und problemorientierte Erst- und Verlaufsdokumentation, vom Leistungsträger werden die Ermittlungen zum angeschuldigten Ereignis und Verletzungsgeschehen, zu früheren

Ergänzungsbericht bei Schulterverletzungen

Unfallversicherungsträger		
Zuname, Vorname des/der Verletzten	Geburtsdatum	Anlage zum D-(H-)Arzt-Bericht Nr.: _____
Unfallbetrieb (Bezeichnung und Anschrift des Arbeitgebers, des Kindergartens, der Schule oder Hochschule)		
Wohnung des/der Verletzten, Straße, Postleitzahl, Ort	Unfalltag	

1. **Hergang:** (Exakte Schilderung des Unfallherganges - unklare Angaben, wie z.B. "Verheben, aufgeprallt, aufgeschlagen", sind zu erläutern, war der Arm ausgestreckt, erhoben, in der Vorhalte oder erfolgte ein direkter Aufprall).

2. **Verhalten nach dem angeschuldigten Ereignis:**

   a) Als Unfall dem Arbeitgeber gemeldet: nein/ja (wann)
   b) Zeitpunkt der Arbeitseinstellung: sofort/später (wann)
   c) Weitergearbeitet nach initialer Pause: ja/nein/entfällt
   d) Erste ärztliche Untersuchung: wann (Tag und Uhrzeit)
                                        durch wen

3. **Beschwerden:**   sofort/nein/ja (welche)
                     später (wann)

4. **Vorschäden** (Erkrankungen oder Verletzungen nach Angaben des/der Versicherten)

   a) An der geschädigten Schulter   nein/ja (welche)

   b) An dem betroffenen Arm   nein/ja (welche)

   c) An anderen Gelenken   nein/ja (welche)

   d) Allgemeinerkrankungen, die auf die   nein/ja (welche)
        Beschwerden Einfluß gehabt haben können

   e) Hals- und Brustwirbelsäulendeformitäten   nein/ja (welche)

   f) Wurde oder wird wegen der Vorschäden eine   nein/ja
        Rente beantragt oder gewährt?
        (ggf. wieviel v.H., Versicherungsträger?):

5. **Sportliche Betätigung:** (auch gelegentl. Freizeit-Sporttätigkeiten erfragen, z.B. Tennis, Wurfsportarten)
                              nein/ja (ggf. welche und wie lange)

6. **Berufliche Betätigung:**

   a) Überkopfarbeiten   nein/ja (wo, wie lange)

   b) Arbeiten mit Preßlufthämmern, Verdichtern   nein/ja (wo, wie lange)

Abb. 10. Ergänzungsbericht bei Schulterverletzungen

Fragen des ursächlichen Zusammenhangs aus ärztlicher Sicht

7. Befund:
a) Äußere Verletzungszeichen nein/ja (wo)
   (Hautdruckmarken, Schürfungen, Wunden)
b) Blutergußverfärbung nein/ja frisch/älter/abklingend
c) Weichteilschwellung nein/ja (wo)
d) Klavikulahochstand nein/ja
e) Druckempfindlichkeit:
   Subacromial/Coracoid/lange Bicepssehne/AC-Gelenk/Keine/ggf. andere:
   (zutreffendes unterstreichen)

f) Stabilität   re.   li.
   Apprehension-Test   neg./pos.   neg./pos.
   Sulcus-Zeichen   neg./pos.   neg./pos.
   Vordere Schublade   neg./pos.   neg./pos.
   Hintere Schublade   neg./pos.   neg./pos.

   Rotatorenmanschette   re.   li.
   Fallarm-Test   neg./pos.   neg./pos.
   0°-Abduktions-Test   neg./pos.   neg./pos.
   90° Supraspinatus-Test   neg./pos.   neg./pos.
   Impingement-Test mit Lokalanästhesie   neg./pos./nicht durchgeführt

g) Gelenkblockaden/Gelenkgeräusche: re.   li.
                                      nein/ja/vermehrt   nein/ja/vermehrt   bds. gleich stark

h) Beweglichkeit - "schmerzhafter Bogen"   nein/ja

i) Bewegungsausmaß Neutral-0-Methode

   seitw./körperw.   rückw./vorw.   Drehg. ausw./einw.   Drehg. ausw./einw.
                                      Oberarm anl.   Oberarm 90° abgeh.
   re.:
   li.:

8. Sonographie: (Schallkopf - MHZ-Bereich angeben, Fotodokumentation in 2 Ebenen):

9. Röntgenbefund: Soweit nicht im D-Arzt-Bericht beschrieben - insbesondere subacromiale krankhafte Veränderungen oder Anomalien beschreiben, in Zweifelsfällen Vergleichsaufnahmen beider Schultergelenke)

10. Diagnose:

11. Behandlung und Behandlungsvorschläge:

12. Weitere diagnostische Abklärung: nein/ja (ggf. welche)
Arthrographie/CT/Arthro-CT/MRT erforderlich

13. Unterlagen über vorausgegangene Unfälle, Röntgenbilder, sonographische Untersuchungen etc.

Datum: Unterschrift des D-Arztes

Abb. 10. (Fortsetzung). Ergänzungsbericht bei Schulterverletzungen

Gesundheitsverhältnissen und dem Versichertenverhalten nach dem Schadensfall durchgeführt.

Nach Klärung des gesamten Sachverhaltes und Ablauf der Indizienkette muß sich der Gutachter entscheiden, ob eine rechtlich wesentliche Teilursache anzuerkennen und zu entschädigen ist. Zur Klärung des ursächlichen Zusammenhangs sind die folgenden Fragen von zentraler Bedeutung:

- Ist der festgestellte Schaden überwiegend degenerativ?
- Welche Begleitveränderungen liegen vor?
- Manifestierten sich die Beschwerden und Funktionseinbußen ganz oder teilweise während der versicherten Tätigkeit?
- Welcher Schaden ist dafür ursächlich?
- Verursacht die Rotatorenmanschette die angegebenen Beschwerden?
- War die Einwirkung der versicherten Tätigkeit auf die Rotatorenmanschette physiologisch (koordiniert) oder unphysiologisch (unkoordiniert)?

Die Beweisführung des ursächlichen Zusammenhangs für den Rotatorenmanschettenschaden ist äußerst schwierig und muß individuell entschieden werden. Regelhaft sind jedoch die altersabhängigen, zunehmenden Verschleißerscheinungen, insbesondere der Supraspinatussehne. Dieser Prozeß muß in die Entscheidung des Gutachters miteinfließen, da degenerative Veränderungen meistens als Zufallsbefund festgestellt werden und erst dann als Krankheit in Erscheinung treten, wenn Schmerzen und Funktionsverluste eintreten.

Literatur

1. Beickert R (1991) Technik und Aussage der Begutachtung des Rotatorenschadens. Rotatorenmanschette in der Gesetzlichen Unfallversicherung. Schriftenreihe Unfallmedizinische Tagungen der Landesverbände der gewerblichen Berufsgenossenschaften 77: 103–110
2. Brunner U (1990) Die klinische Untersuchung der Schulter. In: Habermeyer P, Krüger P, Schweiberer L (Hrsg) Schulterchirurgie. Urban & Schwarzenberg, München Wien Baltimore, S 41
3. Contzen H (1986) Die Begutachtung von Schäden der Rotatorenmanschette in der Gesetzlichen Unfallversicherung. Schriftenreihe Unfallmedizinische Tagungen der Landesverbände der gewerblichen Berufsgenossenschaften 61: 251–258
4. DePalma AF (1983) Surgery of the shoulder. Lippincott, Philadelphia
5. Habermeyer P, Brunner U, Krueger P, Schiller K, Schweiberer L (1985) Die standardisierte Prüfung des Schultergelenkes. Unfallchirurg 88: 485–494
6. Hedtmann A, Fett H (1992) Schultersonographie. In: Kohn D, Wirth CJ (Hrsg) Die Schulter. Thieme, Stuttgart New York, S 24–35
7. Kaiser V (1994) Begutachtung von Schulterverletzungen/Allgemein: Unfallversicherungsrechtliche sowie begutachtungsmethodische Hinweise, mit Prüfschemen. Akt Traumatol 24: 65–67
8. Loew M, Rompe G (1994) Beurteilungskriterien zur Begutachtung der Rotatorenmanschettenruptur. Unfallchirurg 97: 121–126
9. Ludolph E (1988) Schadenslage und Vorschaden aus ärztlicher Sicht. In: Hierholzer G, Ludolph E, Hamacher E (Hrsg) Gutachtenkolloqium 3. Springer, Berlin Heidelberg New York Tokyo, S 135
10. Ludolph E (1990) Gutachterliche Probleme bei Verletzungen des Schultergürtels. Schriftenreihe Unfallmedizinische Tagungen der Landesverbände der gewerblichen Berufsgenossenschaften 75: 79–84
11. Ludolph E (1992) Die Rotatorenmanschette. Gutachtliche Gesichtspunkte. Akt Traumatol 22: 82–83

12. Neer CS (1990) Shoulder reconstruction. Saunders, Philadelphia
13. Probst J (1986) Rotatorendefekt und Schulterluxation aus gutachterlicher Sicht. Die Bedeutung der Degeneration und anlagebedingter Instabilität. Unfallchirurg 89: 436-439
14. Rowe CR (1988) The shoulder. Churchill Livingstone, New York Edinburgh London Melbourne
15. Scheuer I (1991) Rotatorenmanschette. In: Hierholzer G, Ludolph E, Hamacher E (Hrsg) Gutachtenkolloqium 6. Springer, Berlin Heidelberg New York Tokyo, S 207-216
16. Sperner G, Resch H, Golser K (1990) Klinisches Management bei Läsionen der Rotatorenmanschette. Unfallchirurg 93: 309-314
17. Uhthoff HK, Löhr J, Hammond J, Sarkar K (1986) Ätiologie und Pathogenese von Rupturen der Rotatorenmanschette. Hefte Unfallheilkd 180: 3-9
18. Uhthoff HK, Sarkar K, Löhr J (1988) Die Pathologie der Rotatorenmanschette. Hefte Unfallheilkd 195: 125-132
19. Uhthoff HK, Sarkar K, Löhr J (1992) Das Heilungspotential der Rotatorenmanschette. In: Kohn D, Wirth CJ (Hrsg) Die Schulter. Thieme, Stuttgart New York

Begutachtungsaufgabe aus der juristischen Sicht

J. Schürmann und V. Kaiser

Im Rahmen der eigentlichen Kausalitätsbeurteilung, die nach den für die Gesetzliche Unfallversicherung geltenden rechtlichen Grundsätzen durchzuführen ist, muß der Arzt zunächst prüfen, ob das angeschuldigte Geschehen überhaupt in der Lage war, den Schaden an der Rotatorenmanschette herbeizuführen. Eine Schadensanlage (Degeneration) oder ein Vorschaden darf hierbei keine Rolle spielen, so daß es letztlich um die biomechanische Wertung des als Schadensursache angeschuldigten Vorganges geht.

Versicherungsrechtlich ist damit die Kausalfrage im Sinne der „Conditio-sine-qua-non-Regel" angesprochen, die die notwendige erste Stufe im Rahmen der Ursachenprüfung im Sinne der rechtlich wesentlichen Bedingung darstellt. Nur wenn das äußere Geschehen solchermaßen allgemein bzw. generell zu einem Rotatorenmanschettenschaden führen kann, ist die konkrete nachgewiesene Schadensanlage bzw. der Vorschaden in die weitere Kausalprüfung wertend – nach der Theorie der rechtlich wesentlichen Bedingung – einzubeziehen [1].

Was die rechtlich-systematische Differenzierung zwischen der unfallbedingten Entstehung einer Gesundheitsstörung und der Verschlimmerung eines bestehenden Leidens angeht, so sollte auch der Arzt bei der Begutachtung der Rotatorenmanschette die maßgeblichen Kriterien beachten: Die Verschlimmerung setzt begrifflich voraus, daß das Vor- bzw. Grundleiden, auf das das zu beurteilende Unfallgeschehen oder eine seiner Folgen trifft, bereits klinisch manifest (krankhafte Veränderung) und nicht nur latent vorhanden (ruhende Krankheitsanlage usw.) ist.

Außerdem kann die fragliche Kausalität nicht unter dem Aspekt einer Verschlimmerung, sondern unter dem Aspekt der „Entstehung eines Körperschadens" diskutiert werden, wenn das äußere angeschuldigte Ereignis zu einem neuen bzw. anderen und gegenüber dem Grundleiden abgrenzbaren, eigenständigen Krankheitsbild geführt hat.

Zwar stellt die Entwicklung eines Rotatorenmanschettendefektes medizinisch-pathophysiologisch einen chronischen Prozeß dar, es ist aber vor dem beim angeschuldigten Ereignis aufgetretenen Riß mit der Degeneration typischerweise noch kein spezieller klinisch-funktioneller Befund entstanden. Abgesehen davon tritt mit dem Riß ein erheblicher, neuer und plötzlicher Schaden ein. Deshalb ist die Frage eines traumatischen Risses einer Rotatorenmanschette im Sinne der rechtlich-wesentlichen Verursachung immer auch alternativ unter dem rechtlichen Gesichtspunkt der „Entstehung einer Gesundheitsstörung" zu prüfen [1].

Literatur

1. Kaiser V (1994) Begutachtung des Rotatorenmanschettendefektes: Eine Fallstudie mit allgemeinen verwaltungsseitigen Hinweisen. Akt Traumatol 24: 239–240

Diskussion*

Zusammengefaßt und redigiert von H. Scheele und G. Hierholzer**

Vorbereitende Sachbearbeitung

Ermittlungen der Verwaltung

Die Aufklärung des Unfallsachverhaltes hat, nach Kaiser, vor einer Begutachtung durch die Verwaltung zu erfolgen. Zusätzlich zu D-Arztbericht und Unfallmeldung seien Erhebungen durch Fragebögen bei den Versicherten hilfreich. Entsprechende Beispiele hierzu wurden von Krause vorgestellt. Anhand der gewonnenen Erkenntnisse ist es demnach im Verwaltungsverfahren früh möglich, ein Korsett der Sachverhaltsumstände zu erstellen. Im Rahmen der späteren Begutachtung ist es jedoch dem ärztlichen Gutachter freigestellt, Zusatzfragen einzubringen, wenn diese aufgrund der spezifischen Umstände erforderlich werden.

Aus ärztlicher Sicht ergänzt Settner, daß viele Patienten kurze Zeit nach dem Unfall einer entsprechenden Erhebung durch die Berufsgenossenschaft offener gegenüberstehen als konkreten Fragen im Rahmen der Begutachtung.

> Bei unklaren Verletzungen mit fraglicher Genese sollte die Verwaltung zusätzlich zu D-Arztbericht und Unfallmeldung früh eigene Ermittlungen zum Unfallhergang, zu Vorerkrankungen und konkurrierenden Tätigkeiten anstrengen.

Einfluß des Datenschutzgesetzes

Erheblichen Einfluß hat der Datenschutz bei Ermittlungen zum Unfallsachverhalt. Verschiedene Aspekte der aktuellen Diskussion werden von Vertretern der Verwaltung und ärztlichen Gutachtern referiert. Die umfassende Anwendung des Datenschutzgesetzes betrifft den gesamten berufsgenossenschaftlichen Verwaltungsablauf einschließlich des Begutachtungsverfahrens.

---

* Zu den Beiträgen von S. 43–76
** *Diskussionsteilnehmer:* D. Bindemann, R. Bonnermann, N. Erlinghagen, V. Kaiser, M. Krause, J. Lehmann, G. Rompe, J. Schürmann, F. Schröter, und M. Settner

Eine für jeden einzelnen Verwaltungsschritt, wie z. B. Anforderung von Akten, Arztbriefen und Befundberichten, sowie für die Begutachtung erforderliche, individuelle Erlaubnis des Versicherten läßt eine sinnvolle Steuerung des Heilverfahrens nicht zu.

Um dem eigentlichen Schutzzweck des Gesetzes gerecht zu werden, sind im Sinne der Versicherten und einer zügigen Abwicklung der Leistungsansprüche spezielle Regelungen im berufsgenossenschaftlichen Heilverfahren zu fordern. Durch die Amtspflicht der Berufsgenossenschaften, bestimmte Leistungen zu erbringen, besteht nach Auffassung von Vertretern der Verwaltung eine Offenbarungsbefugnis. Durch spezielle Absprachen mit dem einzelnen Versicherten könnte eine Beschleunigung der Verwaltungsabläufe unter Einhaltung der gesetzlichen Rahmenbedingungen ermöglicht werden.

> Um dem Schutzzweck des Datenschutzgesetzes und den Leistungsansprüchen der Versicherten gerecht zu werden, sind im Rahmen der Berufsgenossenschaftlichen Heilverfahren neue Regelungen erforderlich.

Problemzentrierte Recherchen

Leistungskarteien einer Krankenversicherung können nicht mehr pauschal angefordert werden. Entsprechende Recherchen müssen konkret an spezifischen Problemen orientiert sein. Vor einer Versendung von Unterlagen zum Zweck der Begutachtung hat die Verwaltung sicherzustellen, daß die Akten keine unerheblichen Inhaltsstücke enthalten. Insbesondere dürfen z. B. Pfändungs- oder Verdienstbescheinigungen in der Regel nicht mitversandt werden. Jedoch können nach Auffassung der ärztlichen Gutachter auch scheinbar unwichtige Dokumente im Rahmen einer Begutachtung Bedeutung erlangen.

> Patientenbezogene Unterlagen dürfen nur nach Erlaubnis versandt werden. Sie sollten nur für den spezifischen Zweck relevante Elemente enthalten.

Prüfung der haftungsausfüllenden Kausalität

Am Anfang eines jeden Verwaltungsverfahrens ist nach Schürmann fallbezogen zu überprüfen, ob die anspruchsbegründenden Voraussetzungen erfüllt sind. Insbesondere bei Verletzungen der Rotatorenmanschette ist vor einer Zusammenhangsbeurteilung zu prüfen, ob das angeschuldigte, fraglich ursächliche Ereignis überhaupt den Tatbestand eines Unfalls, d. h. eines plötzlich, unerwartet von außen einwirkenden Ereignisses mit folgendem Körperschaden, erfüllt. Außerdem ist zu ermitteln, inwieweit das angeschuldigte Ereignis den festgestellten Schaden von außen bewirken konnte. Beispielhaft werden als fragliche Unfallfolge Weichteiltumoren der Rotatorenmanschette angeführt, die in der Regel nicht durch Hebe- oder Abstützvorgänge hervorgerufen werden können.

> Besonders bei Diagnosen mit fraglicher Genese ist bereits bei Meldung des Berufsgenossenschaftlichen Heilverfahrens zu überprüfen, ob das ursächliche Ereignis die Bedingungen der haftungsausfüllenden Kausalität im Sinne eines Unfalls erfüllt.

Gutachtenauftrag

Vorgabe des Sachverhaltes

Durch die Gutachter sollte bei Eingang eines Gutachtens geprüft werden, ob die übermittelten Akten eine zutreffende Beurteilung hinreichend ermöglichen. Bei unzureichenden Unterlagen muß häufig, so wird von ärztlichen Gutachtern bemerkt, eine Akte zur Komplettierung an die Berufsgenossenschaft zurückgeschickt werden. Dies führt zu einem nicht unerheblichen Arbeitsaufwand und zeitlichen Verzögerungen.

Bonnermann führt an, daß der Sachverhalt von der Verwaltung nach Möglichkeit umfassend ermittelt und mit dem Gutachtenauftrag an den Arzt vorgegeben werden sollte. Die durch den Gutachtenauftrag übermittelten Ereignisumstände haben die ärztlichen Gutachter in der Regel für die anschließenden Bewertungen zugrunde zu legen.

> Bei Zusammenhangsgutachten sollte ein Gutachter anhand der konkreten Fragen des Gutachtenauftrages zur Erläuterung der Kausalitätsumstände eine genaue Abwägung treffen können, inwieweit der Unfall für einen bestimmten Körperschaden ursächlich war.

Fragen an die Gutachter

Auch Krause fordert eine detaillierte Vorgabe des Sachverhaltes und konkrete Fragen an den Gutachter. Dieser sollte im Fall der Rotatorenmanschettenruptur eine eingehende Abwägung darüber treffen können, inwieweit ein Schaden nach Schadensanlage und der schicksalhaften Entwicklung auch ohne äußeres Ereignis eingetreten wäre. In Anlehnung hieran plädiert Erlinghagen für einen klar gegliederten Fragenkomplex im Rahmen des Gutachtenauftrags, durch den die Präzisierung der Kausalitätsfrage ermöglicht wird.

Kaiser empfiehlt, im Falle eines Zusammenhangsgutachtens auch dem Gutachter die Grundfrage zu stellen, ob Unfallhergang und Ereignis ursächlich für den festgestellten Schaden sein können.

> Bei Zusammenhangsgutachten sollte ein Gutachter anhand der konkreten Fragen des Gutachtenauftrages zur Erläuterung der Kausalitätsumstände eine genaue Abwägung treffen können, inwieweit der Unfall für einen bestimmten Körperschaden ursächlich war.

Differenzen der Unfallschilderung

Der Gutachter kann im Rahmen der Begutachtung den Versicherten zusätzlich kurz zum Sachverhalt befragen. Wenn hierbei von der Auffassung der Berufsgenossenschaft abweichende Schilderungen des Sachverhaltes dargelegt werden, dürfen diese, nach Bonnermann, nicht unkommentiert von den Gutachtern zur Grundlage der Beurteilung übernommen werden. Bei deutlich divergierenden Darstellungen müssen evtl. relevante unterschiedliche Schlußfolgerungen differenziert dargelegt werden. Den Berufsgenossenschaften sollte dann eine Möglichkeit zur Prüfung der neuen Sachverhaltsumstände eingeräumt werden.

> Bei einer Begutachtung sind Ermittlungen nicht Aufgabe des Gutachters. Wenn es die Sachlage erfordert, sind Befragungen des Versicherten jedoch zulässig. Vom vorgegebenen Sachverhalt abweichende Schilderungen dürfen nicht unkommentiert übernommen werden.

Ursächlichkeit unfallunabhängiger Beschwerden

Wenn ein Zusammenhang zwischen Unfall und Schaden abgelehnt werden muß, sehen die ärztlichen Gutachter ein Problem darin, daß der Nachweis unfallfremder Ursachen für die Beschwerden eines Versicherten möglicherweise nicht geführt werden kann. Entsprechende Stellungnahmen werden jedoch gelegentlich von den Verwaltungen angefordert. Von seiten der Verwaltung wird eingeräumt, daß die Ursachen für subjektiv erlebte Beschwerden nicht immer zu finden sind. Die Akzeptanz eines Gutachtens und der anschließenden Verwaltungsentscheidung würde jedoch erhöht, wenn durch offensichtlich unfallfremde Ursachen erklärbare Beschwerden plausibel dargelegt würden.

> Die Erläuterung plausibler, nicht ursächlich unfallabhängiger Beschwerden erhöht die Akzeptanz eines Gutachtens.

Teil II

Die Bedeutung der muskulären Leistungsfähigkeit für die ärztliche Begutachtung

Das isokinetische Testverfahren

M. Settner

Einleitung

Nach den Hinweisen über die Erstattung von Berichten und Gutachten des Hauptverbandes der Gewerblichen Berufsgenossenschaften hat die ärztliche Begutachtung die funktionell wichtigen Unfallfolgen in der Reihenfolge der Wertigkeit darzustellen. Im Duden wird der Begriff der „Funktion" mit „Tätigkeiten, Arbeiten" [2] und im Medizinischen Lexikon Pschyrembel mit „Verrichtung, Leistung, Fähigkeit" [8] beschrieben. Es soll also bei der Begutachtung die Arbeits- und Leistungsfähigkeit erfaßt werden. Im Gutachtenkolloquium 1 wird dieser Gesichtspunkt um die medizinischen, juristischen, sozialen und wirtschaftlichen Aspekte ergänzt.

Die Praxis der ärztlichen Begutachtung

Dieser Vorgabe entspricht die derzeitige Begutachtungspraxis sowohl bei der Begutachtung in freier Form als auch in den Formulargutachten selten. Nach der speziellen Anamnese mit Unfallhergang und bisherigem Heilverfahren werden die Klagen des Versicherten dargestellt, und dieses ist bekanntlich eine sehr subjektive Angabe. Die objektiven Befunde beinhalten die klinische Untersuchung, d.h. die mit der Neutral-0-Methode gemessenen Bewegungsausmaße der Gelenke der verletzten Extremität, die Umfangs- und Längenmaße sowie die Röntgenbefunde.

Bewegungsausmaße: Wie relativ die Angabe von Bewegungsausmaßen ist, zeigt die Abb. 1a. Man erkennt hier deutlich, daß die Limitierung der Kniegelenkbeweglichkeit nicht z.B. durch eine krankhafte Veränderung im Kniegelenk verursacht ist, sondern durch den ausgeprägten Weichteilmantel. Bei der klinischen Untersuchung zur Begutachtung werden also die Ausmaße für die verletzte und für die gesunde Extremität erhoben.

Umfangmaße: Neben den Bewegungsausmaßen der Gelenke der betroffenen Extremität werden die Umfangmaße (Abb. 1b, c) gemessen. Häufig bezeichnet man mit ihnen sogar „Muskelumfänge", die gemindert sind oder zugenommen haben. Immerhin hat die Muskelmasse im menschlichen Körper mit den rund 400 einzelnen Muskeln einen Anteil von 40% am Körpergewicht, dieses bedeutet bei einem 75 kg schweren Menschen über 30 kg. Doch die Umfangmaße beinhalten nicht nur Muskeln, sondern auch u.a. Hautfett, Bindegewebe, Faszien, Gefäße, Nerven und Knochen.

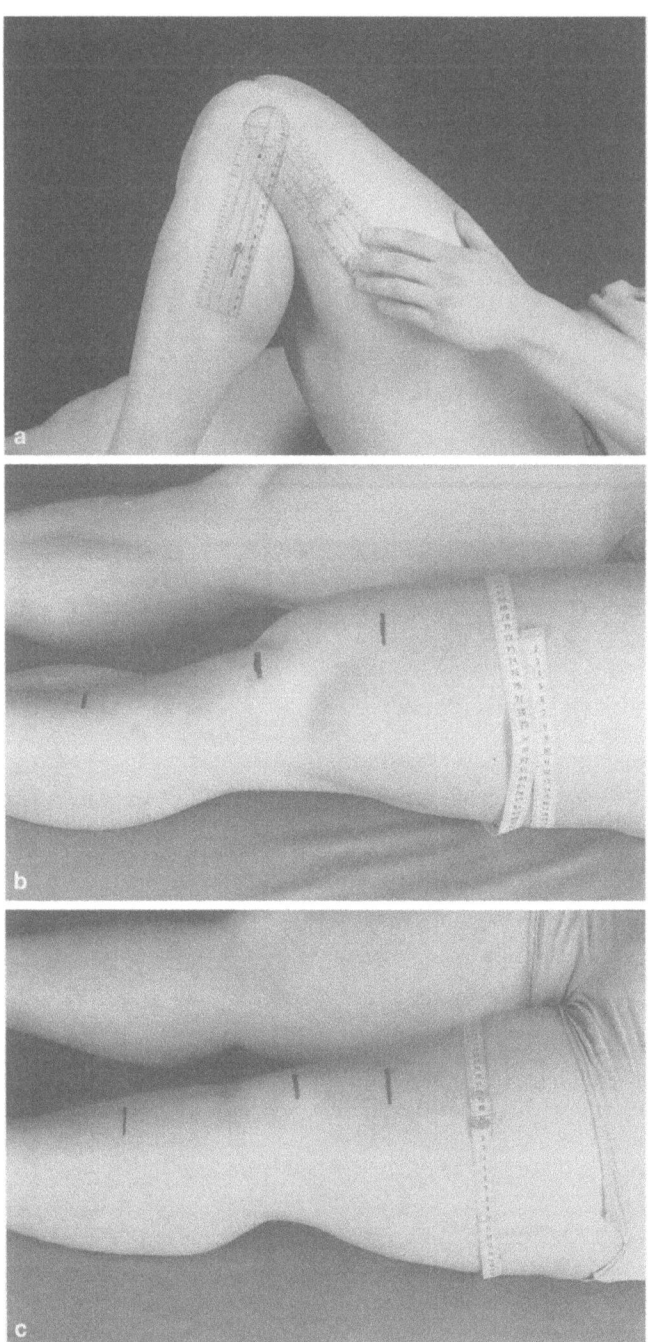

Abb. 1a–c. Klinische Untersuchung bei 2 Probanden. **a** Bewegungsausmaß des linken Kniegelenkes, die Beugung wird durch den starken Weichteilmantel eingeschränkt. **b, c** Umfangmessung 10 cm oberhalb der Kniegelenkmitte. Proband A: 70 cm (**b**), Proband B: 80 cm (**c**)

Abb. 2a, b. CT-Schnitte 10 cm oberhalb Kniegelenkmitte bei Proband A und B. **a** Proband A: <u>Dünner, weißer äußerer Rand</u> Haut, graue Struktur Muskulatur. <u>Im Zentrum</u>: Dicke, kalkreiche Kortikalis. Auffallend ist der schmale schwarze Saum zwischen Muskulatur und Haut, der dem sehr dünnen Subkutangewebe entspricht. **b** Proband B: Dünne Haut, zarte Muskulatur, dicker Saum subkutanen Gewebes zwischen Muskulatur und Haut, dünne, kalkarme Kortikalis

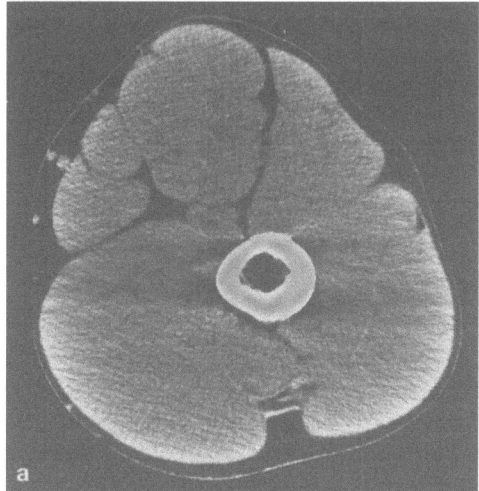

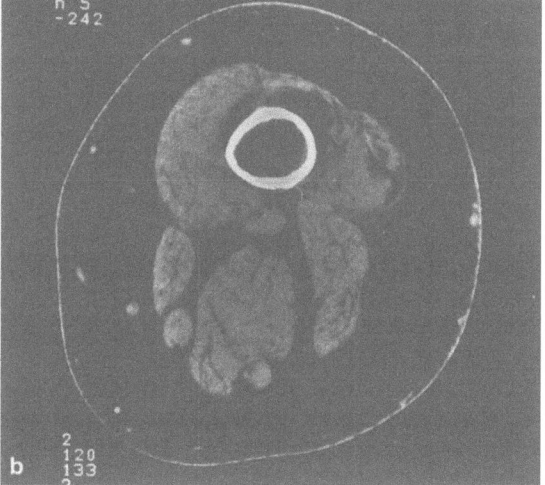

Die Umfangmaße einer Extremität geben also keine Auskunft über die Qualität der Muskulatur, z. B. über Hypertrophie (Vermehrung der Größe und/oder der Zahl der Muskelzellen) oder Atrophie (Verringerung der Größe und/oder der Zahl der Muskelzellen) der Muskulatur, wie die Abb. 2 demonstriert: Proband A (Abb. 1b) hat 10 cm oberhalb der Kniegelenkmitte einen Oberschenkelumfang von 70 cm, Proband B (Abb. 1c) in diesem Bereich von 80 cm. Der Mehrumfang von 10 cm bei Proband B ist jedoch nicht bedingt durch eine verstärkte Muskulatur. Vielmehr zeigt die Computertomographie die deutlich ausgeprägte Muskulatur bei Proband A (Abb. 2a), während bei Proband B (Abb. 2b) Haut und Unterhautgewebe den größeren Teil der Fläche einnehmen. Auch die Knochenstruktur ist erheblich unterschiedlich: Für Proband A zeigt sich die kräftige, kalkreiche Kortikalis im Gegensatz zu derjenigen des Probanden B mit deutlicher Atrophie.

Tabelle 1. Planimetrische Auswertungen von Computertomogrammen in 3 verschiedenen Schnitthöhen (Kniegelenkmitte, 10 cm oberhalb, 15 cm unterhalb) bei 2 Probanden A und B, deren Oberschenkel 10 cm oberhalb der Kniegelenkmitte eine Umfangdifferenz von 10 cm zu ungunsten für Proband A haben. (Proband A aus Abb. 1a: 70 cm, Proband B aus Abb. 1b: 80 cm)

CT-Schnitthöhe	10 cm oberhalb (%)	Kniegelenkmitte (%)	15 cm unterhalb (%)
Proband A			
Muskeln	84	55	85,6
Knochen	4	21,4	9,7
Haut, Fettgewebe	12	19,7	4,7
Proband B			
Muskeln	30,6	18,75	49,3
Knochen	5,6	22,25	7
Haut, Fettgewebe	63,8	59	43,7

Die planimetrischen Auswertungen von Computertomogrammen der unteren Extremität in 3 verschiedenen Schnitthöhen bei beiden Probanden sind in Tabelle 1 dargestellt. Die Muskelmasse von Proband A ist etwa 2½mal größer als diejenige von Proband B, während Haut und Unterhautfettgewebe bei Proband B bis zu 5mal stärker ist. Dieses Beispiel zeigt sehr deutlich, daß Umfangmaße zur Angabe der Muskelmasse untauglich sind und in jedem Falle beide Seiten zum Vergleich auszumessen sind.

Röntgenbefund: Alles bisher Gesagte beschreibt also nicht die Funktion, die Arbeits- oder Leistungsfähigkeit einer Extremität. Es wird lediglich ein Befund im Sinne der Momentaufnahme erhoben. Selbstverständlich wird das Röntgenbild, des Skeletts, das etwa 20% des Körpergewichtes (das sind bei einem 75 kg schweren Menschen ca. 15 kg) ausmacht, zur Beurteilung z.B. der Frakturheilung gebraucht. Aber die Aussagekraft ist begrenzt, wenn es um die biologische Leistungsfähigkeit des Knochens geht, der eine Elastizität wie Eichenholz, eine Zugfestigkeit wie Kupfer, eine Druckfestigkeit wie Sandstein oder Muschelkalk und eine statische Biegefestigkeit von Flußstahl besitzt.

Isokinetik

Man hat also die Funktion einer Extremität mit Kraft, Arbeit oder Leistung in Zusammenhang zu bringen. Die physikalischen Größen hierfür sind definiert:

Kraft = Masse · Beschleunigung (1 Newton = 1 N = 1 kgm/s^2),
Arbeit = Kraft · Weg   (= 1 N · m = 1 Joule = 1 J),
Leistung = Kraft · Weg : Zeit.

Mit der Messung der Arbeits- und Leistungsfähigkeit einer Extremität ist dem Gutachter ein objektives Kriterium zur Beurteilung der Funktion gegeben. Dieses ist mit der isokinetischen Untersuchung möglich. Hierbei muß der Proband beispielsweise zur Austestung der Oberschenkelmuskulatur Streck- und Beugebewegungen im Kniegelenk mit maximaler Geschwindigkeit und Kraft durchführen. Das die Kraft aufnehmende computergesteuerte Gerät variiert nun den Widerstand bei

Tabelle 2. Isokinetische Testwerte (Nm/J) der Oberschenkelmuskulatur der Probanden A (Abb. 3) und B (Abb. 4)

Muskelgruppe	Oberschenkelstrecker (Nm/J)	Oberschenkelbeuger (Nm/J)
Proband A		
links	235/1090	132/664
rechts	252/1174	150/766
Proband B		
links	111/ 526	72/323

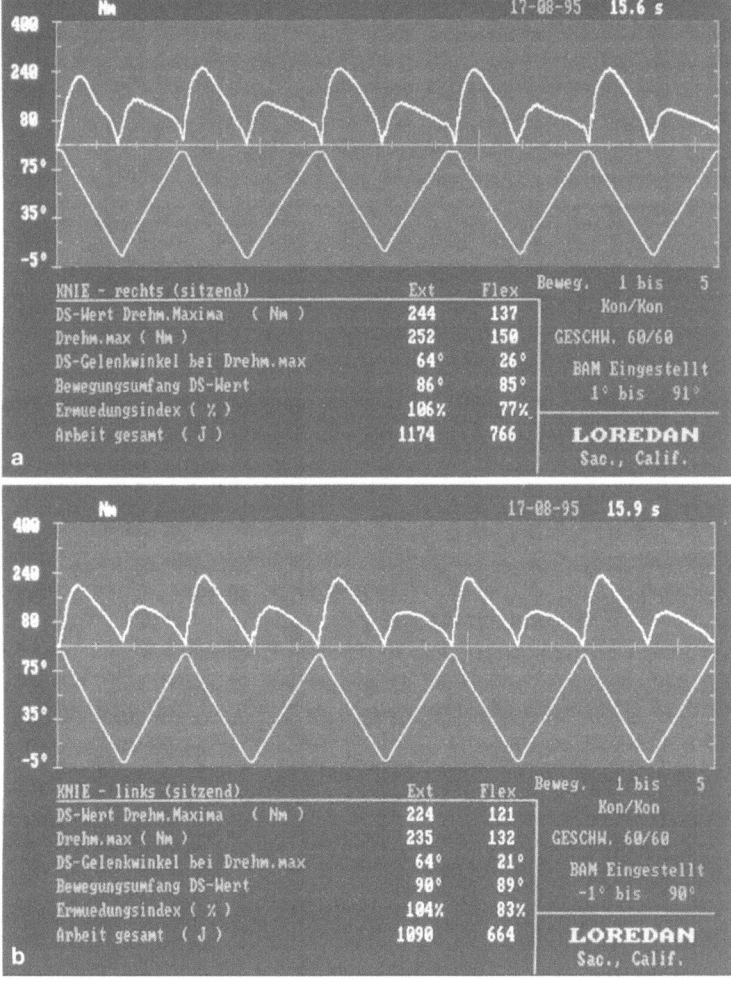

Abb. 3a, b. Isokinetischer Kurvenverlauf (obere Bildhälfte) für die Oberschenkelmuskulatur von Proband A. Kurvenbeginn mit der Streckung, gefolgt von der Beugung. Die Winkelgradkurven (untere Bildhälfte) beschreiben die jeweiligen Winkelgrade. **a** Rechts: Gute Leistungsparameter der Streck- und Beugemuskulatur. **b** Links: Diskret schlechtere Kraft gegenüber rechts

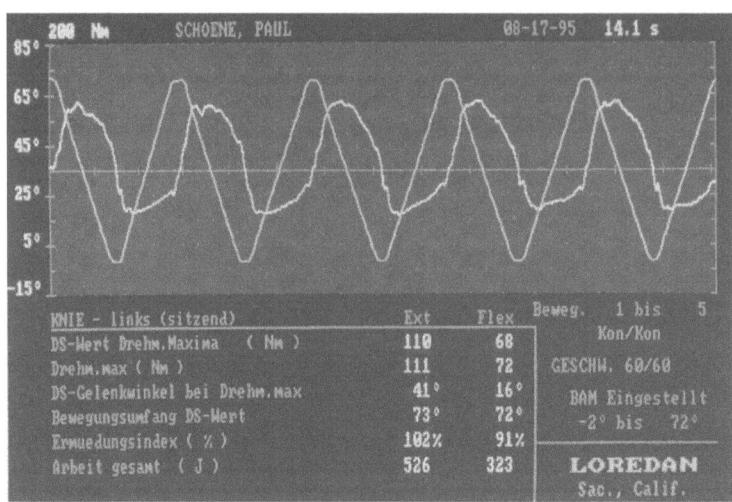

Abb. 4. Isokinetischer Kurvenverlauf (<u>überlagert</u>: die Kurve der entsprechenden Winkelgrade) der linken Oberschenkelmuskulatur von Proband B. Schlechte Leistungsparameter mit Spikes und Kurveneinbrüchen jeweils an der selben Winkelgradstellung des Kniegelenkes als Ausdruck bestehender Kraftdefizite

gleicher Geschwindigkeit in Abhängigkeit von der geleisteten Beschleunigungsarbeit. Sobald die aufgewendete Kraft abnimmt, wird augenblicklich der Widerstand rechnergesteuert verringert, so daß die gleiche Geschwindigkeit gegeben ist. Bei der Isokinetik wird also die Funktion der Muskulatur gemessen, und zwar als Arbeit, die bei gleichbleibender Geschwindigkeit gegen einen angepaßten Widerstand zu erbringen ist [6].

Bei dieser eigentlichen Funktionsuntersuchung bestehen nun bei den beiden Probanden A und B erhebliche Unterschiede. Die isokinetische Kurve von Proband A (Abb. 3b) zeigt, daß er unter definierten Bedingungen mit der Oberschenkelstreckmuskulatur links eine Gesamtarbeit von 1090 J erbringt und mit den Beugern von 664 J. Bei Proband B (Abb. 4) ergibt sich lediglich eine Gesamtarbeit 526 J für die Strecker und für die Beuger von 323 J (Tabelle 2).

Mit dem isokinetischen Testgerät läßt sich selbstverständlich auch die Arbeitsleistung im Seitenvergleich ermitteln. Proband A beispielsweise ist mit der Streckmuskulatur des rechten Beines in der Lage, eine um 84 J höhere und mit der Beugemuskulatur eine um 102 J höhere Arbeit zu erbringen (Abb. 3a, b, Tabelle 2).

Mit dem isokinetischen Testverfahren werden also Kraft, Arbeit und Leistung in definierten Zeiträumen gemessen [1, 3–7, 9]. Mit ihm lassen sich noch weitere Aussagen machen, so können beispielsweise pathologische Bewegungsabläufe dargestellt werden, oder es lassen sich an Hand der Aufzeichnungen des Computergesteuerten Gerätes auch subjektive Angaben des Versicherten objektivieren. Dieses ist z. B. für das jedem Gutachter bekannte Problem der Aggravation der Fall, denn es gelingt keinem Menschen, bei wiederkehrenden Bewegungsabläufen identische Fehlfunktionen, z. B. die verminderte Muskelkraft, zu demonstrieren. Bezeichnenderweise beschreiben Patienten diese Geräte als „Lügendetektoren", wenn sie diese kennen.

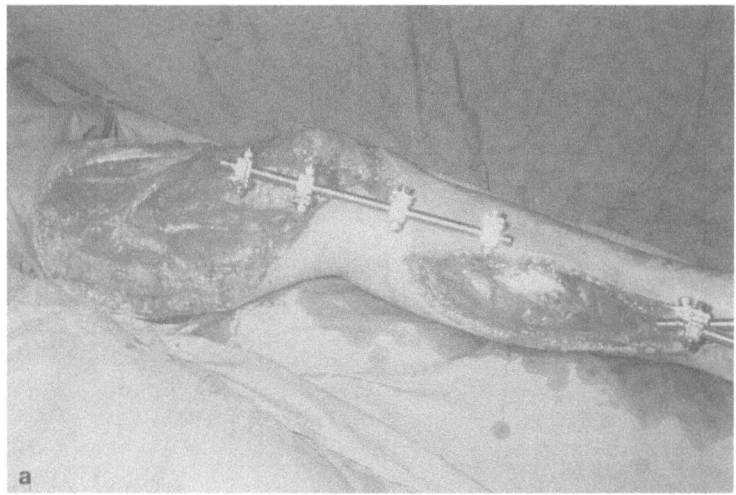
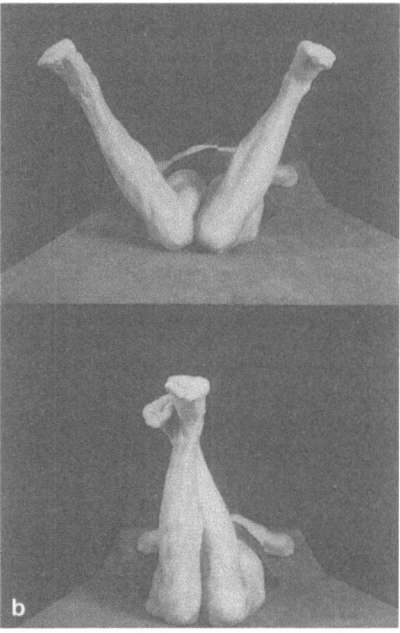

Abb. 5 a–c. 24jähriger Verletzter. Gelenküberbrückende Fixateur-externe-Osteosynthese und „funktionelles" klinisches Ausheilungsergebnis nach komplexer Verletzung der linken unteren Extremität mit offenen Kettenfrakturen und ausgeprägtem Weichteilschaden

Die Isokinetik ist aber nur ein Baustein der Funktionsanalysen. Bei entsprechender Ausstattung ist es möglich, Bewegungsabläufe zu analysieren. Dabei werden die Bewegungszyklen – konstante Geschwindigkeitsphase, Beschleunigung und Abbremsen –, aus denen die Mehrzahl der Bewegungsabläufe im menschlichen Alltag bestehen, aufgezeichnet.

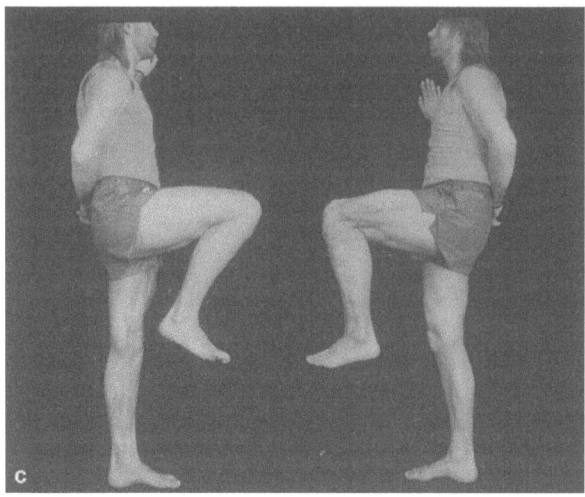

Abb. 5c

Hiernach wird der Begriff der Biokinetik verwendet, unter dem alle Analysen, die mit der Isokinetik zu kombinieren sind, subsumiert werden. So wird die Isokinetik mit elektromyographischen Analysen kombiniert. Die linearen isokinetischen Systeme können das Leistungsvermögen einer Gelenkkette – z.B. Hüft-, Knie- und Sprunggelenk – testen. Videogestützte Systeme zur Bewegungs- und Gangbildanalyse, Ultraschalltopometer, Bodenreaktionskräftemeßgeräte, Bodenkontaktzeitmessung, Geschwindigkeitsmessungen etc. verbessern die Analysen, die beispielsweise bereits für das Training der Spitzensportler in der DDR genutzt wurden [1].

Die isokinetischen Testgeräte erfassen aber nicht nur die Leistungsfähigkeit der das Kniegelenk bewegenden Muskulatur. Es gibt neben den eingelenkigen Systemen auch sog. Multigelenksysteme, die die Muskulatur im Bereich der Hüft-, Sprung-, Schulter-, Ellenbogen- oder Handgelenke untersuchen. Auch gibt es Systeme zur Analyse der Wirbelsäulen„funktion". Die Isokinetik der Halswirbelsäulenmuskulatur wird bereits mit einem Prototypen bei Formel-1-Fahrern gemessen: Die gemessene Überbelastung der einen Seite der Halswirbelsäulenmuskulatur bei Kurven in vorwiegend einer Richtung kann durch gegensinniges Ausgleichstraining gemindert werden.

Das folgende klinische Beispiel soll die Leistungsfähigkeit der Isokinetik in der Klinik belegen (Abb. 5):

Wegeunfall eines 24jährigen Versicherten mit komplexer Verletzung der linken unteren Extremität mit offenen Kettenfrakturen und ausgeprägtem Weichteilschaden. Durchführung der gelenküberdgreifenden Fixateur-externe-Osteosynthese (Abb. 5a), vielfache Operationen zum Knochenaufbau und zur hautplastischen Deckung. Das Heilverfahren dauerte viele Monate. Das „funktionelle" Ergebnis mit Bewegungs- und Umfangsausmaßen (Abb. 5b, c) zeigt eine im Seitenvergleich nicht nennenswerte Minderung.

Dagegen erbrachte die isokinetische Testung im Seitenvergleich eine deutliche Leistungsminderung für die verletzte linke untere Extremität (Abb. 6 und 7): Die Streck- und Beugemuskulatur des linken Oberschenkels (Abb. 6b) zeigt im Submaximalkraftleistungstest ein deutliches Defizit im Vergleich zur rechten Seite (Abb. 6a), wobei die Streckmuskulatur der betroffenen Seite gerade die Leistungsfähigkeit der gesunden Beugemuskulatur erreicht. Bei der Messung der koordinativen Wiederholungsfähigkeit der Bewegungsabläufe (höhere Ge-

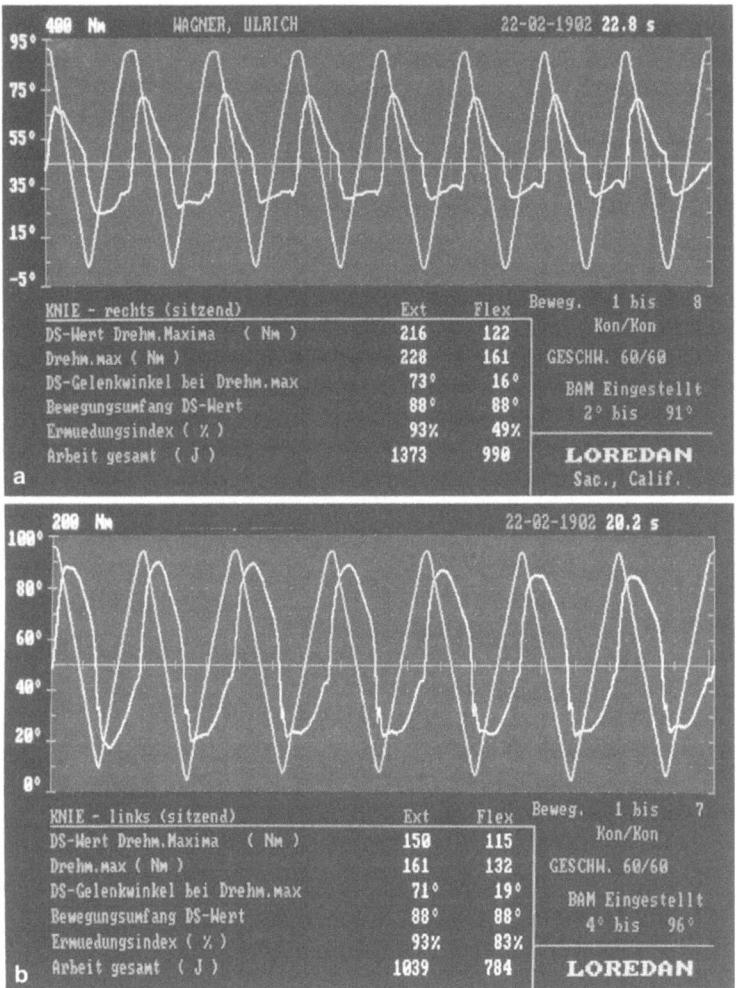

Abb. 6a, b. Isokinetische Kurvenverläufe des Verletzten aus Abb. 5 im Rahmen der physiotherapeutischen Rehabilitationsphase. Kurve der Winkelgrade über den isokinetischen Kurven bei unterschiedlicher Eichung des Gerätes. **a** Vorbildlicher Kurvenverlauf für die Streckmuskulatur des rechten Oberschenkels bei angedeuteten Krafteinbrüchen der Beuger. **b** Im Vergleich hierzu Arbeitsleistungsminderung der linken Seite

schwindigkeiten unter Anwendung von geringerer Kraft) besteht dagegen ein deutlich besseres Ergebnis (rechts: Abb. 7a, links: Abb. 7b): Die geleistete Arbeit als Integral der Fläche der dargestellten Kurven ist für beide Extremitäten ähnlich, d. h. als Unfallfolge ist die linke untere Extremität des Versicherten besonders im Maximalkraftbereich geschwächt, während sich die koordinative Leistungsfähigkeit der Muskulatur der betroffenen Extremität den maximalen Leistungsparametern der unverletzten Seite annähert.

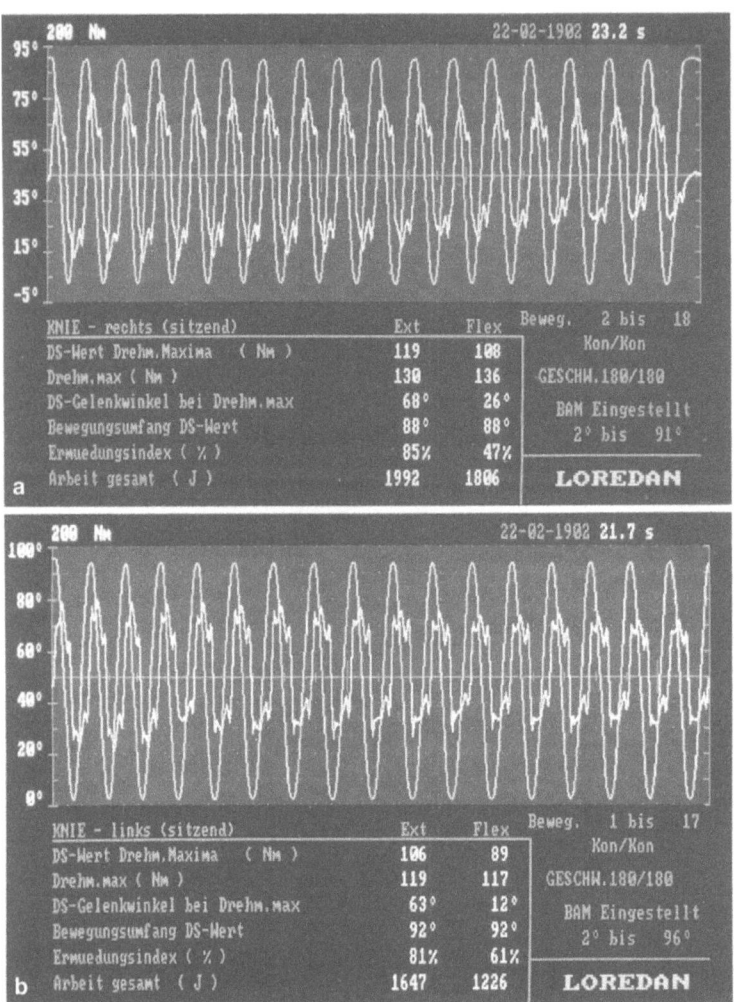

Abb. 7a, b. Hohe Winkelgeschwindigkeiten gegen geringen Widerstand als Ausdruck der koordinativen Wiederholungsfähigkeit von Bewegungsabläufen des rechten (**a**) und linken Beines (**b**). Typischer Verlauf rechts mit Abfall der Kurven für Strecker und Beuger gegen Ende der Testung. Im Vergleich hierzu nur sehr geringfügige Leistungsminderung links

Die Isokinetik vermag also, Funktionsbeeinträchtigungen nach Weichteilverletzungen der Haut und des Subkutangewebes, der Muskulatur, Nerven sowie Gefäße zu objektivieren. Häufig sind gerade die Folgen dieser Verletzungen vom Gutachter schwer zu beurteilen, da u. U. keine Bewegungseinschränkungen der angrenzenden Gelenke bestehen, Hautdefekte durch Hautdeckung oder mit der dynamischen Hautnaht verschlossen sind und die grobe klinische Testung der Kraft gegen den Widerstand des Gutachters vorgeführt wird. Erst die isokinetische Testung ergibt dann die objektive Leistungsminderung der verletzten Extremität.

Zusammenfassung

Bei der derzeitigen ärztlichen Gutachtenpraxis werden mit den Bewegungs-, Umfangs- und Längenmaßen sowie mit dem Röntgenbefund klinische Befunde erhoben, die letztlich keine Aussage über die Leistungsfähigkeit einer Extremität erlauben. Damit wird die Begutachtung nicht dem Anspruch einer **Funktionsbegutachtung** gerecht. Mit den isokinetischen Testverfahren stehen dem Gutachter Möglichkeiten zur Verfügung, die Leistungsfähigkeit von Muskelgruppen zu erfassen. Dieses gilt sowohl für den Maximalkraftbereich als auch für die Analyse der Fähigkeit, zu koordinieren und koordinierte Bewegungsabläufe zu wiederholen.

Literatur

1. Dirix A, Knuttgen HG, Tittel K (1989) Olympia Buch der Sportmedizin. Deutscher Ärzteverlag, Köln
2. Duden (1974) Fremdwörterbuch. Bibliographisches Institut, Dudenverlag, Mannheim Wien Zürich
3. Froböse I (1993) Isokinetisches Training, Sport und Therapie. Schriften der Deutschen Sporthochschule Köln, Bd. 28
4. Hollmann W, Hettinger TH (1980) Sportmedizin – Arbeits- und Trainingsgrundlagen. Schattauer, Stuttgart
5. Komi PV (1994) Kraft und Schnellkraft im Sport. Deutscher Ärzteverlag, Köln
6. Loch CH, Ludolph E, Hierholzer G (1991) Isokinetisches Muskelaufbautraining und isokinetischer Test bei der Rehabilitation unfallverletzter Patienten. BG 7: 1–5
7. Perrin D (1993) Isokinetic exercise and assessment. Human Kinetics Publishers, England
8. Pschyrembel (1986) Klinisches Wörterbuch. de Gruyter, Berlin New York
9. Spring H, Illi U (1990) Kraft, Theorie und Praxis. Thieme, Stuttgart

Diskussion

Zusammengefaßt und redigiert von H. Scheele und G. Hierholzer*

Konventionelle Begutachtung

Nach dem Beitrag Settner (s. S. 83) ergibt sich eine Diskussion über den Bedarf an zusätzlichen medizinisch-technischen Untersuchungsmethoden für die Begutachtungsaufgabe. Für Schröter sind die derzeitig angewandten Verfahren ausreichend. Nach seiner Darlegung kann ein Gutachter mit differenzierten klinischen Untersuchungs- und Begutachtungstechniken einen ausreichend aussagekräftigen Befund erheben.

Die klinische Begutachtung basiert auf einer Funktionsuntersuchung, bei der Daten aus Umfangsbestimmung, Bewegungsuntersuchung, Kraftprüfung, Dokumentation des Gangbildes und verschiedenen aktiven bzw. passiven Funktionstests analysiert und zu einer Beurteilung summiert werden. Die Korrelation der gewonnenen Befunde mit den subjektiven Beschwerden des Versicherten wird anhand der Begutachtungserfahrung des Untersuchers überprüft und objektiviert.

Anmerkungen von Sternemann und Paus beziehen sich unmittelbar auf den Beitrag Settner. So beruht z. B. auch bei einem Pykniker mit überwiegendem subkutanem Fettmantel die nach einem Unfall eintretende Verschmächtigung des betroffenen Beines auf einer Rückbildung des Muskelgewebes. Über einen Vergleich mit der Gegenseite erlaube die resultierende Umfangsminderung einen Rückschluß auf den Funktionseinsatz. Der erfahrene Untersucher kann durch eine Beurteilung von Muskelprofil und Kraft sowie durch Funktionsuntersuchungen Aussagen zur funktionellen Integrität treffen. Paus räumt ein, daß durch den zusätzlichen Einsatz isokinetischer Methoden erweiternde Aussagen möglich sind.

> Eine gründliche und differenzierte klinische Begutachtungsuntersuchung mit der Interpretation der Ergebnisse durch einen erfahrenen Gutachter kann reproduzierbare Befunde erheben und subjektive Beschwerden weitgehend objektivieren.

Bedeutung der Isokinetik für die Befunderhebung

Funktionsuntersuchungen

Einer Analyse der funktionellen Integrität der Muskulatur im Rahmen einer Begutachtung wird nach Hörster in Zukunft verstärkt Bedeutung beigemessen werden

---

* *Diskussionsteilnehmer:* N. Erlinghagen, G. Hierholzer, G. Hörster, M. Neumann, G. Paus, D. Peters, M. Roesgen, J. Scheuer, F. Schröter, M. Settner und H.-O. Sternemann

müssen. Nach seiner Ausführung entsprechen die bislang angewendeten konventionellen Methoden der Begutachtung allein nicht mehr dem Stand der technischen Möglichkeiten. Dynamische Funktionsuntersuchungen sollten mehr Berücksichtigung finden. Auch Erlinghagen unterstützt die Anwendung technischer Untersuchungsverfahren, soweit diese zweckgerecht, praktikabel, finanzierbar und erforderlich sind. Die Isokinetik ist jedoch nur eines der in Frage kommenden Verfahren zur Funktionsanalyse.

> Wachsende Kenntnisse über die komplexe Integrität einer Extremität erfordern differenzierte Analyseverfahren zur Begutachtung, um das funktionelle Zusammenwirken der nervalen Steuerung mit Muskeln, Knochen und Bändern besser beurteilen zu können.

Informationszuwachs durch isokinetische Untersuchungsverfahren

Hierholzer und Settner plädieren zur Lösung von Problemfällen für den zunehmenden Einsatz moderner Diagnoseverfahren im Begutachtungswesen. Nach Settner sind mit Bandmaß und Winkelmesser nur eingeschränkt abstrakte Aussagen zur Funktionsfähigkeit und Integrität der betroffenen Extremität möglich. Nach einer speziellen Therapie kann der Umfang eines Beines zwar geringer, die Muskulatur aber bezüglich Kraft und Koordination leistungsfähiger sein als die der ungeschädigten Seite. Die globale Analyse der Leistungsfähigkeit einer Extremität ist mit der Isokinetik objektivierbar sowie bildhaft reproduzierbar und somit wesentlich besser zu beurteilen als mit konventionellen Methoden.

An einem konkreten Beispiel erläutert Settner die Möglichkeiten der Isokinetik. Bei einer Patientin konnten verschiedene Gutachter durch konventionelle Untersuchungen nur beschreibend „Beschwerden" am Kniegelenk feststellen. Erst durch eingehende isokinetische Analysen wurden Defizite des muskulären Zusammenspiels aufgedeckt. Eine an den Analysen orientierte, spezielle isokinetische Therapie konnte letztlich die Beschwerden vollständig beheben.

> Isokinetische Untersuchungen zur Beurteilung der Leistungsfähigkeit werden durch die reproduzierbare Analyse von Bewegungsabläufen den Anforderungen fortschrittlicher Funktionstheorien gerecht.

Nach Überlegungen von Hörster sollte parallel zur allgemeinen Begutachtungspraxis ständig versucht werden, die mit den bisherigen klinischen Methoden erreichbaren Ergebnisse zu verbessern. Die Isokinetik ist hierfür ein guter Ansatz. Er gibt jedoch zu bedenken, daß auch diese Methode nur eine „Kunstbewegung" analysiert, die nicht den funktionellen Anforderungen des Arbeitslebens entspricht. Die Isokinetik sollte zunächst Zentren vorbehalten bleiben, die sich intensiv mit der Problematik beschäftigen.

Roesgen erkennt die Bedeutung der Isokinetik für die Behandlung und für die Diagnostik von Verletzungen an, weist jedoch auf eine falsch-positive Genauigkeit hin, die entsteht, wenn die bisher geübte, indirekte klinische Bemessung der Funktion durch die Isokinetik ersetzt wird. Er wirft die Frage auf, inwieweit Arbeitsfähigkeit und MdE mit der Isokinetik ergänzend eingeschätzt werden können.

> Isokinetische Untersuchungen erleichtern die Beurteilung der funktionellen Leistungsfähigkeit. Bei Defiziten kann mit speziellen isokinetischen Trainingsmethoden die problemzentrierte Therapie durchgeführt werden.

Einsatz der Isokinetik zur Begutachtung

Der unbestritten positive Einfluß der Isokinetik in Diagnostik und Therapie wird von Erlinghagen auch aus der Sicht der Verwaltung begrüßt. Zunehmend müßten auch dynamische Untersuchungselemente in der Begutachtung berücksichtigt werden. Die scheinbar durch die Isokinetik zu erlangende Objektivität dürfe nach seiner Auffassung nicht überbewertet werden. Er weist darauf hin, daß eine Begutachtung noch weitere Untersuchungselemente enthält, die abschließend in die MdE einfließen. Die Isokinetik kann zur Zeit das Meßblatt noch nicht ersetzen. Der Einsatz isokinetischer Meßverfahren erscheint jedoch in Problemfällen gerechtfertigt.

Settner referiert den Einsatz der Isokinetik im Rahmen der Begutachtung. Die MdE oder Arbeitsfähigkeit wird natürlich nicht unmittelbar ermittelt. Grundlegend erfolgt zunächst eine konventionelle Begutachtung, der sich Untersuchungen mit isokinetischen Analysegeräten anschließen. Anhand von Abweichungen zu Normkollektiven und zur Gegenseite werden die Meßkurven der Patienten ausgewertet und interpretiert. Die im Rahmen der klinischen Untersuchung gewonnenen Befunde können dann mit den Ergebnissen der Funktionsprüfung verglichen und in die abschließende Bewertung zur MdE und Arbeitsfähigkeit einbezogen werden. Von den Versicherten angegebene Beschwerden sind auf diesem Weg zu objektivieren. Hierholzer weist darauf hin, daß im Rahmen der Anwendung des Verfahrens weitere prospektive Untersuchungen erfolgen sollten, um den allgemeinen Kenntnisstand auch bezüglich der Grenzen dieses Verfahrens zu erweitern.

> Bei der Begutachtung sollten isokinetische Verfahren zur Beurteilung von Problemfällen eingesetzt werden. Subjektive Beschwerden sind ggf. zu objektivieren. Die MdE wird unter Einbeziehung der Befunde aus konventionellen Untersuchungen eingeschätzt.

Anmerkungen zur erweiterten ambulanten Physiotherapie (EAP)

Aus der Sicht von Vertretern verschiedener Bezirksverwaltungen konnte bislang der Nachweis einer Effektivität der EAP noch nicht geführt werden. Entgegen den Erwartungen gingen die Kosten für Heilbehandlung und Verletztengeld bislang nicht zurück, im ambulanten Bereich wären die Ausgaben sogar um etwa 3% angestiegen. Die EAP würde häufig erst dann eingesetzt, wenn andere Behandlungen fehlgeschlagen seien.

Ein Informationsdefizit der behandelnden Ärzte bezüglich der Möglichkeiten der EAP ist mit für den verzögerten Behandlungsbeginn verantwortlich. Wenn diese spezielle Therapie nicht bereits unmittelbar nach der Entlassung aus dem Krankenhaus einsetze, sind positive Effekte nur eingeschränkt zu erreichen. Eine weitere Ursache der Kostensteigerung kann darin bestehen, daß die Verwaltungen die Verordnung und die durch die Institute abgerechneten Leistungen nicht ausreichend überprüfen.

Aus der Sicht des Durchgangsarztes berichtet Scheuer, daß nach seinen Erfahrungen auch eine engmaschige ärztliche Kontrolle und Führung erforderlich ist. Die regelrechte Ausführung einer Verordnung muß regelmäßig überprüft werden. Es bestehe die Möglichkeit, daß eine Therapie durch den engagierten Einsatz der Therapeuten ggf. eine eigene Dynamik bekommt. Obwohl bereits ein befriedigendes Befundbild erreicht worden sei, würden gelegentlich Verordnungen nachgefordert, um die Leistungsfähigkeit noch weiter zu steigern. Durch die lang andauernde Behandlung könnte bei Patienten eine starke Erwartungshaltung bezüglich der anschließend zu erwartenden MdE geweckt werden. Bei richtiger Indikation und Anwendung stellt die EAP eine Bereicherung der Therapie dar.

> Die EAP setzt eine fachgerechte Indikation und Verordnung voraus. Die praktische Ausführung muß durch den Durchgangsarzt engmaschig überprüft werden. Die Verwaltung hat die Korrelation von Verordnung und Abrechnung zu überprüfen sowie die Steuerung des Heilverfahrens zu gewährleisten.

Erste Analysen nach Einführung der EAP haben neue Fragen aufgeworfen. Die Kostenfrage darf nicht vernachlässigt werden, obwohl die Verpflichtung besteht, eine Heilbehandlung mit allen Mitteln zu betreiben, die geeignet erscheinen, ein bestmögliches Behandlungsergebnis zu erzielen. Oberstes Gebot war es jedoch schon immer, die zur Verfügung stehenden Methoden richtig und sinnvoll einzusetzen.

Neben den grundsätzlichen Fragen, was aus versicherungstechnischen und finanziellen Gründen ggf. geändert werden muß, ist die Indikation zur Therapie jeweils zu prüfen. Die fachliche Qualifikation der Betreiber muß gewährleistet sein. Zur Beurteilung der Frage, ob die EAP Bestand haben wird, liegen noch keine ausreichenden Informationen vor. Weitere Untersuchungen sind nötig, um die Fragen anhand von Statistiken zu analysieren, bevor entsprechende Rückschlüsse gezogen werden können. Beratungen des berufsgenossenschaftlichen Heilverfahrensausschusses sollten einbezogen werden.

> § 556 RVO erlaubt den gerechtfertigten Einsatz der EAP. Die Durchführung muß jedoch im Sinne einer Qualitätskontrolle überwacht werden.

Teil III

Gutachtenrelevante Gesichtspunkte in der Praxis der Gesetzlichen Unfallversicherung

Begriffe der Begutachtung in der Gesetzlichen Unfallversicherung

V. Kaiser

"... Deshalb hält ein Höherstehender es für nötig, daß die von ihm benutzten Begriffe treffend sind und seine Äußerungen zudem sachgerecht ausgeführt werden. Der Höherstehende verlangt, daß seine Worte möglichst frei von Ungenauigkeiten sind ..." (Konfuzius, Gespräche [Lun Yü], Buch XIII [Tsze-Lu], Kapitel III Nr. 7)

Bedeutung von Begutachtungsbegriffen in der Gesetzlichen Unfallversicherung

Es ist offenkundig und muß doch immer wieder betont werden: Begriffe und feste Ausdrücke haben für die Kommunikation allgemein und speziell in der wissenschaftlichen Fachdiskussion ein großes Gewicht. Vornehmlich das interdisziplinäre Gespräch zwischen Medizinern und Juristen [1] ist letztlich nur dann fruchtbar, wenn Konsens über den Bedeutungsgehalt der hierbei verwendeten Begriffe besteht oder jedenfalls der anderen Seite klar ist, welchen Inhalt der Partner mit ihnen verbindet. Im übrigen fördert es das rasche, zutreffende Erfassen von Argumenten und dient insoweit der (interaktiven) Lösung von Sachproblemen, wenn solche allgemein verständliche Fachausdrücke gebraucht werden. Speziell die Begutachtungsbegriffe in der Gesetzlichen Unfallversicherung muß abgesehen davon der Arzt auch deshalb kennen und verstehen, damit er seine Rolle und Funktion als Gutachter [2] zutreffend einschätzt; nur dann kann er diesen - gegenüber seiner „klassischen" kurativen Berufsaufgabe - besonderen Anforderungen gerecht werden und eine insgesamt qualitätsvolle, weil zwecktaugliche Expertise liefern.

Diesem hohen Stellenwert des Begrifflichen steht aber eine mannigfache Fülle von Schwierigkeiten gegenüber. Sie beginnen bereits damit, daß der Begriff des „Begriffs" bei seiner wissenschaftlichen Betrachtung einen mehrdeutigen Inhalt aufweist. Wenn auch die vorliegende Darstellung keine exakte Festlegung bzw. differenzierende Verwendung des Terminus „Begriff" verlangt, so müssen doch - zur groben Orientierung - einige wesentliche Bedeutungsrichtungen skizziert werden. Zum einen wird darunter die empirisch entwickelte Vorstellung von (konkreten) Einzeldingen verstanden, im Sinne einer Abstraktion, die das Wesentliche enthält bzw. die Klasse von gleichartigen Erscheinungen darstellt (z. B. der Begriff Tisch aus verschiedenen Baugestaltungen); der Ausdruck ist hierbei an die Sprache (Wort) gebunden (sprachwissenschaftliche Deutung des „Begriffs"). Ein anderes Verständnis (philosophische Tradition) sieht in dem Begriff den Denkinhalt oder die Idee einer Sache; diese Deutung wird auch noch als mentale Abstraktion bzw. das Wesen beschrieben. Eine dritte wesentliche Richtung hebt auf die Begriffsbildung ab: Danach geht es vor allem um die Untersuchung von Sachverhalten (durch das wahrnehmende Individuum) auf gemeinsame Merkmale hin bzw. um die Zusammenfassung der wichtigeren Charakteristika zu einer Klasse (Vorgang der Denkpsychologie). Generalisierend und für die juristische Betrachtung im allgemeinen ausreichend wird in der vorliegenden Darstellung eine normative Sicht gewählt und eine entsprechende Untersuchung der Begriffe vorgenommen.

Das Thema „Begriffe der Begutachtung in der Gesetzlichen Unfallversicherung" wird – einengend – konzentriert auf diejenigen Termini, die unmittelbar auf die methodisch-technische Seite der Begutachtung (Gutachtenerstattung) bezogen sind. Mithin werden insbesondere keine (materiellen) unfallversicherungsrechtlichen Begriffe (wie: Arbeitsunfall, MdE usw.) angesprochen, ebenso bleiben medizinische Ausdrücke außer Betracht, zumal es auf diesem Fachgebiet keine speziellen Begutachtungsbegriffe gibt. Aber auch die solchermaßen festgelegte Nomenklatur bestimmt sich grundsätzlich nach dem Kontext, in dem die Begutachtung erfolgt, mithin durch das Leistungsfeststellungs- und Sozialgerichtsverfahren. Beides sind rechtlich geregelte Abläufe (mit Rechtsförmlichkeit); die Begutachtung ist deshalb in das Recht integriert und alle verfahrensmäßigen Maßnahmen sind prinzipiell Rechtsakte. Aus diesen Gründen handelt es sich bei den hier thematisierten Begutachtungsbegriffen generell um Rechtsbegriffe oder juristisch geprägte Termine und näherhin um solche im formellen Sinn; zugleich weisen sie zum Teil auf entsprechende Rechtsinstitute (der Begutachtung) hin.

In dieser verfahrensmäßig-rechtlichen Hinsicht sind folgende allgemein verwendete Begriffe für die Begutachtung von zentraler Bedeutung: das (schriftliche) Gutachten, der (ärztliche) Sachverständige, das Gutachtenersuchen (Gutachtenauftrag), das Beweisthema (Gutachtenfragen), die (gutachtliche) Untersuchung, die Anknüpfungstatsachen (Ausgangssachverhalt), die Objektivierung von Gesundheitsstörungen (Befunderhebung), die (gutachtlich-medizinische) Beurteilung und die Erstattung des (schriftlichen) Gutachtens. Alle diese Begriffe sind im Gesetz nicht näher definiert. Ihr Inhalt muß deshalb unter Berücksichtigung des gesetzlichen Zusammenhangs (Zweck und Funktion der Begutachtung, insbesondere als prozessuales Beweismittel) sowie nach dem allgemeinen Sprachgebrauch bestimmt werden. Dabei kommt es nicht so sehr darauf an, die Ausdrücke definitorisch prägnant und mit voller abstrakter Schärfe zu kennzeichnen, was zumeist auch überhaupt nicht möglich sein wird, sondern ihren (Rechts-)Gehalt (erläuternd) zu beschreiben und hinreichend klar (begrenzend) – mit Einzelkriterien – festzulegen.

Das (schriftliche) Gutachten

Der Ausdruck „Gutachten" findet sich im Gesetz (Sozialgesetzbuch, Buch X/Verwaltungsverfahren, und Sozialgerichtsgesetz) wieder, ohne jedoch definiert zu werden und obgleich es sich hier um ein Rechtsinstitut handelt. In der Zivilprozeßordnung (ZPO), auf die das SGG zum Teil verweist, kommt auch der verwandte Ausdruck „Begutachtung" vor, jedoch ebenso ohne eine begriffliche Festlegung und ersichtlich nicht mit speziellem juristischem Gehalt. Unter „Begutachtung" kann die Gesamtheit aller Tätigkeiten und Vorgänge des Sachverständigen zur Gutachtenerstattung verstanden werden; in einem weiteren Sinne können darunter auch die Verrichtungen des Auftraggebers bzw. der Verwaltung gefaßt werden, die sich auf die Gutachtenerstattung des Sachverständigen bezieht (wie z. B. Auftragserteilung, Ermittlung und Festlegung der Begutachtungsgrundlagen). Aber auch damit ist der Terminus „Gutachten" nach wie vor nicht geklärt, so daß eine (formelle) Begriffsbestimmung nach den allgemeinen Grundsätzen vorgenommen werden muß, wobei dann ein wesentlicher Teil der Rechtsnatur des Gutachtens erscheint [3].

Der zentrale Deutungsgehalt des Gutachtenbegriffs im Verfahren besteht in folgenden Kriterien: Das Gutachten dient der Vermittlung einer bestimmten (hier: ärztlich-medizinischen) Sachkunde, und zwar vom Sachverständigen (Arzt) an den Wissensbedürftigen (Ersuchenden/Auftraggeber). Des weiteren ist das Gutachten eine bestimmte Art und Weise der Aussage bzw. Anhörung eines Sachverständigen (vgl. auch § 21 SGB X, § 118 SGG/§ 411 ZPO); es kann insoweit auch als ein typisches und standardisiertes Arbeitsprodukt des Sachverständigen bezeichnet werden. Schließlich ist das Gutachten noch die konkrete Form eines spezifischen (förmlichen) Beweismittels, nämlich die verfahrensmäßige Hinzuziehung bzw. Anhörung eines Sachverständigen zur Feststellung maßgeblicher Umstände (sog. Rechtstatsachen) durch einen Entscheidungsträger. Das schriftlich angefertigte Gutachten stellt mithin eine ganz bestimmte Äußerungsform des Sachverständigen dar; es ist dabei zugleich rechtlich auch eine Urkunde, macht aber insoweit kein spezielles Beweismittel aus, sondern gehört zum (allgemeinen) Urkundenbeweis.

Allgemeiner (formeller) Begriff des Gutachtens

Gutachten ist (verfahrens-)rechtlich
- die bestimmte Aussage eines Sachverständigen
- mit fachlicher Beurteilung von Fragen
- als Beweismittel (im Verwaltungs- oder Gerichtsverfahren)

Das formelle Gutachten ist im weiteren – für die Gesetzliche Unfallversicherung – durch folgende wesentliche, prinzipiellen Merkmale gekennzeichnet: Es verlangt einen diesbezüglichen Auftrag an den (ärztlichen) Sachverständigen; im Hinblick auf die allgemeine Ermittlungspflicht und grundsätzliche Allzuständigkeit der Verwaltung oder des Gerichts auch für die Entscheidungsgrundlagen, die z. B. die Auswahl des Gutachters mit umfaßt, kann es keine autonome bzw. selbst initiierte Begutachtungstätigkeit geben, vielmehr muß diese erbeten werden. Es handelt sich hierbei um eine eigene, persönliche Aufgabe des ersuchten Arztes, die individuell erfüllt werden muß [4]. Als Sachverständigenaussage nimmt das Gutachten zu tatsächlichen (hier: medizinisch ausgerichteten) Umständen – zur „Tatfrage" einer Entscheidung – Stellung. Dies geschieht in der Weise, daß vom Auftraggeber gestellte (Beweis-) Fragen beantwortet werden; hierbei wird dem Ersuchenden eine spezielle Sachkunde vermittelt, soweit es für die Entscheidung notwendig und das Wissen beim Auftraggeber nicht vorhanden ist. Es werden dazu besondere Kenntnisse und fachliche Erfahrungsregeln (auf dem medizinisch-wissenschaftlichen und ärztlichen Bereich) angewendet. Gegenstand der Sachverständigenäußerung können sein: die Feststellung einschlägiger allgemeiner Erfahrungssätze, schlußfolgernde individuelle Wertungen und Beurteilungen sowie die Erhebung von Tatsachen (und ihrer Verwertung) aufgrund besonderer Sachkunde (sog. Befundtatsachen) und als Teil der Anknüpfungstatsachen (des Prüfstoffs). Das Gutachten setzt schließlich noch eine Begründung oder „Ausarbeitung" (§ 21 Bundesrechtsanwaltsgebührenordnung – BRAGO –) voraus; dabei soll eine wissenschaftliche Arbeitsweise eingehalten werden, die dem Auftraggeber und anderen bestimmungsgemäßen Auswertern eine Nachprüfung der Aussagen ermöglicht.

Demgemäß fallen zahlreiche, in der Praxis relevante Äußerungen ärztlicher Sachverständiger nicht unter den (formellen) Gutachtenbegriff, wenn sie auch zum Teil materielle Begutachtungselemente enthalten. Vor allem muß die Erstattung eines Gutachtens generell von der Aussage als (sachverständiger) Zeuge abgegrenzt werden, deren wesentlicher Gegenstand die Wiedergabe eigener Wahrnehmungen ist. Auskünfte und Berichte geben lediglich tatsächliche Ereignisse und andere Vorgänge wieder, ebenso wie speziell die Befunddokumentationen [5]. Selbst wenn es sich hierbei um (gedankliche) Überlegungen handelt, fehlt es an der wertendinterpretierenden Beurteilung und der Begründung. Die unmittelbare Auskunftserteilung und Berichterstattung kann dabei der Aussage eines Zeugen gleichkommen. Ärztlichen Attesten, insbesondere Arbeitsunfähigkeitsbescheinigungen, fehlt noch regelmäßig der Auftrag durch den Entscheidungsträger, im übrigen werden diese Aussagen ebenfalls nicht begründet [6]. Diagnostische Beurteilungen bzw. Befunderhebungen, die nicht weiter vom Arzt ausgewertet werden, haben keine eigenständige Bedeutung bzw. sind nicht für fremde Zwecke bestimmt. Selbst wenn eine Beratung im Rahmen einer Behandlung stattfindet [7], liegt hierzu kein Auftrag des Entscheidungsträgers vor. Aus all diesen Gründen kommt auch der Bestimmung des Blutalkohols [8], den arbeitsmedizinischen Vorsorge- und Eignungsuntersuchungen sowie den betreffenden Bescheinigungen hierüber kein formeller Gutachtencharakter zu [9].

Übersicht zu den verschiedenen Arten von Gutachten in der Gesetzlichen Unfallversicherung

- In der Gesetzlichen Unfallversicherung zumeist keine rechtlich eigenständigen Arten bzw. Formen, aber tatsächlich ausgestaltete Typologie bzw. Standardisierung
- Hauptsächliche Arten: Formulargutachten/freie Gutachten, Hauptgutachten/ Zusatzgutachten, Rentengutachten/Zusammenhangsgutachten, schriftliches/ mündliches Gutachten, weiteres (neues) Gutachten, Gutachten mit Untersuchung/Aktengutachten, Termin(Sitzungs-)gutachten

Der (ärztliche) Sachverständige

Das Gutachten kann nur von einem Sachverständigen erstattet werden, dessen Tätigkeitsfeld jedoch nicht darauf beschränkt ist, sondern insbesondere auch allgemeine Auskünfte und Ratschläge umfaßt. Der Rechtsbegriff des Sachverständigen wird auch im Gesetz (SGB X, SGG) verwendet und benennt ein derartiges (gesetzliches) Rechtsinstitut; eine (Legal-)Definition findet sich jedoch dort ebenfalls nicht. Die Bezeichnung „Sachverständiger" und das berufliche Wirken mit dem Anspruch einer solchen Qualifikation sind nicht rechtlich geschützt – ausgenommen bei einer öffentlichen Bestellung (und Vereidigung), was aber bei Ärzten allgemein und in der Gesetzlichen Unfallversicherung überhaupt nicht der Fall ist und im übrigen keine Auswirkung auf die grundsätzliche Rechtsstellung und die Pflichten des Sachverständigen hat [10].

Als Experte auf einem bestimmten Fachgebiet verfügt der Sachverständige über nicht allgemein vorhandene Kenntnisse und Fertigkeiten. Zudem vermittelt er auch dieses besondere Fachwissen an einen weniger Sachkundigen. In der Gesetzlichen Unfallversicherung ist der ärztliche Sachverständige Helfer und Berater bei einer fremden Maßnahme, konkret bei der Ermittlung der tatsächlichen Grundlagen (den Rechtstatsachen) einer rechtlichen Entscheidung (der Verwaltung oder des Gerichts) und trägt dazu bei, die „medizinische Wahrheit" zu finden. Im verwaltungsseitigen Feststellungs- und gerichtlichen Erkennungsverfahren stellt die Zuziehung bzw. Anhörung des Sachverständigen speziell und unmittelbar ein förmliches Beweismittel dar – zur prozessualen Wahrheitsermittlung bezüglich eines Sachverhalts im Rahmen der Überzeugungsbildung des Entscheidungsträgers vom Vorliegen von (medizinischen) Rechtstatsachen. Hierfür kommen auch ausschließlich natürliche Personen in Betracht, mithin insbesondere nicht eine Klinik als solche oder „Gutachtenstelle" [11]. Der Sachverständige ist im übrigen prinzipiell von der Rechtsstellung als (nicht austauschbarer) sachverständiger Zeuge abzugrenzen, die der Arzt bei der Untersuchung des Probanden zur Gutachtenerstattung aber nicht (formell) innehat [12]. Nicht zum Rechtsbegriff des Sachverständigen gehört auch, daß er – tatsächlich oder formell – über die fachgebietliche Sachkunde (z. B. als Arzt für Arbeitsmedizin) verfügt, die ein bestimmter (z. B. arbeitsmedizinischer) Sachverhalt generell verlangt [13].

Formeller Begriff des Sachverständigen

Sachverständiger ist (verfahrens-)rechtlich
- Vermittler von bestimmten Fachwissen
- Berater bei einer fremden Maßnahme (insbesondere Entscheidung)
- Beweismittel im (Verwaltungs- oder Gerichts-)Verfahren

Die Rechtsstellung des Sachverständigen [14] ist im einzelnen dadurch gekennzeichnet, daß er im Verhältnis zur Verwaltung und dem Leistungsberechtigten, bzw. zu deren (Sozialleistungs-)Beziehung, sowie gegenüber den Beteiligten im Sozialrechtsstreit als neutraler Dritter auftritt; auch speziell seinem Auftraggeber ist er nicht rangmäßig untergeordnet. Er tritt gegenüber diesen Beteiligten auch dann unabhängig auf, wenn z. B. der Arzt bei einem Unfallversicherungsträger beschäftigt ist: In dieser verfahrensmäßigen Funktion besteht eine volle fachliche Weisungsfreiheit und Lösung aus der dienstlichen Hierarchie [15]. In der Gesetzlichen Unfallversicherung wird der ärztliche Sachverständige, wie schon hinsichtlich des Gutachtens angeführt, nicht von sich aus tätig, sondern er muß von denjenigen, die einer

Beratung bedürfen, förmlich hinzugezogen werden. Dabei obliegt es dem Auftraggeber (Verwaltung, Gericht), den Sachverständigen zu befragen, d. h. ihm die Beweisfragen zu stellen. Das hierbei abgefragte Fachwissen besteht aus bestimmten Kenntnissen, Erfahrungssätzen sowie darauf beruhenden Beurteilungen und Schlußfolgerungen.

Das Gutachtenersuchen (Gutachtenauftrag)

Das Ersuchen um die Erstattung eines Gutachtens stellt (rechtlich) die Hinzuziehung eines Sachverständigen in einer bestimmten Form (des Gutachtens) dar, und zwar im Rahmen der Beweiserhebung. In den einschlägigen gesetzlichen Vorschriften (SGB X, SGG) finden sich hierfür die Ausdrücke: „Heranziehen" bzw. „Zuziehen" des Sachverständigen und „Einholen" eines Gutachtens. Es handelt sich um eine (konkrete) Maßnahme zur Erlangung eines (bestimmten) Beweismittels, nämlich der Aussage des Sachverständigen. Mit dem Gutachtenersuchen wird ggf. eine allgemeine Verpflichtung des ausgewählten Sachverständigen zur Erstellung von Gutachten für den Einzelfall konkretisiert [15 a]. In der Bitte oder der Aufforderung, das konkrete Gutachten zu erstatten, liegt zugleich das Angebot zum Abschluß eines Begutachtungsvertrages (zwischen der Verwaltung und dem ärztlichen Sachverständigen) [16]. Des weiteren wird dadurch der konkrete (inhaltliche) Aufgabenbereich des Sachverständigen bzw. der Begutachtungsgegenstand, insbesondere mit den Beweisfragen, festgelegt. Schließlich enthält der Gutachtenauftrag – ausdrücklich oder implizit – noch darüber hinausgehende einzelne Bedingungen der konkreten Sachverständigentätigkeit bzw. Gutachtenerstattung (z. B. hinsichtlich Verwendungszweck und Form des Gutachtens, u. a. speziell die Erstattungsfrist), deren Nichterfüllung das „Produkt" fehlerhaft werden lassen.

Formeller Begriff des Gutachtenersuchens bzw. des Gutachtenauftrags

> Das Gutachtenersuchen ist (verfahrens-)rechtlich
> - ein Auftrag an den Sachverständigen (zur Erstattung eines Gutachtens)
> - zugleich die Maßnahme zur Erlangung eines (förmlichen) Beweismittels
> - (ggf. auch) die Festlegung des konkreten Begutachtungsgegenstandes (für den Einzelfall)

Das korrekte Ersuchen um Gutachtenerstattung verlangt, daß der Sachverständige darin als Einzelperson bestimmt und benannt wird (SGG: „Ernennung") [17]; es besteht demgemäß – wie schon beim Gutachten- und Sachverständigenbegriff angeführt – eine individuelle und persönliche Erstattungspflicht. Damit hat der Unfallversicherungsträger oder das Sozialgericht zugleich die ihm obliegende und im Rahmen pflichtgemäßer Ermessensausübung bzw. allgemeiner richterlicher Sorgfaltswaltung zu treffende Auswahl des Gutachters vorgenommen [18]. Der Gutachterauftrag dokumentiert – wenn nicht bereits durch Beweisanordnung oder auf andere Weise geschehen – zugleich mittelbar nach außen die davor liegende Entscheidung, daß die konkrete Sache (zur Aufklärung des maßgeblichen Sachverhalts) die Einholung der Sachverständigenexpertise erforderlich macht. Essentieller Inhalt des Gutachtenauftrags sind die Festlegung und Formulierung des Beweisthemas durch einzelne Begutachtungsfragen. Hauptsächlicher Bestandteil des Gutachtenauftrags ist außerdem die Fixierung und Vorgabe der Beurteilungsgrundlagen; es ist grundsätzlich Aufgabe der auftraggebenden Verwaltung und des Gerichts, den Ausgangssachverhalt für den Gutachter zu ermitteln und die Anknüpfungstatsachen für diesen festzustellen.

Das Beweisthema (Gutachtenfragen)

Das Beweisthema besteht aus den einzelnen Fragen an den Gutachter, die sich bei einer Entscheidung stellen und zu deren Beantwortung die spezielle Sachkunde erforderlich ist. Damit hat allein der (beratungsbedürftige) Auftraggeber die Gutachtenfragen zu formulieren und bestimmt damit zugleich den wesentlichen Inhalt des Gutachtens [18a]. Der Sachverständige ist an das Beweisthema gebunden, so daß auch Änderungen nur von der auftraggebenden Verwaltung bzw. dem Gericht vorgenommen werden können. Eine Mithilfe bzw. Beratung des Sachverständigen bei der fachlich-sachgerechten Bestimmung und Formulierung der Gutachtenfragen ist jedoch nicht ausgeschlossen; für den Gutachter, der den Auftrag angenommen hat, besteht sogar eine entsprechende Verpflichtung mit der Maßgabe, daß er im Rahmen der Prüfung des Gutachtenauftrags – aus sachverständiger Sicht – auf ein korrekturbedürftiges Beweisthema hinweist [19]. Dessen rechtliche Bedeutung zeigt sich im übrigen noch darin, daß der Auftraggeber das erstattete Gutachten nicht als fehlerhaft reklamieren kann, wenn der Sachverständige sich an die – für ihn nicht erkenntliche – unzutreffende Fragestellung gehalten hat.

Formeller Begriff des Beweisthemas

> Das Beweisthema ist (verfahrens-)rechtlich
> – der Gegenstand des (entscheidungserheblichen) Beratungsbedarfs des Auftraggebers
> – dessen alleinige (Formulierungs-)Aufgabe
> – mit seiner Beantwortung der Inhalt des zu erstattenden Gutachtens

Für das Beweisthema ist kennzeichnend, daß das Ausmaß seiner Konkretisierung im Sinne der Ausformulierung von Einzelfragen von den konkreten Umständen abhängt, insbesondere inwieweit der Gutachter mit den unfallversicherungsrechtlichen Begriffen vertraut ist. Generell bedarf es aber einer differenzierten, auf den einzelnen Begutachtungsfall abgestellten und eindeutigen bzw. klaren Fragestellung. Im Verwaltungsfeststellungs- und Gerichtsverfahren sind nur Fragen in tatsächlicher (medizinischer) Hinsicht zulässig. Das Beweisthema darf keine unmittelbaren Rechtsfragen beinhalten; diese müssen vielmehr in erläuternde (tatsächliche) Einzelfragen aufgelöst werden. Ausgenommen hiervon sind allgemein bekannte Rechtsbegriffe, wie z.B. der Begriff der Minderung der Erwerbsfähigkeit (MdE), die in einer Sammelfrage (Zusammenfassung von Einzelfragen) verwendet werden können, je nach der Schwierigkeit des Begriffs und der Begutachtungserfahrung des ärztlichen Sachverständigen [20]. Das Gebot für den Auftraggeber, das Beweisthema verständlich zu formulieren, besteht auch wegen der Möglichkeit einer späteren Nachprüfung; deshalb kann es auch angebracht sein, die Beweisfragen mit einer Problemdarstellung der gesamten Begutachtungssache zu verbinden.

Die (gutachtliche) Untersuchung

Dieser Teil der Begutachtung wird vom Gesetz ausdrücklich unter dem (verfahrensrechtlichen) Aspekt „Mitwirkung der Beteiligten bei der Sachverhaltsermittlung (§ 21 Abs. 2 SGB X) angesprochen; er stellt aber eine besondere Form der Beteiligung mit spezieller rechtlicher Gestaltung (u. a. §§ 60 ff. SGB I) dar. Die Untersuchung des Probanden dient hier zur Feststellung von bestimmten Tatsachen durch den Sachverständigen, für die eine besondere (ärztlich-medizinische) Sachkunde erforderlich ist und deshalb nicht vom Auftraggeber selbst vorgenommen werden kann, auch nicht als „Anhörung" (§ 21 Abs. 1 Nr. 2 SGB X). Solche sog. Befundtatsachen müssen speziell für die Erstattung des Gutachtens erhoben werden, näherhin als Grundlagen der weiteren einzelnen Begutachtungsarbeit zur Beantwortung der Beweisfragen. Diese Gutachterkompetenz stellt eine Ausnahme von dem Grundsatz dar, daß die Ermittlung von (entscheidungsrelevanten) Tatsachen der Verwaltung bzw. dem Gericht obliegt, auch soweit sie den sog. Ausgangssachverhalt bzw. die Anknüpfungstatsachen für die (eigentliche, schlußfolgernde) gutachtliche Beurteilung darstellen [21]. Der Arzt fungiert hier ebenso als Sachverständiger, und die Untersuchung ist - wegen ihrer Zweckbestimmung und des rechtlichen übergreifenden Rahmens - gleichfalls eine Begutachtungstätigkeit, obwohl bei isolierter Betrachtung und Abstellen auf den Inhalt Feststellungen und entsprechende Aussagen eines Zeugen bzw. eine Auskunftserteilung vorliegen [22]. Schon deshalb handelt es sich bei der Untersuchung des Gutachters (rechtlich) nicht um eine unmittelbare, eigenständige Beweiserhebung; ebenso sind grundsätzlich die Befundtatsachen abschließend von dem Auftraggeber - im Rahmen der allgemeinen Beweiswürdigung - festzustellen, insbesondere soweit sie auf subjektiven Angaben des Probanden beruhen.

Formeller Begriff der gutachtlichen Untersuchung

Die gutachtliche Untersuchung ist (verfahrens-)rechtlich
- eine Feststellung von Tatsachen mit besonderer Sachkunde (durch den Sachverständigen)
- die Grundlage für die weitere Beurteilung (zur Erstattung des Gutachtens)
- eine besondere Mitwirkung des Versicherten (bzw. Verfahrensbeteiligten)

Ungeachtet einer Zustimmung des Betroffenen unmittelbar zu dieser Maßnahme und anderweitiger Rechtsbeziehungen zwischen diesem und dem Arzt (z. B. der Patientenbehandlung) setzt die Untersuchung einen entsprechenden Auftrag bzw. eine Anordnung der Verwaltung oder des Gerichts voraus, die wiederum ihren Rechtsgrund im Sozialleistungs- oder Prozeßrechtsverhältnis hat. Andererseits schließt sie die gesamte dazu notwendige Kommunikation mit dem Probanden ein und läßt dabei auch solche Fragen (zur sachlichen Information) zu, die nicht der unmittelbaren ärztlichen Zuständigkeit unterliegen. Sie muß für die Beantwortung der Beweisfragen erforderlich sein; ansonsten ist sie weder (verfahrensrechtlich) vom Gutachtenersuchen noch von der (allgemein erforderlichen) Selbstbestimmungseinwilligung des Untersuchten zu Eingriffen in seine Körper- und Persönlichkeitsintegrität gedeckt. Auch dieser Teil der Begutachtung ist prinzipiell vom (individuell) beauftragten Sachverständigen vorzunehmen, der sich aber gerade in diesem Bereich Hilfskräften bedienen kann. Der Untersuchte hat hier eine besondere Rechtsstellung: Er wirkt als „Proband" mit, wenngleich im Rahmen seiner Eigenschaft als Versicherter wie bei der Heilbehandlung. Vor allem ist aber das besondere (Behandlungs-)Vertrauensverhältnis zwischen Arzt und Patient nicht erforderlich, das eine geringere Intensität aufweist als das für eine sachgerechte Gesamtbegutachtung notwendige (Grund-)Vertrauen aller Beteiligten im Rahmen der Gutachtenerstattung [23].

Die Anknüpfungstatsachen (Ausgangssachverhalt)

Als alleiniger Entscheidungsträger obliegt Verwaltung und Gericht auch die Pflicht, den maßgeblichen Sachverhalt selbst und vollständig zu ermitteln. Die Inanspruchnahme fremder Hilfe und Beratung ist deshalb nur insoweit zulässig, als eine eigene Sachkunde zur Aufklärung von Entscheidungsgrundlagen (Rechtstatsachen) fehlt. Demzufolge hat der Auftraggeber dem Gutachter die Tatsachen vorzugeben, die im Rahmen der Beantwortung der Beweisfragen gutachtlich zu beurteilen sind, die aber andererseits selbst ohne eine besondere Sachkunde ermittelt werden können. Ausgenommen hiervon sind in der Gesetzlichen Unfallversicherung insbesondere die sog. Befundtatsachen, für deren Erhebung eine originäre (ärztlich-medizinische) Gutachterkompetenz gegeben ist und das Rechtsinstitut der (gutachtlichen) Untersuchung zur Verfügung steht [24]. Bei beiden Ermittlungsfällen handelt es sich um die sog. Anknüpfungstatsachen, die vom ärztlichen Gutachter schlußfolgernd-wertend zu beurteilen sind; sie machen den Ausgangssachverhalt für dessen eigentliche Begutachtung aus. Soweit die entscheidungserheblichen Tatsachen selbst vom Auftraggeber ermittelt werden können, ihre allgemeine Bedeutung für die Beweisfragen – wie z. B. beim Verletzungsmechanismus – aber nur mit besonderer (medizinischer) Sachkunde zu erkennen ist, müssen Verwaltung und Gericht hierzu den ärztlichen Sachverständigen hinzuziehen, oder der Gutachter befragt beispielsweise selbst den Probanden im Rahmen der Untersuchung.

Formeller Begriff der sog. Anknüpfungstatsachen bzw. des Ausgangssachverhalts

Die Anknüpfungstatsachen sind (verfahrens-)rechtlich
- vom Auftraggeber vorgegebene oder selbst festgestellte (insbesondere Befunde) tatsächliche Umstände
- von Sachverständigen (gutachtlich-schlußfolgernd) zu beurteilen
- festzustellen zur Beantwortung der (dem Gutachter gestellten) Beweisfragen

Sämtliche Anknüpfungstatsachen hat der Auftraggeber abschließend festzustellen und endgültig als Beurteilungsgrundlage für den Gutachter zu bestimmen. Auch diese (Vor-)Prüfung erfolgt nach beweisrechtlichen Grundsätzen zur Überzeugungsbildung des Entscheidungsträgers hinsichtlich ihres Vorliegens. Allgemeiner Gegenstand des Ausgangssachverhalts sind insbesondere der Unfallhergang, das unmittelbare Verletzungsgeschehen, die Arbeitsplatzverhältnisse, frühere Behandlungen und Vorschäden. Neben eigenen Ermittlungen der Verwaltung und des Gerichts, z. B. zum Unfallhergang, umfassen die erforderlichen Ermittlungen des Auftraggebers auch die Beschaffung von Krankenunterlagen (Arztberichte, Krankenhausdokumentationen, Röntgenbilder usw.) [25]. Die Art und Weise der Übermittlung der Anknüpfungstatsachen an den Gutachter hängt vom Einzelfall ab; dies kann beispielsweise durch Übersendung von Aktenauszügen und sonstigen Unterlagen oder aber – soweit möglich – mit der detaillierten Darstellung des Ausgangssachverhalts im Auftragsschreiben geschehen. Soweit der Gutachter Befundtatsachen erhebt, muß er dies grundsätzlich ebenfalls unter Berücksichtigung beweisrechtlicher Grundsätze vornehmen; die endgültige Würdigung bzw. verantwortliche Feststellung unmittelbar für die Verwaltungs- oder Gerichtsentscheidung nach außen obliegt aber wiederum dem Auftraggeber. Speziell die über die eigentliche Gutachterkompetenz hinausgehende (zulässige) Befragung, etwa des Verletzten zum Unfallhergang, hat wegen der angeführten Grundsätze rechtlich lediglich einen informatorischen Charakter: Die betreffenden Probandenangaben müssen Verwaltung und Gericht noch (nachträglich) als Anknüpfungstatsachen bestimmen (ggf. auch konkludent). Besonderheiten sind schließlich noch bei den vom Willen des zu Untersuchenden abhängigen Befundtatsachen zu beachten (Problematik der sog. Objektivierung).

Die Objektivierung von Gesundheitsstörungen (Befunderhebung)

Die beweisrechtlichen Grundsätze gelten – im Rahmen der sachverständigen Feststellung von Befundtatsachen – auch hinsichtlich subjektiv ausgerichteter Gesundheitsstörungen. Da tatsächliche Umstände in der Gesetzlichen Unfallversicherung nur dann der Entscheidung über eine Unfallentschädigung zugrunde gelegt werden können, wenn sie voll bewiesen und nicht nur „wahrscheinlich" sind, besteht diese Voraussetzung prinzipiell ebenso für die sog. subjektiven Beschwerden. Angaben des Probanden über Gesundheitsstörungen und die Demonstration körperlicher Beeinträchtigung müssen deshalb durch Umstände, die außerhalb seines Willens liegen, bestätigt werden können. Mit dieser Maßgabe ist eine allgemein so bezeichnete „Objektivierung von Gesundheitsstörungen" bzw. eine objektivierende Begutachtung erforderlich. In diesem Zusammenhang sind – wegen ihrer (persönlichkeits-)wertenden Färbung – mißverständliche Ausdrücke, wie z.B. „glaubhafte Beschwerden" oder „Glaubhaftigkeit" von Gesundheitsstörungen zu vermeiden; statt dessen bietet sich für eine entsprechende Prüfung der Begriff der „Erklärbarkeit" (durch bestimmte objektive Umstände) an [26].

Die sog. Objektivierung von Gesundheitsstörungen

„Objektivierung" von „subjektiven Beschwerden" und sonstiger Umstände bedeutet (verfahrens-)rechtlich:
- eigene Angaben von Gesundheitsstörungen und Verhaltensdemonstrationen des Probanden
- müssen durch objektive Umstände bestätigt werden können
- wegen des erforderlichen „Vollbeweises" für die (entschädigungsrelevante) Feststellung von Befundtatsachen

Der Vorgang einer Objektivierung ist von Bedeutung bei folgenden „Subjektivitäts-" Komplexen: Angaben des Probanden zu seiner aktuellen Gesundheitsverfassung (Schmerzempfinden usw.), eigene Verhaltensweisen mit funktioneller Relevanz (Demonstration einer Gelenkbeweglichkeit usw.), Mitteilung eigener gesundheitlicher Feststellungen außerhalb der Untersuchung (Anschwellen der verletzten Extremität während der Arbeit). Die Erklärbarkeit subjektiver Momente läßt sich in geeigneter Weise grundsätzlich auch im Rahmen einer Plausibilitätsprüfung vom Gutachter gewinnen. Die hierfür als Parameter heranzuziehenden objektiven Umstände können u. a. sein: andere (objektive) Befunde (insbesondere medizintechnisch oder labormäßig erhobene), aktenmäßige Umstände (z. B. bestimmter Unfallhergang), allgemeine medizinische Erfahrungssätze und gesicherte wissenschaftliche Erkenntnisse. Inwieweit die Angaben des Probanden „erklärbar" sind, bzw. das Ausmaß der „Objektivierung", muß vom Gutachter diskutiert und beschrieben werden [27]. Dabei sind ein „Durchschnittsverletzter" oder der „Normalzustand" kein unmittelbarer Bewertungsmaßstab; der zu Untersuchende ist vielmehr in seiner Individualität bzw. jeweiligen personalbestimmten Verfaßtheit zu begutachten. Es obliegt dann der Verwaltung und dem Gericht, innerhalb der Beweiswürdigung rechtlich festzustellen, ob die gutachtliche Beurteilung zur Überzeugungsbildung für den Vollbeweis (hinsichtlich des Vorliegens dieser Befundtatsachen) ausreicht, mithin keine „vernünftigen Zweifel" übrig bleiben. Im übrigen geht die mangelnde Klärbarkeit von Befunden, auch soweit sie subjektiv bestimmt sind, zu Lasten des Unfallversicherten, da er die objektive Beweislast bei anspruchsbegründenden Tatsachen trägt.

Die (gutachtlich-medizinische) Beurteilung

Dieser Ausdruck ist im Gesetz nirgends enthalten. Er bezeichnet aber einen notwendigen Bestandteil der gesamten Begutachtungstätigkeit, der auch selbst rechtliche Bezüge aufweist, so daß er letztlich – wie auch das Gutachten selbst – einen Rechtsbegriff darstellt. Es handelt sich hierbei um eine gedanklich-kognitive Arbeit des Sachverständigen, die in der schlußfolgernden Bewertung von (medizinischen) Tatsachen mit Hilfe des (ärztlichen) Fachwissens besteht. Die Beurteilung ist das Kernstück des Gutachtens und enthält die unmittelbare Prüfung und Beantwortung der gestellten Beweisfragen. Im Rahmen des allgemeinen Maßstabs der objektiv-sachlichen Richtigkeit für diese Sachverständigenaussage ist dem Gutachter hier ein „Begutachtungsspielraum" bzw. eine „Expertenfreiheit" eingeräumt: Wenn die notwendigen Sorgfaltsregeln eingehalten werden, macht eine von anderen Sachverständigenvoten abweichende Beurteilung das Gutachten nicht fehlerhaft [28].

Formeller Begriff der gutachtlichen Beurteilung

> Die gutachtliche Beurteilung ist (verfahrens-)rechtlich
> - die schlußfolgernde Bewertung von (sog. Anknüpfungs-)Tatsachen (mit Hilfe eines bestimmten Fachwissens)
> - maßgeblicher Bestandteil der gesamten Berichterstattung (mit unmittelbarer Prüfung der Beweisfragen)
> - ein nicht (mit Mängelrüge) zu beanstandender Begutachtungsbereich

Die Schlußfolgerungen sind aus einem feststehenden, d.h. selbst vom Gutachter ermittelten (Befundtatsachen) bzw. ihm vorgegebenen oder auch unterstellten (z.B. bei einer Alternativbeurteilung) Sachverhalt zu ziehen. Der Gutachter hat dabei die besonderen Erkenntnisse seines Fachgebiets anzuwenden. Maßgeblich sind die hier allgemein gültige Lehrmeinung und die gesicherten Erfahrungssätze [29]. In diesem Begutachtungsteil hat der Sachverständige sämtliche maßgeblichen Einzelaspekte zu erörtern. Außerdem muß er zu klaren Ergebnissen bzw. zu einer definitiven Beantwortung der Beweisfragen gelangen, selbst wenn das Beurteilungsergebnis darin bestehen sollte, daß nach dem derzeitigen wissenschaftlichen Erkenntnisstand oder den heute noch möglichen Feststellungen (hinsichtlich eines länger zurückliegenden Sachverhalts) die inhaltlich-medizinische Beweisfrage offengeblieben ist (Non-liquet-Situation).

Die Erstattung des (schriftlichen) Gutachtens

Der im Gesetz (SGB X, SGG) mehrfach verwendete Terminus wird dort aber nicht definiert oder näher gekennzeichnet. Unter Berücksichtigung des begrifflichen Umfelds, insbesondere der Rechtsinstitute des Gutachtens und des Sachverständigen, stellt die Erstattung des Gutachtens die unmittelbare Übermittlung des Fachwissens durch den Sachverständigen dar, und zwar speziell in gutachtlicher (schriftlicher) Fassung. Mithin kann die Gutachtenerstattung auch als Abgabe der sachverständigen Stellungnahme zu den gestellten Beweisfragen in bestimmter Art und Weise beschrieben werden; zugleich werden darin die einzelnen gutachtlichen Aussagen – mit Wiedergabe der Feststellungen und Beurteilungen – dargestellt. Ihre rechtliche Kontur erhält sie noch durch den generellen Zweck des Gutachtens als Entscheidungsgrundlage des Auftraggebers und damit Unterstützung seiner Aufgabenerfüllung.

Formeller Begriff der Erstattung des Gutachtens

> Die Erstellung des Gutachtens erfolgt (verfahrens-)rechtlich
> - als Äußerung des Sachverständigen
> - gegenüber dem Auftraggeber
> - in bestimmter gutachtlicher (schriftlicher) Fassung

Aufgrund der persönlichen Gutachterpflicht muß ebenso die unmittelbare Erstattung durch den ersuchten bzw. beauftragten Gutachter erfolgen; der einzelne Arzt hat diese Äußerung in der Rolle als Sachverständiger bzw. als Gutachter vorzunehmen. Außerdem ist das Gutachten gegenüber dem (beratungsbedürftigen) Ersuchenden bzw. Auftraggeber zu erstatten. Die Abfassung der Stellungnahme hat in der allgemein-gutachtlichen Methodik – insbesondere hinsichtlich Aufbau, Gestaltung und Formulierungen – zu erfolgen sowie in den im Einzelfall verlangten speziellen Formen [30]. Hierbei ist allgemein zu beachten, daß die Sachverständigenäußerung für ihren konkreten, aus dem Gutachtenauftrag erkenntlichen Bestimmungszweck geeignet ist; sie muß insbesondere für die Beteiligten nachprüfbar sein. Darüber hinaus sind bei der Abgabe der Stellungnahme die geforderten Begleitumstände der Gutachtenerstattung einzuhalten; insbesondere muß sich der Gutachter dabei als unparteiischer, objektiver Sachverständiger verhalten und hat deshalb z.B. unsachgemäße Äußerungen zu unterlassen.

Anmerkungen

1. Zum „interdisziplinären Dialog" und zur Partnerschaft bei der Begutachtung vgl. u.a.: Foerster, NJW 1982, 2049; Thoss, NJW 1979, 1909
2. Vgl. dazu z.B.: Kaiser (1990) Akt Traumatol 20: 49; Laufs (1993) Arztrecht, NJW-Schriftenreihe, 5. Aufl., S 167; Stern/Grömig (1978) Med Sach 74: 66; Gaspar (1984) Med Sach 80: 73; Foerster (1992) Versicherungsmed 44: 42 ff.
3. Siehe auch Kaiser (1995) Die BG 1995, 742
4. Zur – nicht zweifelsfreien – Einsatzmöglichkeit von Hilfspersonal vgl. u.a.: Krasney, SGb 1987, 381, 384; Friederichs (1979) Med Sach 75: 77
5. Vgl. dazu Leitnr. 8 des Abkommens Ärzte/Unfallversicherungsträger; siehe auch Gottschick (1967) Med Sach 63: 154
6. Zur materiellen Gutachtenqualität der Arbeitsunfähigkeitsbescheinigung siehe Hess. LSG Breith. 1981, 557. Zu den ärztlichen Attesten vgl. auch Mäurer (1980) Med Sach 76: 42
7. Das Urteil des Bundesarbeitsgerichts (BAG) v. 14. 5. 1987 nimmt hier gutachtliche Elemente an (Pressenotiz v. 14. 5. 1987)
8. Vgl. auch Krasney (1980) Med Sach 76: 51 ff.; Geschwinder, SGb 1983, 225 f. zur Qualifizierung von Behandlungsberichten siehe die Differenzierungen in den Leitnr. 63 ff. des Abkommens Ärzte/Unfallversicherungsträger
9. Gottschick (Anm. 5)
10. Der nicht öffentlich bestellte wird zuweilen auch als „freier" Sachverständiger bezeichnet. Nach § 404 Abs. 2 ZPO sollen die Gerichte vor allem öffentlich bestellte Sachverständige heranziehen. Ihre Bestellung – durch von den Länderregierungen hierfür bestimmte Stellen (§ 36 GewO) – erfolgt allein aus öffentlichem Interesse, um bei diesen Sachverständigen die Zuverlässigkeit und Sachkunde nach außen besonders zu dokumentieren; insbesondere wird damit keine Zulassung zu einem besonderen Beruf angesprochen
11. Ebensowenig wie Behörden (möglich aber nach der Strafprozeßordnung) oder „Gutachterausschüsse" (vorgesehen aber im Bundesbaugesetz)
12. Isoliert betrachtet wird der Arzt, der seine Untersuchungsbefunde – im Gutachten – bekanntgibt und auch diese selbst wahrgenommenen Tatsachen bekundet, wie ein Zeuge tätig; diese Rolle hat aber bei der Begutachtung keine eigenständige Bedeutung; vgl. auch Krasney (1984) Med Sach 80: 12, 13

13. Siehe dazu noch Prehl in: Hierholzer/Ludolph (Hrsg), Gutachtenkolloquium 2, Duisburg, 1987, S 107
14. Anders aus ärztlicher Sicht: Triebig (1992) ASP 27: 135; Schäcke (1994) ASU 1994, 165
15. Vgl. zu diesem Komplex auch Pause, NJW 1985, 2576, sowie Ustarbowski (1995) Med Sach 91: 25
15a. Vgl. dazu Kaiser (Anm. 3)
16. Vgl. dazu Kaiser (Anm. 3)
17. Vgl. auch Friederichs, SGb 1979, 297, 299
18. Wegen der allgemeinen Verantwortung für das Verfahren (auch als „Herr" des Feststellungs- bzw. Leiter des Gerichtsverfahrens) und speziell derjenigen für die Beweiserhebung (§§ 21 Abs. 1 SGB X, SGG) kann diese Aufgabe grundsätzlich nicht anderen – auch nicht bei Zusatzgutachten – überlassen werden (Ausnahme: § 109 SGG). Auch ist die Verwaltung (wegen des Amtermittlungsprinzips) nicht an die Vorstellungen oder Voten der anderen Beteiligten (insbes. des Versicherten) gebunden. Vgl. zu diesem Komplex auch: Prehl (Anm. 13), 108; Erlinghagen, in: Hierholzer/Kunze/Peters (Hrsg) Gutachtenkolloquium 9, Duisburg 1994, S 257; Schwerdtfeger (1994) Med Sach 90: 52; Endriß (1994) Med Sach 90: 64; Krasney (Anm. 4), 384
18a. Vgl. auch Prehl (Anm. 13), S 111f.
19. Vgl. zu diesem Komplex u.a. auch: Krasney (1984) Med Sach 80: 12, 13; Lüdtke (1980) Med Sach 76: 2, 7
20. Vgl. zu diesem Komplex u.a. auch: Lüdtke (Anm. 19); Stuzky (1978) Med Sach 74: 122, 126; Wilde (1970) Med Sach 75: 28
21. Siehe zu diesem Komplex z.B.: Friederichs, NJW 1972, 1114, 1116; Rosner (1991) Med Sach 87: 182
22. Laufs (Anm. 2), S 164; Krasney (Anm. 12)
23. Vgl. dazu Kaiser (Anm. 2)
24. Zur Aufgabenverteilung zwischen Gutachter (Arzt) und Auftraggeber (Verwaltung) vgl. generell Kaiser, Die BG 1986, 170ff.
25. Vgl. dazu auch Kaiser (1991) Akt Traumatol 21: 221
26. Vgl. dazu auch Kaiser (1990) Akt Traumatol 20: 108
27. Siehe auch Lüdtke (Anm. 19)
28. Siehe auch Friedrichs, NJW 1972, 1114
29. Vgl. dazu Valentin/Kentner (1987) Med Sach 83: 54, 55f.
30. Nach Krasney (SGb 1987, 381, 385) kann hingegen dem ärztlichen Sachverständigen der Aufbau des Gutachtens nicht vorgeschrieben werden

Gutachtenauftrag: Anforderungen aus der Sicht der Verwaltung, Sachverhaltsermittlungen, Neubewertung von medizinischen Sachverhalten, Rechtsanwendung

S. Brandenburg

Einleitung

Neben Einzelfragen der medizinischen sowie rechtlichen Beurteilung spezifischer Sachverhalte unter versicherungsrechtlichen Gesichtspunkten sind auch Reflexionen über die Begutachtungsaufgabe selbst stets Gegenstand des Duisburger Gutachtenkolloquiums gewesen. Ohne Zweifel hat das Duisburger Gutachtenkolloquium dazu beigetragen, daß die medizinischen Sachverständigen einerseits und die auftraggebenden Verwaltungen andererseits den Stellenwert der Begutachtung im Rahmen des unfallversicherungsrechtlichen Feststellungsverfahrens, die dabei aus sachlogischen und rechtlichen Gründen sich ergebende Rollenverteilung zwischen den Verfahrensbeteiligten, aber auch die unverzichtbaren Erfordernisse an ein flexibles Zusammenwirken der auftraggebenden Verwaltung und des den Gutachtenauftrag erfüllenden Sachverständigen besser zu verstehen gelernt haben [1]. Eine erneute Beschäftigung mit Grundfragen der Begutachtung erscheint nicht nur deshalb sinnvoll, um auf bestimmte anerkannte Grundsätze nochmals hinzuweisen. Es darf nicht übersehen werden, daß die Begutachtungsaufgabe hinsichtlich ihrer generellen Ausgestaltung ein dynamischer Prozeß ist, der sowohl durch Erfahrungen als auch durch sonstige äußere Faktoren beeinflußt wird. So können Erfahrungen aus der Verwaltungspraxis es nahelegen, bestimmte Aspekte der Vorbereitung oder Durchführung von Begutachtungen wieder aufzugreifen und zu vertiefen. Änderungen in den rechtlichen Rahmenbedingungen können es notwendig erscheinen lassen, das bisher geübte Verfahren auf Konformität zu prüfen. Neue inhaltliche Fragestellungen als Gegenstand der medizinischen Begutachtung können neue Anforderungen an die Vorbereitung und Durchführung der Begutachtung, v.a. aber auch an das Zusammenwirken verschiedener Beteiligter bedingen.

Anforderungen an den Gutachtenauftrag: Spezielle Begutachtungsthemen

Rechtliche Rahmenbedingungen

Die Bedeutung eines sachadäquat formulierten Gutachtenauftrages in Verbindung mit einem vollständig aufbereiteten und übersichtlichen Aktenvorgang für ein optimales Begutachtungsergebnis kann kaum überschätzt werden. Die nicht selten anzutreffende Äußerung, daß ein Gutachten nur so gut sein kann, wie der Gutachtenauftrag [2], ist, wie nachfolgend noch näher darzulegen sein wird, vom theoretischen Standpunkt aus betrachtet richtig. Aus praktischer Erfahrung ist allerdings eine Relativierung angebracht: Bisweilen erkennen versierte Gutachter in den ihnen zur Begutachtung anvertrauten Fällen die für eine bestimmte versicherungsrechtliche Entscheidung relevanten Tatsachenfragen besser, als dies in dem Gutachtenauftrag zum Ausdruck gekommen ist. Mängel im Gutachtenauftrag, z. B. bei Aufträgen zur Überprüfung schon vorliegender Gutachten oder bereits getroffener Entscheidungen oder bei Gutachten über die tatsächlichen Voraussetzungen zur Anerkennung und Entschädigung von Berufskrankheiten, können zwar durch Sachverstand und Erfahrungswissen des Gutachters kompensiert werden. Derartige Effekte dürfen aber nicht dazu verleiten, die an die Formulierung des Gutachtenauftrags und die Vorbereitung des Aktenvorgangs durch die Verwaltung zu stellenden Anforderungen zu verringern. Schon aus rechtlichen Gründen muß daran festgehalten werden, daß Art und Ausmaß der Begutachtung, ebenso wie beim Sachverständigenbeweis im Rahmen von Gerichtsverfahren, auch im Verwaltungsverfahren und ggf. im anschließenden Widerspruchsverfahren allein durch den Auftraggeber bestimmt werden.

Im Rahmen des zwischen der auftraggebenden Verwaltung und dem den Gutachtenauftrag annehmenden medizinischen Sachverständigen zustande kommenden Begutachtungsvertrages (Werkvertrag i. S. v. § 631 BGB) wird die Leistungspflicht des medizinischen Sachverständigen allein durch die Formulierung des Gutachtenauftrages bestimmt [3]. Maßstab, ob der Gutachter seine vertragliche Leistungspflicht erfüllt hat, ist grundsätzlich der Gutachtenauftrag und nicht die sich aus der objektiven Sachverhaltsgestaltung ergebende Fragestellung an den medizinischen Sachverständigen. Eine Verpflichtung des Unfallversicherungsträgers, die in dem Gutachten zu beantwortenden Beweisfragen und die dem Gutachter dafür zu Gebote stehenden tatsächlichen Erkenntnisquellen (Gutachten nach Aktenlage oder in Verbindung mit persönlicher Untersuchung des Versicherten) festzulegen, ergibt sich auch aus den Verfahrensvorschriften des SGB X. Nach § 20 Abs. 1 SGB X ermittelt die Behörde den Sachverhalt von Amts wegen. Sie bestimmt Art und Umfang der Ermittlungen. Nach § 21 Abs. 1 SGB X bedient sich die Behörde der Beweismittel, die sie nach pflichtgemäßem Ermessen zur Ermittlung des Sachverhalts für erforderlich hält. Insbesondere kann sie Sachverständige vernehmen oder die schriftliche Äußerung von Sachverständigen einholen. Die danach dem Unfallversicherungsträger obliegende Verantwortung für den Umfang der Ermittlungen und die Beweismittel kann nicht delegiert werden. Die durch Sachverständige zu beantwortenden Beweisfragen müssen durch den Unfallversicherungsträger selbst vorgegeben werden. Entsprechendes gilt für den Rahmen der dem Sachverständigen eingeräumten Ermittlungskompetenzen, worauf noch zurückzukommen ist.

Funktion des medizinischen Sachverständigen

Der im Ermittlungsverfahren durch den Unfallversicherungsträger beauftragte medizinische Sachverständige hat die Funktion eines Gehilfen oder Beraters der Verwaltung [4]. Mit dieser oder ähnlichen Formulierungen wird der Umstand umschrieben, daß trotz der Einschaltung eines Sachverständigen jede versicherungsrechtliche Entscheidung in alleiniger Verantwortung des Unfallversicherungsträgers

zu treffen ist [5]. Soweit dem Unfallversicherungsträger die erforderliche Sachkunde fehlt, um
- aus bereits festgestellten Tatsachen konkrete Schlußfolgerungen im Hinblick auf die versicherungsrechtliche Entscheidung zu ziehen,
- allgemeine Erfahrungssätze falladäquat anzuwenden
- oder mit Hilfe besonderen Fachwissens Tatsachen festzustellen,

ist es die Aufgabe des Sachverständigen, dem Unfallversicherungsträger seine sachkundige Einschätzung der offenen Tatsachenfragen zu vermitteln [6]. Der Unfallversicherungsträger ist gehalten, das Gutachten nicht kritiklos zu übernehmen, sondern sich damit in freier Beweiswürdigung kritisch auseinanderzusetzen. Dies fordert den gedanklichen Nachvollzug der gutachtlichen Schlußfolgerungen, aber auch eine eingehende Prüfung der den Schlußfolgerungen zugrundeliegenden Tatsachen dahingehend, ob diese
- den aktenkundigen Vorgaben entsprechen (Anknüpfungstatsachen)
- oder als sog. Befundtatsachen vom Gutachter korrekt erhoben wurden (s. S. 110).

Eine Beschränkung des Gutachtenauftrags auf globale Subsumtionsfragen, etwa dahingehend, ob
- ein bestimmtes Ereignis einen Arbeitsunfall darstellt,
- bei dem Versicherten eine Berufskrankheit nach der Anlage 1 zur BeKV oder nach einer bestimmten Nummer dieser Anlage festzustellen ist,

ist somit schon wegen der dem Unfallversicherungsträger obliegenden eingehenden Schlüssigkeitsprüfung in der Regel unzureichend. Vielmehr muß gerade bei der Formulierung von freien Gutachtenaufträgen sorgfältig geprüft werden, welche Tatsachenangaben und einzelnen Schritte der Schlußfolgerungen in dem Gutachten zwingend wiedergegeben sein müssen, damit die notwendige Nachvollziehbarkeit gewährleistet ist. Diesen gedanklichen Schritten gemäß sollte der Gutachtenauftrag in Einzelfragen untergliedert sein. Der durch das Rechtspflege-Vereinfachungsgesetz vom 17. 12. 1990 [7] eingeführte § 404a Abs. 1 ZPO, der über § 118 SGG in sozialgerichtlichen Verfahren entsprechend gilt, verpflichtet das Gericht, die Tätigkeit des Sachverständigen zu leiten und ihm für Art und Umfang seiner Tätigkeit Weisungen zu erteilen. Ein Gutachtenauftrag, in welchem alle wesentlichen Tatsachenfeststellungen und Schlußfolgerungen, die zu der entscheidungserheblichen Frage führen, in logischer Reihenfolge zusammengefaßt sind, entspricht sicher dem Gebot der Leitung des Sachverständigen [8]. Der auf dem Gutachtenkolloquium (1994) von Bonnermann dargelegten Auffassung, daß die in § 404a Abs. 1 ZPO geregelte Anleitungspflicht auch auf das Verwaltungsverfahren zu übertragen ist [9], ist daher aus den vorgenannten grundsätzlichen Erwägungen zu folgen.

Rechtsanwendung: Besonderheiten bei Berufskrankheiten

Für verschiedene in der unfallchirurgischen Zusammenhangsbegutachtung besonders wichtige Fallkonstellationen wurden auf früheren Veranstaltungen des Gutachtenkolloquiums Vorschläge für eine die Nachvollziehbarkeit der gutachtlichen Beurteilung sicherstellende Formulierung der Gutachtenfragen bereits unterbreitet [10]. Die Bedeutung von detailliert ausgearbeiteten Gutachtenaufträgen ist darüber hinaus bei Berufskrankheiten in jüngerer Zeit zunehmend erkannt worden. Dies betrifft v. a. Berufskrankheitentatbestände, die eine komplexe Struktur aus medizinischen und versicherungsrechtlichen Merkmalen aufweisen, wie z. B. Hauterkrankungen (Nr. 5101 der Anlage 1 zur BeKV), obstruktive Atemwegserkrankungen (Nrn. 4301/4302) und nicht zuletzt Wirbelsäulenerkrankungen nach den Nrn. 2108–2110.

Gerade bei den Berufskrankheiten hat der Grundsatz besonderes Gewicht, daß der medizinische Sachverständige keinesfalls zur Rechtsauslegung berufen ist [11]. Dem medizinischen Sachverständigen ist eine Subsumtion unter versicherungsrechtlich relevante Tatbestandsmerkmale versagt, soweit dies im Wege einer rechtlichen Wertung geschieht. Dies bedeutet, daß normative Tatbestandsmerkmale im Gutachtenauftrag so weitgehend zu konkretisieren sind, daß bei der Subsumtion des zu begutachtenden Lebenssachverhaltes durch den medizinischen Sachverständigen ein Spielraum für rechtliche Bewertungen nach Möglichkeit nicht verbleibt [12]. Neben der normativen Bewertung der ursächlichen Zusammenhänge betrifft dies auch alle übrigen Tatbestandsmerkmale, soweit diese einer Auslegung zugänglich sind, die in dem zu beurteilenden Sachverhalt eine Rolle spielen könnte. So sind z. B. einzelne Krankheitsbilder im Wege der (Rechts-)Auslegung konkretisiert worden; besondere versicherungsrechtliche Merkmale wie die „Schwere" einer Hauterkrankung bei Nr. 5101 oder der bei einigen BK-Nrn. erforderliche Zwang zum Unterlasen von gefährdenden Tätigkeiten haben durch die Rechtsprechung eine spezifische Auslegung erfahren [13]. In besonderer Weise durch juristische Auslegung geprägt ist der Gefahrbegriff im Sinne von § 3 Abs. 1 BeKV. Über die praktische Umsetzung der dazu ergangenen – teilweise heftig kritisierten – Rechtsprechung [14] bestehen offenbar unterschiedliche Auffassungen [15]. Diese Sachlage sollte dem Unfallversicherungsträger Veranlassung geben, in dem Gutachtenauftrag oder in dazugehörigen Erläuterungen klarzustellen, von welchen Vorgaben gemäß der vom Auftraggeber für zutreffend erachteten Rechtsauslegung bei der Prüfung einer Gefahr im Sinne von § 3 Abs. 1 BeKV auszugehen ist.

Selbstverständlich sind Erläuterungen zu Tatbestandsmerkmalen aus der Anlage 1 zur BeKV obsolet, soweit diese für den medizinischen Sachverständigen einen eindeutigen Inhalt haben und juristische Begriffskorrekturen nicht zur Diskussion stehen. Dies dürfte nach wie vor für die meisten der in der Anlage 1 zur BeKV konkret definierten Krankheitsbilder gelten.

Spannungsverhältnis zwischen notwendiger Konkretisierung des Gutachtenauftrags und gutachtlicher Beurteilungskompetenz

Es bedarf keiner besonderen Betonung, daß auch medizinische Streitfragen in der unfallversicherungsrechtlichen Begutachtung eine Rolle spielen. In besonderem Maße gilt dies für das Berufskrankheitenrecht, zumal hier die Grenzen zwischen juristischer Hermeneutik und medizinischer Subsumtion bei bestimmten Krankheitsbildern fließend sind (z. B. bei der Frage, ab welchem Ausprägungsgrad ein bestimmter Befund als „Krankheit" zu werten ist). Aufgrund ihrer alleinigen Verantwortlichkeit für die zu treffende Entscheidung und im Interesse der Gleichbehandlung der Versicherten sind die Unfallversicherungsträger genötigt, sich auch zu streitigen medizinischen Beurteilungen eine eigene Meinung zu bilden. Es kann nahe liegen, bei der Erteilung von Gutachtenaufträgen in vergleichbaren Fällen die einmal getroffene generelle Entscheidung einer wissenschaftlich umstrittenen Frage in Vorgaben einfließen zu lassen; etwa dergestalt, daß bestimmte diagnostische Verfahren zum Nachweis einer Krankheit entweder ausgeschlossen oder nur in Verbindung mit weiteren Befunden als aussagefähig anerkannt werden. Das dabei zu Tage tretende Spannungsverhältnis zwischen der grundsätzlichen Befugnis des Auftraggebers zur Begrenzung des Beweisthemas und der dem Sachverständigenbeweis immanenten Beurteilungsfreiheit kann hier nur angedeutet werden.

Im Hinblick auf die von dem Unfallversicherungsträger zu treffende Sachentscheidung kann eine Bindung des medizinischen Sachverständigen in streitigen Fachfragen nur dann der Amtsermittlungspflicht genügen, wenn der Versicherungsträger zur Entscheidung der betreffenden medizinischen (Vor-)Frage über die erforderliche Sachkunde verfügt bzw. seine Entscheidung unter Zuratziehung geeigneter Sachverständiger getroffen hat. Dem beauftragten Gutachter wird ungeachtet des § 21 Abs. 3 Satz 2 SGB X im Einzelfall das Recht zur Rückgabe des Gutachtenauftrags einzuräumen sein, sofern seine medizinische Beurteilungsfreiheit jenseits allgemein anerkannter Erfahrungssätze wesentlich eingeschränkt wird.

Ein weiterer Gesichtspunkt, der dafür spricht, auf Vorgaben im Kernbereich der medizinischen Beurteilung, soweit dies nicht durch anerkannte medizinische Erfahrungssätze bzw. einschlägige höchstrichterliche Rechtsprechung gedeckt sind, nach Möglichkeit zu verzichten, soll noch erwähnt werden: Einzelgutachten zu Versicherungsfällen sind zum Teil auch Bestandteil eines dynamischen Prozesses einer generellen Erkenntnisgewinnung zu bestimmten Beurteilungsfragen. Dies gilt insbesondere für neue Begutachtungsfragen im Berufskrankheitenrecht. Dieser Prozeß setzt die Bereitschaft der Versicherungsträger voraus, sich in Einzelfällen mit von der eigenen Auffassung abweichenden, eingehend begründeten Neubewertungen medizinischer Sachverhalte auseinanderzusetzen. Dies gilt gleichermaßen für diagnostische Aussagen wie für Zusammenhangsbeurteilungen. Nicht zuletzt mahnt aber auch die öffentliche Diskussion über das Begutachtungswesen der Gesetzlichen Unfallversicherung zur Zurückhaltung bei Maßnahmen, die einen offenen Dialog zwischen den Unfallversicherungsträgern und der medizinischen Wissenschaft gefährden könnten.

Grundsätzlich unbedenklich erscheint dagegen eine ausdrückliche Verpflichtung von Gutachtern zur Berücksichtigung allgemein anerkannter medizinischer Erfahrungssätze. Dies betrifft insbesondere anerkannte Verfahren zur Bemessung der MdE, z. B. bei Lärmschwerhörigkeiten nach dem sog. Königsteiner Merkblatt [16] oder bei Hauterkrankungen gemäß den gemeinsamen Empfehlungen der Arbeitsgemeinschaft für Berufs- und Umweltdermatologie sowie der Spitzenverbände der Gesetzlichen Unfallversicherung [17]. Die zuvor angesprochene Aufgeschlossenheit für eine Neubewertung medizinischer Sachverhalte zwingt allerdings dazu, in angemessenen Abständen solche Erfahrungssätze in offener Diskussion zwischen den Unfallversicherungsträgern und den medizinischen Sachverständigen zu überprüfen. Beispielhaft sind insoweit zu erwähnen die Diskussion zur Neubewertung der MdE bei Handverletzungen und die in jüngster Zeit abgeschlossenen Überarbeitungen sowohl des Königsteiner Merkblatts als auch der Empfehlungen zur Einschätzung der MdE bei Hauterkrankungen.

Sachverhaltsermittlungen: Bewertung von Anknüpfungstatsachen

Ob sich die Aufgabe des medizinischen Sachverständigen in der Beurteilung eines vorgegebenen Sachverhaltes erschöpft oder ob er auch mit Hilfe seiner besonderen Sachkunde Tatsachen festzustellen hat [18], richtet sich, wie oben (s. S. 115) ausgeführt, nach dem Gutachtenauftrag.

Beim Gutachten nach Aktenlage ist eine Tatsachenfeststellung grundsätzlich ausgeschlossen. Ausnahmsweise kann der Unfallversicherungsträger den Gutachter beauftragen, auch zu der Frage Stellung zu nehmen, ob und welche Rückschlüsse sich aus den aktenkundigen medizinischen Feststellungen für bestimmte andere Anknüpfungstatsachen (z. B. ein streitiger Unfallhergang) ergeben.

Mit dem Auftrag zur Begutachtung einschließlich persönlicher Untersuchung ist eine Befugnis zur Tatsachenfeststellung, nämlich der sog. Befundtatsachen, zwangsläufig verbunden [19]. Dies beinhaltet nach herkömmlichem Verständnis nicht nur eine Erhebung medizinischer Befunde, sondern auch die Befugnis zur Befragung des Versicherten über anamnestische Daten [20].

Nachdem die datenschutzrechtlichen Bestimmungen des SGB X neuerdings auch zur Zulässigkeit der Datenerhebung Regelungen enthalten [21], stellt sich die Frage, ob die Zulässigkeit einer Feststellung von Befundtatsachen im dargestellten Sinne dadurch berührt wird. Dazu ist anzumerken: Die in § 67a Abs. 1 SGB X für die Sozialleistungsträger getroffene Regelung, daß eine Erhebung von Sozialdaten nur zulässig ist, wenn ihre Kenntnis zur Aufgabenerfüllung der erhebenden Stelle erforderlich ist, sollte auch von den Gutachtern als Leitlinie beachtet werden, da die bei der Befunderhebung und Befragung gewonnenen Daten letztlich dem Unfallversicherungsträger zufließen und § 67a Abs. 1 SGB X nicht durch die Einschaltung eines Sachverständigen umgangen werden darf. Soweit im Rahmen der Begutachtung neue Befundtatsachen festgestellt und dem Unfallversicherungsträger in dem Gutachten mitgeteilt werden, wird der in § 67a Abs. 2 SGB X geregelte Grundsatz, daß Sozialdaten durch den Sozialleistungsträger beim Betroffenen zu erheben sind, durchbrochen. Die Zulässigkeit dieser mittelbaren Datenerhebung durch Zwischenschaltung des Gutachters ergibt sich für Befragungsdaten aus dem Umstand, daß der Versicherte mit der Beantwortung der vom Gutachter gestellten Fragen zugleich – konkludent – in deren Weitergabe an den Versicherungsträger eingewilligt hat. Eine Erhebung und Weiterleitung medizinischer Befunde wird durch § 67a Abs. 2 Nr. 2b SGB X legitimiert, da diese Daten nur über einen medizinischen Sachverständigen erhoben werden können.

Unbestritten ist es grundsätzlich Aufgabe des Unfallversicherungsträgers, dem Gutachter einen vollständig ermittelten Sachverhalt zur Beurteilung vorzulegen mit Ausnahme der bei der Begutachtung zu erhebenden Befundtatsachen. Die dem Gutachter eingeräumte anamnestische Befragung hat nicht den Zweck, den Unfallversicherungsträger von der Erhebung der Arbeits-, Krankheits- und Sozialanamnese zu befreien. Vielmehr dient die ergänzende Befragung der Konkretisierung von bereits aktenkundigen Angaben; ggf. auch der Aufdeckung von Zweifeln an deren Richtigkeit. Ob im letztgenannten Fall eine Alternativbeurteilung oder vor der Gutachtenerstattung eine Rücksprache bei der auftraggebenden Verwaltung zwecks ergänzender Ermittlungen angezeigt ist [22], muß im Einzelfall entschieden werden.

Eine Ermächtigung des Gutachters, im Einzelfall noch fehlende Befundunterlagen selbst anzufordern, wird als unbedenklich erachtet [23]. Von diesem Ausnahmefall abgesehen ist eine Nachbesserung lückenhafter Sachverhaltsermittlungen eine Angelegenheit der Verwaltung.

Nach wie vor besteht ein erheblicher Mangel der Aktenaufbereitung von seiten der Verwaltungen darin, daß bei widersprüchlichen aktenkundigen Angaben zu Anknüpfungstatsachen (z. B. zu den gefährdenden Einwirkungen bei einer Berufskrankheit) eine Klarstellung hinsichtlich des der Begutachtung zugrunde zu legenden Sachverhaltes nicht erfolgt [24]. Überlegungen dahingehend, jedem Gutachtenauftrag als Zusammenfassung des Akteninhalts eine Sachverhaltsschilderung beizugeben, von welcher der Gutachter auszugehen hat [25], und evtl. sogar von einer Aktenübersendung abzusehen [26], erscheinen dennoch bedenklich. Krasney [27] hat zutreffend auf die Gefahr hingewiesen, daß bei einem solchen Verfahren der Sachverhalt sachwidrig verkürzt wird. Vorzuziehen sind daher ergänzende Klarstellungen zum aktenkundigen Sachverhalt, soweit dies angezeigt ist.

Probleme hinsichtlich der Reichweite der Beurteilungskompetenz des medizinischen Sachverständigen ergeben sich v. a. im Berufskrankheitenrecht. Beispielhaft soll dies anhand der „BK-Wirbelsäule" Nrn. 2108–2110 der Anlage 1 zur BeKV) erläutert werden: Die Stellungnahme des technischen Sachverständigen stellt nur eine – epidemiologisch mehr oder minder abgesicherte – Risikoanalyse dar [28]. Ob die festgestellte Einwirkung bei diesem Versicherten geeignet war, eine bandscheibenbedingte Erkrankung zu verursachen, entzieht sich der Sachkunde des technischen Sachverständigen. Diese Beurteilung ist nur im Rahmen einer komplexen Abwägung verschiedener Kriterien durch den medizinischen Sachverständigen möglich [29]. In der Praxis erscheint die Verzahnung der Stellungnahme der technischen Sachverständigen mit den medizinischen Beurteilungen aber noch nicht befriedigend gelöst. In der Regel wird den medizinischen Sachverständigen nur vorgegeben, ob eine „geeignete" Einwirkung vorgelegen hat oder ob die nach den amtlichen Merkblättern maßgeblichen Kriterien [30] erfüllt sind. Wünschenswert wären dagegen abgestufte Risikoquantifizierungen, die der medizinische Sachverständige in seine Gesamtbeurteilung einfließen lassen kann.

An dem Beispiel wird deutlich, daß das Zusammenwirken von medizinischen und technischen Sachverständigen noch offene Fragen aufwirft.

Gutachtenauftrag bei Berufskrankheiten

Vom Arbeitskreis „Wirbelsäulenerkrankungen" beim Hauptverband der gewerblichen Berufsgenossenschaften wurde der im Anhang wiedergegebene Muster-Gutachtenauftrag für Ermittlungsverfahren nach Nr. 2108 der Anlage 1 zur BeKV erarbeitet [31]. Der Fragenkatalog orientiert sich im wesentlichen an den oben wiedergegebenen Leitlinien für die Formulierung von Gutachtenaufträgen. Der Gutachtenauftrag wird ergänzt durch rechtliche Hinweise, die u. a. die Feststellung des Ursachenzusammenhangs und die Voraussetzungen für vorbeugende Maßnahmen nach § 3 Abs. 1 BeKV betreffen.

Anhang: Muster-Gutachtenauftrag BK Nrn. 2108–2110:

1.1 Welche Beschwerden trägt der Versicherte vor?
1.2 Welche Befunde haben Sie erhoben?
1.3 Werden die geschilderten Beschwerden durch die Befunde erklärt?
2.1 Wie lautet die Diagnose?
2.2 Handelt es sich um eine bandscheibenbedingte Erkrankung?
2.3 Wenn ja, seit wann besteht eine solche Erkrankung?
2.4 Welche anderen für die Zusammenhangsbeurteilung bedeutsamen Erkrankungen oder Veränderungen haben Sie festgestellt?
3.1 Von welchen beruflichen Einwirkungen i.S. der BK-Nrn. 2108 bis 2110 der Anlage 1 zur BeKV, die zur Verursachung der genannten Berufskrankheiten geeignet sind, ist über welchen Zeitraum auszugehen?
3.2 Sind neben diesen beruflichen Einwirkungen weitere Ursachen (Mitursachen) für die Erkrankung in Form von anlagebedingten Faktoren, außerberuflichen Einwirkungen oder beruflichen Einwirkungen, die nicht in der Listenerkrankung bezeichnet sind, festzustellen?
3.3 Sind die unter 3.1 genannten beruflichen Einwirkungen als wesentliche Ursache (Mitursache) für die Entstehung oder die Verschlimmerung der unter 2.2 beschriebenen Erkrankung anzusehen?
3.4 Nur im Falle einer Verschlimmerung:
3.4.1 Handelt es sich um eine vorübergehende oder um eine dauernde Verschlimmerung?
3.4.2 Handelt es sich um eine abgrenzbare oder um eine richtunggebende Verschlimmerung
4. Zwingt oder zwang die berufsbedingte Erkrankung zum Unterlassen von Tätigkeiten, die für die Entstehung, die Verschlimmerung oder das Wiederaufleben dieser Erkrankung ursächlich waren oder sein können?
Zur Beantwortung ist im Einzelfall darzulegen,
   – ob und welche der gefährdenden Tätigkeiten bei Beachtung bestimmter Verhaltensmaßregeln oder nach Änderung der Arbeitsabläufe und Arbeitsorganisation oder bei Anwendung von medizinischen Maßnahmen weiter ausgeübt werden können,
   – ob und welche der gefährdenden Tätigkeiten zu unterlassen sind,
   – ob eine bereits vollzogene Aufgabe des bisher ausgeübten Berufs bzw. einzelner Tätigkeiten wegen der Erkrankung notwendig war oder ob andere Maßnahmen zur Gefahrbeseitigung ausreichend gewesen wären,
   – ob Tätigkeitsbereiche des neu aufgenommenen bzw. beabsichtigten Berufs geeignet sind, die Erkrankung zu unterhalten, zu verschlimmern oder wiederaufleben zu lassen.
5. Welche Folgen der Berufskrankheit liegen zum Zeitpunkt der Untersuchung vor?
6. In welchem Grade ist die Erwerbsfähigkeit durch die Berufskrankheit gemindert? Die Einschätzung der MdE ist vorzunehmen ab ···
7. Ist mit einer wesentlichen Änderung der Folgen der Berufskrankheit zu rechnen?

8. Wann halten Sie eine Nachuntersuchung für angezeigt?
9. Sind zu einer Besserung der BK-Folgen Maßnahmen der medizinischen Rehabilitation angezeigt? Ggf. welche?
10. Nur soweit die Voraussetzungen für eine Anerkennung einer Berufskrankheit der Nrn. 2108 bis 2110 der Anlage 1 zur BeKV noch nicht erfüllt sind, interessiert im Hinblick auf §3 BeKV:
Besteht die konkrete Gefahr der Entstehung einer solchen Berufskrankheit? Welche Maßnahmen sind zur Beseitigung dieser Gefahr erforderlich (z.B. Heilverfahren, Arbeitsplatzwechsel, Umschulung)?

Literatur und Anmerkungen

1. Vgl. insbesondere: Gutachtenkolloquium 1 (1986) Hierholzer G, Ludolph E (Hrsg) Teil I: Ärztliche Gutachten in der Gesetzlichen Unfallversicherung; Gutachtenkolloquium 5 (1990) Hierholzer G, Ludolph E, Hamacher E (Hrsg) Teil II: Rechtsgrundlagen der chirurgischen Begutachtung; Gutachtenkolloquium 9 (1994) Hierholzer G, Hax PM, Heitemeyer U, Hierholzer S, Scheele H (Hrsg) Teil III: Die Begutachtung im Feststellungs- und Widerspruchsverfahren; Gutachtenkolloquium 10 (1995) Hierholzer G, Kunze G, Peters D (Hrsg) Teil II: Der ärztliche Sachverständige im Blickfeld der Gegenwart
2. Spohr H, in: Gutachtenkolloquium 1 (1), Das ärztliche Gutachten aus der Sicht der Verwaltung, S 19/22
3. Vgl. auch Hennies G (1987) Rechtsgrundlagen der Begutachtung im System der sozialen Sicherung, Wiedergutmachung und Privatversicherung. In: Marx HH (Hrsg) Medizinische Begutachtung, 5. Aufl. Thieme, Stuttgart, S 19
4. Vgl. z.B. BGH Urteil v. 18. 12. 1973, NJW 1974, 312/314; Friederichs H (1970) Richter und Sachverständiger aus der Sicht der Sozialgerichtsbarkeit, ZZP 83: 394, 416; Hennies G, a.a.O. (3) S 9; Lüdtke PB (1980) Unbehagen über den medizinischen Sachverständigen, Med Sach 76: 2; Rauschelbach HH (1979) Ärztliche Begutachtung im Spannungsfeld zwischen Medizin, Recht und Auftraggeber, Med Sach 75: 22; Gitter W (1987) Die Funktion des Sachverständigen im Lichte des materiellen Sozialrechts, SGb 1987, 358
5. Schönberger A, Mehrtens G, Valentin H (1993) Arbeitsunfall und Berufskrankheit, 5. Aufl. Schmidt, Berlin, S 89
6. Wulffen M v (1990) In: Schroeder-Printzen G (Hrsg) Sozialgesetzbuch – Verwaltungsverfahren, 2. Aufl. Beck, München; § 21 SGB X Anm. 8
7. BGBl. I 1990, S 2847
8. Damrau J (1992) In: Lüke G, Walchshöfer A (Hrsg) Münchener Kommentar zur Zivilprozeßordnung. Beck, München, § 404a ZPO, Anm. 5
9. Bonnermann R (1995) Der ärztliche Sachverständige und das Rechtspflege-Vereinfachungsgesetz – Auswirkungen auf die Gesetzliche Unfallversicherung. In: Gutachtenkolloquium 10, a.a.O. (1), S 71
10. Vgl. Spohr H, a.a.O. (2); Ludolph E (1986) Die Zusammenhangsbegutachtung. In: Gutachtenkolloquium 1, a.a.O. (1), S 41; vgl. auch Lohsträter A, Ludolph E (1995) Der Bizepsschaden ··· eine Zusammenfassung für die Gesetzliche Unfallversicherung, BG 1995, 268
11. Krasney O (1987) Bestellung, Gutachtenerstellung und Auswertung des Gutachtens, SGb 1987; 381; Schönberger A, Mehrtens G, Valentin H, a.a.O. (5), S 93; Krasney O, Udsching P (1991) Handbuch des sozialgerichtlichen Verfahrens. Jehle-Rehm, München, S 107; Meyer-Ladewig J (1993) Sozialgerichtsgesetz mit Erläuterungen, 5. Aufl. Beck, München, § 188 SGG Anm. 11; Kaiser V, Zober A, Hinweise zur Begutachtung von Berufskrankheiten, Schriftenreihe des Landesverbands Südwestdeutschland der gewerblichen Berufsgenossenschaften, 1995, Abschn. 4.1
12. Krasney O, Udsching P (1991) a.a.O. (11)
13. Zum Merkmal des Unterlassungszwangs vgl. Brandenburg S (1993) Fragen aus der Verwaltung zur neuen BK „Wirbelsäulenschäden". In: Hierholzer G, Kunze G, Peters D (Hrsg) Gutachtenkolloquium 8, S 69/73; ders. in: Gutachtenkolloquium 9 (1); Teil II: Neue Berufskrankheiten Nr. 2108-2110 – Standortbestimmung aus der Sicht der Juristen, S 43/50

14. BSG Urt. v. 5. 8. 1993 – 2 RU 46/92, Rundschreiben Hauptverband der gewerblichen Berufsgenossenschaften vom 10. 3. 1994 VB 17/94; BSG Urt. v. 25. 10. 1989 – 2 RU 57/88, Aktueller Informationsdienst des Hauptverbandes der gewerblichen Berufsgenossenschaften 1990, 260; BSG Urt. v. 22. 3. 1983 – 2 RU 22/81, Meso B 70/126
15. Stresemann E, Koch B (1992) Der §3 der BeKV in der Begutachtung obstruktiver Atemwegserkrankungen. BG 1992, 719; Römer W (1994) Der Gefahrbegriff des §3 BeKV. BG 1994, 237; Mehrtens G, Perlebach E (1995) Die Berufskrankheitenverordnung. Schmidt, Berlin, Abschn. G §3 BeKV Anm. 2.1
16. Empfehlungen für die Begutachtung der beruflichen Lärmschwerhörigkeit (sog. Königsteiner Merkblatt), Hrsg: Hauptverband der gewerblichen Berufsgenossenschaften, 3. Aufl. 1991
17. Empfehlungen für die Einschätzung der MdE bei Berufskrankheiten der Haut nach Nr. 5101 der Anlage 1 zur BeKV, Rundschreiben des Hauptverbandes der gewerblichen Berufsgenossenschaften vom 27. 7. 1995, VB 72/95
18. Vgl. Kaiser V, Spinnarke J (1990) Hinweise für den Sachbearbeiter zur ärztlichen Begutachtung, Schriftenreihe des Landesverbandes Südwestdeutschland der gewerblichen Berufsgenossenschaften, 3. Aufl., Abschn. 4.2; Krasney O (1984) Die Sachverständigen-Äußerung im Sozialrecht. Med Sach 80: 12; Wiester W (1990) Über die ärztliche Gutachtertätigkeit im Sozialgerichtsverfahren. Med Sach 86: 106
19. Krasney O (1987) Bestellung, Gutachtenerstellung und Auswertung des Gutachtens. SGb 1987, 381/383
20. Kaiser V, Weller S (1993) Hinweise für den ärztlichen Gutachter, Schriftenreihe des Landesverbandes Südwestdeutschland, 5. Aufl., Abschn. 5.3; Wiester W (1990) Über die ärztliche Gutachtertätigkeit im Sozialgerichtsverfahren. Med Sach 86: 106/109
21. §67a SGB X in der Fassung des Zweiten Gesetzes zur Änderung des Sozialgesetzbuches vom 13. 6. 1994 (BGBl. I 1229)
22. Vgl. Kaiser V, Weller S (1993) a.a.O. (20) Abschn. 6.5; Schönberger A, Mehrtens G, Valentin H (1993) a.a.O. (5) S 95
23. Krasney O, Udsching P (1991) a.a.O. (11) S 107
24. Vgl. Kaiser V, Spinnarke J (1990) a.a.O. (18) Abschn. 4.5/4.6
25. Vgl. Spohr H (1986) (1) S 24
26. Friederichs H, NJW 1972, 114, 116
27. Krasney O (1987) a.a.O. (11) S 383; siehe auch BSG SozR Nr. 7 zu §118 SGG
28. Vgl. Gutachtenkolloquium 8 (1993) a.a.O. (13), Beiträge von Pangert R, Hartmann H, Dupuis H (1994) Gutachtenkolloquium 9, a.a.O. (1), Beiträge von Paul R, Reichenschmidt H, Kuhn S, Löpmeier P
29. Vgl. Wolter D, Seide K (1995) Berufskrankheit 2108 – Kausalität und Beurteilungskriterien. Springer, Berlin Heidelberg New York Tokyo
30. Merkblätter für die ärztliche Untersuchung bei den Berufskrankheiten Nrn. 2108–2110 der Anlage 1 zur BeKV, Bundesarbeitsblatt 3/1993, 47 ff.
31. Rundschreiben des Hauptverbandes der gewerblichen Berufsgenossenschaften vom 8. 4. 1993, VB 41/93

Gutachtenauftrag aus der Sicht der Sozialgerichtsbarkeit

C. Kriebel

Das ärztliche Gutachten über die Frage, ob Krankheit oder Arbeitsunfähigkeit, Berufsunfähigkeit oder Erwerbsunfähigkeit vorliegen, die Erkennung und sozialrechtliche Wertung beruflich entstandener Unfälle und Krankheiten, die Feststellung einer Behinderung oder der medizinischen Voraussetzungen eines Rentenanspruchs stellen den niedergelassenen Facharzt wie den Krankenhausarzt und Kliniker in die Mitte des Spannungsfeldes, in dem sich das System der sozialen Sicherung naturgemäß befindet. Sein ärztliches Urteil betrifft den Einzelnen wie das Gemeinwesen. Durch sein Urteil wird das Sachverständnis und die soziale Verantwortung des Arztes in einer Weise wie bei kaum einem anderen Beruf gefordert [1].

Der ärztliche Gutachter kann sowohl im Auftrag der Versicherungsträger als auch in dem der Gerichte tätig werden. Gutachten im Verwaltungsverfahren sind für die Gerichte eine wichtige Erkenntnisquelle bei ihrer Entscheidungsfindung. Die Gerichtsinstanzen sind nicht nur berechtigt, sondern verpflichtet, sie bei ihrer Rechtsfindung zu würdigen (§ 128 SGG). Allerdings können die Verwaltungsgutachter nicht gemäß §§ 118 SGG, 411 Abs. 3 ZPO zur mündlichen Erläuterung geladen werden, jedenfalls nicht von den sie beauftragenden Versicherungsträgern.

Soweit das Verwaltungsgutachten im Gerichtsverfahren gewürdigt wird, besteht für den Richter jedoch die Möglichkeit, den Gutachter zur Erläuterung seiner Beurteilung ergänzend schriftlich zu befragen. Grundsätzliche Bedenken gegen eine solche Vorgehensweise bestehen insbesondere dann nicht, wenn der im Auftrag des Versicherungsträgers tätig gewordene Arzt in keinem Dienstverhältnis zum Versicherungsträger steht und vom Gericht in anderen Fällen ebenfalls als zuverlässiger und kompetenter Gutachter geschätzt wird. In diesem Fall könnte der Gutachter auch zur Beantwortung ergänzender Fragen als gerichtlicher Sachverständiger beauftragt werden. Nach Auffassung des BSG sind die Versicherungsträger auch berechtigt, während eines laufenden Klageverfahrens ihrerseits medizinische Sachverständigengutachten in Auftrag zu geben. Allerdings muß sich das Gericht, welches diesem Privatgutachten folgen möchte, sich der Tatsache bewußt sein, daß es sich nicht um ein Gutachten im Sinne der §§ 402 ff. ZPO handelt, sondern um einen qualifizierten Parteivortrag.

Der Aufgabenbereich des gerichtlichen Sachverständigen wird durch den *Gutachtenauftrag* begrenzt. Es kann nicht häufig genug hervorgehoben werden, wie wichtig es ist, bei der Formulierung der Beweisfragen außerordentlich sorgfältig zu sein. Ebenso wichtig wie eine umfassende Ausformulierung der entscheidungserheblichen Fragen ist es, überflüssige formularmäßige und standardisierte Fragestellungen zu vermeiden, auch wenn sie als Textbausteine so mühelos verfügbar sind. Ein Katalog von 10-20 Fragen, ggf. noch mit mehreren Unterpunkten, signalisiert von vornherein, daß sich der Verfasser nicht die Mühe gemacht hat, den entscheidungserheblichen Sachverhalt auf die wirklich beweiserheblichen Fragestellungen zu „reduzieren". Es kann auch nicht dem Gutachter überlassen werden, beweiserhebliche Tatsachen, z. B. über den Hergang des Unfallereignisses, selbst zu ermitteln. Diese Umstände sind vorab vom Versicherungsträger bzw. vom Gericht durch Vernehmung von Zeugen, Anfragen beim Arbeitgeber, Einschaltung des technischen Aufsichtsdienstes usw. aufzuklären.

Der Sachverständige sollte allerdings in jedem Fall deutlich machen, von welchen Tatsachen er bei seiner Beurteilung ausgeht, insbesondere für den Fall, daß in den Akten unterschiedliche Angaben enthalten sind. Es ist jedoch legitim und rechtlich nicht zu beanstanden, wenn der Sachverständige den Versicherten (erneut) nach dem Hergang des Ereignisses befragt, wenn es um spezifisch gutachtlich medizinische Fragen geht. Dies kann etwa der Fall sein, wenn es für die dem Mediziner gestellte Kausalitätsfrage, z. B. im Falle eines Schleudertraumas oder einer Knieverletzung, auf einen bestimmten Unfallmechanismus ankommt, insbesondere wenn bei der bisherigen Sachverhaltsermittlung hierauf im einzelnen noch nicht eingegangen wurde. Bleiben im Einzelfall die „Anknüpfungstatsachen" streitig, etwa zum Unfallhergang, muß der Sachverständige dies berücksichtigen, u. U. das Gericht auf die Widersprüche aufmerksam machen oder sogar alternative Beurteilungen vorlegen.

Bei streitigen Sachverhalten bestimmt das Gericht, welche Tatsachen der Sachverständige der Begutachtung zugrundelegen soll. Eine solche Festlegung durch das Gericht *vor* Erlaß des Beweisbeschlusses ist jedoch nur tunlich, wenn es sich um Sachverhalte handelt, die der Richter aus eigener Sachkunde beurteilen kann. Sofern der Sachverständige aufgrund seiner Sachkunde besser zu erkennen vermag, welche Tatsachen als Anknüpfungstatsachen wirklich erheblich sind, und anläßlich der medizinischen Befunderhebung u. U. Hinweise auf weitere Details zum Sachverhalt erhält, sollte der Sachverständige als Mediziner Hinweise hinsichtlich der medizinischen Nachvollziehbarkeit einzelner Aussagen machen, wobei er ebenfalls zur richterlichen Überzeugungsbildung beizutragen vermag [2].

Gemäß § 407 ZPO ist der als gerichtlicher Sachverständiger ernannte Arzt – da er die Wissenschaft, deren Kenntnis Voraussetzung der Begutachtung ist, öffentlich zum Erwerb ausübt – zur Erstattung des Gutachtens verpflichtet. Es versteht sich allerdings von selbst, daß er dem Gericht Mitteilung machen sollte, wenn er sich aus gesundheitlichen oder zeitlichen Gründen innerhalb vertretbarer Zeit hierzu nicht in der Lage sieht. Ein vernünftiger Richter wird ihn dann vom Auftrag entbinden, es sei denn, es handelt sich um ein Gutachten nach § 109 SGG. In diesem Fall müßte das Einverständnis des Klägers vorliegen. Nach § 407a ZPO hat der Sachverständige *unverzüglich (d. h. ohne schuldhaftes Zögern) zu prüfen,* ob der Auftrag in sein Fachgebiet fällt und ohne Hinzuziehung weiterer Sachverständiger erledigt werden kann. Ist dies nicht der Fall, hat der Sachverständige das Gericht *unverzüglich zu unterrichten.* Ob dem Sachverständigen für eine zur Ablehnung des Gutachtenauftrags führende Vorprüfung, ob er das erbetene Gutachten erstatten kann, eine Leistungsentschädigung zusteht, ist streitig. Das OLG Köln hat eine Entschädigung abgelehnt. Der Zeitaufwand betrug in dem zu entscheidenden Fall eine Stunde [3].

Da der Komplex der medizinischen Begutachtung im Sozialrecht nicht nur in vorangegangenen Gutachtenkolloquien [4], sondern auch an anderen Stellen umfassend abgehandelt wurde [5], beschränkt sich der Beitrag auf in letzter Zeit in der Rechtsprechung entschiedene Einzelfragen sowie Anregungen aus der eigenen richterlichen Praxis.

Beispiele aus der richterlichen Praxis

1. In bestimmten Fällen darf sich das Gericht bei seiner Überzeugungsbildung nicht alleine auf Urkunden, Zeugenaussagen oder auch ärztliche Sachverständigengutachten beziehen. Ob und in welchem Grad Gesundheitsstörungen beispielsweise entstellend wirken, läßt sich regelmäßig nicht nach dem Eindruck eines Sachverständigen oder nach Photographien beurteilen.
Maßgebend ist hier der unmittelbare Eindruck des Gerichtes, den es sich grundsätzlich durch Augenschein zu verschaffen hat. Dies hat das BSG in einem Fall entschieden, in dem der Kläger Verletzungen am Schädel und im Lippenbereich erlitten hatte. Das SG hatte Befunde (darunter Farbphotos) beigezogen und diese durch einen Facharzt begutachten lassen. Dem Antrag des Klägers, ihn selbst untersuchen zu lassen, wurde nicht gefolgt. Das BSG hat hierzu ausgeführt, das LSG hätte sich durch *Augenschein* einen eigenen Eindruck von dem Ausmaß der schädigungsbedingten Gesichtsentstellung verschaffen müssen. Die Abschätzung der hierdurch hervorgerufenen MdE sei medizinischen Laien möglich, wenn sie in den Bewertungskriterien – im zu entscheidenden Fall: des Versorgungsrechtes – bewandert seien. Dasselbe dürfte für die Erfahrungssätze in der Gesetzlichen Unfallversicherung gelten [6].
2. Bestimmte Tatsachen bzw. Schlußfolgerungen lassen sich *durch Gutachten nicht klären*. So ist z.B. ein Gutachten zur Rekonstruktion der Expositionsbedingungen am nicht mehr existierenden Arbeitsplatz überflüssig, weil durch ein solches Gutachten die streitentscheidende Frage – nämlich wieviel Methanol der Kläger tatsächlich durch Inhalation aufgenommen hatte – nicht beantwortet werden kann [7]. Dieser Fehler wird im übrigen zeitweise von unerfahrenen Richtern gemacht, die sich gerne auf ein medizinisches Sachverständigengutachten verlassen wollen, ohne zuvor die arbeitsplatztechnischen Voraussetzungen ausreichend geklärt zu haben.
Ist es also nachträglich nicht mehr möglich, genau festzustellen, in welchen Mengen bestimmte chemische Stoffe eingewirkt haben, führt auch ein medizinisches Sachverständigengutachten nicht weiter. Dies gilt gleichermaßen für die neu eingeführten Berufskrankheiten 2108–2110, bei denen die vorrangigen arbeitstechnischen Ermittlungen häufig – da zugegebenermaßen aufwendig zu ermitteln – sozusagen „übersprungen werden", um sich der zuverlässigen und altbewährten medizinischen Begutachtung zuzuwenden.
3. Ein gerichtliches Gutachten ist entbehrlich, wenn ein von einem Verfahrensbeteiligten eingeholtes *ärztliches Gutachten* vorliegt, auf das das Gericht seine Entscheidung ohne Verfahrensfehler stützen kann. Hier ist jedoch grundsätzlich besondere Vorsicht geboten. Eine Verletzung der gerichtlichen Untersuchungsmaxime muß in einem derartigen Fall jedenfalls dann bejaht werden, wenn der andere Verfahrensbeteiligte gegen das „Parteigutachten" nicht unerhebliche Ein-

wendungen vorbringt, mit denen sich das Gericht nicht auseinandergesetzt hat [8]. Ebenso verletzt das Gericht die seiner Überzeugungsbildung gesetzten Grenzen (§ 128 Abs. 1 Satz 1 SGG) und seine Sachaufklärungspflicht (§ 103 SGG), wenn es sich trotz Vorliegens besonderer Umstände ausschließlich auf allgemeine Erfahrungen bezieht, die im Schrifttum mitgeteilt worden sind und die Regelfälle betreffen (BSG vom 26. 6. 1985 9a RV 40/84).

4. Häufig sind Anträge oder Anregungen der Beteiligten, ein sog. *Obergutachten*, einzuholen. Ein solches, sozusagen höherrangiges und einen höheren Beweiswert innehabendes Gutachten gibt es bekanntlich nicht. Kommen zwei Sachverständige zu entgegengesetzten Ergebnissen, so müssen vor einer abschließenden Beweiswürdigung alle weiteren Aufklärungsmöglichkeiten (z. B. durch Fragen nach dem tatsächlichen Ausgangspunkt, den medizinischen Lehrmeinungen und wissenschaftlichen Grundlagen) ausgeschöpft werden, um die Widersprüche zu konkretisieren, zu verringern oder auszuräumen.

Die Erfahrung zeigt, daß ein weiteres Sachverständigengutachten die medizinische Sachlage nicht immer einfacher, sondern häufig sogar unüberschaubarer macht. Es gilt daher der Appell – sowohl an die Versicherungsträger als auch an die Gerichte –, sich die Mühe zu machen, sich zunächst mit den vorhandenen Sachverständigengutachten kritisch auseinanderzusetzen. Gelingt es, sich mit den Gegengründen eines anderen Gutachtens nachprüfbar auseinanderzusetzen, die wohlerwogenen und stichhaltigen Gründe bei der Abwägung nachvollziehbar darzulegen und die Gründe deutlich zu machen, die für die richterliche Überzeugungskraft leitend gewesen sind, ohne dabei Sachverständigengutachten und andere Beweismittel, die für die Entscheidung wesentlich sind, in den Gründen zu übergehen, so kann verfahrensfehlerfrei ein weiteres Gutachten, das die Gefahr weiterer Verwirrung in sich birgt, vermieden werden. Damit soll selbstverständlich nicht – etwa aus Kostengründen ein Plädoyer gegen mehrere Sachverständigengutachten gehalten werden, insbesondere dann nicht, wenn weitere Aufklärungsmöglichkeiten ersichtlich sind.

Insbesondere könnte dem dritten Gutachter desselben Fachgebietes auch ein anderer Fragenkatalog als den ersten Gutachtern gestellt werden, z. B. zur Erläuterung der zugezogenen Literatur, zum Stand der wissenschaftlichen Lehrmeinungen oder eben nur zu einer einzigen streitigen Teilfrage. Es ist nicht immer erforderlich, alle üblichen Beweisfragen erneut zu stellen, sondern es ist die *Grundlage der unterschiedlichen gutachtlichen Bewertungen* zu erforschen und anschließend die *erforderliche* Beweiswürdigung vorzunehmen [9].

Schlußfolgerung

Die Bezeichnung des Sachverständigen als „Gehilfen des Richters" sollte nicht zu wörtlich genommen werden. Es ist bereits mehrfach zu Recht betont worden, daß ein Gehilfe im echten Sinn des Wortes geringere Kenntnisse besitzt als der auf gleichem Gebiet tätige Meister. Der Sachverständige ist auf *medizinischem* Gebiet dem in diesem Bereich laienhaften Richter überlegen. Die Qualifikation als „*Berater*" wird seiner Stellung also eher gerecht.

Literatur und Anmerkungen

1. Fritze E (1989) Die ärztliche Begutachtung, Rechtsfragen, Funktionsprüfungen, Beurteilungen, Beispiele, 3. Aufl. Steinkopff. Darmstadt, S 1-23
2. Plagemann H (1991) Medizinische Begutachtung im Sozialrecht. Deutscher Anwaltsverlag, Bonn Essen, S 63-70
3. OLG Köln 7. 12. 1992 17 W 273/92 in: MDR 1993, 1024-1025; VersR 1994: 76-77; a. A. OLG Hamburg Hamburg 23. 4. 1975 in: JurBüro 1975, S 1349
4. z. B. Schäfer KJ (1986) Das ärztliche Gutachten aus sozialgerichtlicher Sicht. In: Hierholzer G, Ludolph E (Hrsg) Gutachtenkolloquium 1. Springer, Berlin Heidelberg New York Tokyo, S 59 ff.
5. Marx HH (1987) Medizinische Gutachten, 5. Aufl. Thieme, Stuttgart New York; Fritze E (1987) Aufgaben und Tätigkeit des medizinischen Sachverständigen SGb 1987. Thieme, Stuttgart New York, S 369; Hansen WE (1990) Das medizinische Gutachten. Schattauer, Stuttgart
6. BSG, SozR 3 1500 Nr. 8 zu § 103 SGG
7. BSG, SozR 3 1500 Nr. 9 zu § 103 SGG
8. BSG, SozR 1500 Nr. 24 zu § 103 SGG
9. BSG, SozR 1500 Nr. 31 zu § 128 SGG

Gutachtenauftrag aus der ärztlichen Sicht

G. Rompe

Gutachten für die Gesetzliche Unfallversicherung in Deutschland

Auch wenn sich die Leser des Gutachtenkolloquiums in der Gesetzlichen Unfallversicherung zu Hause fühlen, sollte man nicht vergessen, daß es sich dabei nur um ein sehr begrenztes Feld der Begutachtung in Deutschland handelt. Aus dem Bereich der deutschen Sozialversicherung sind vergleichbare Fragestellungen im Bundesversorgungsgesetz und Bundesentschädigungsgesetz, außerhalb der Sozialversicherung in der Privaten Unfallversicherung und im Beihilferecht, Zivilrecht und Strafrecht sowie schließlich die Auswirkungen von Unfällen auf arbeitsamtsärztliche Befunde und die gesetzliche Rentenversicherung zu erwarten.

Im Rahmen wachsender friedlicher internationaler Verflechtungen einerseits, aber auch im Rahmen der Anforderungen an Gleichbehandlung und Qualitätssicherung ergeben sich Berührungspunkte mit Begutachtungen anderer Staaten.

Dabei sind zahlreiche Gemeinsamkeiten nicht zu übersehen. Unfallabläufe, Verletzungsmuster, Behandlungsempfehlungen und Behandlungsergebnisse sind nach der internationalen medizinischen Literatur über weite Strecken international vergleichbar.

Auf der anderen Seite gibt es selbstverständlich eine gemeinsame Begutachtungsbasis, wenn man die uneingeschränkte Leistungsfähigkeit mit einer Erwerbsbeeinträchtigung von 0 % und den völligen Verlust der Leistungsfähigkeit mit 100 % bewertet.

Die Spielräume für die begutachtende Bewertung sind also gar nicht so groß, wie ein Blick in die Gutachtenliteratur, z.B. aus Österreich und der Schweiz oder aus England und den USA, aber auch aus der ehemaligen DDR, zeigt.

Geringfügige Bewertungsunterschiede sind offensichtlich historisch gewachsen, und es gibt sie auch in Deutschland, z.B. zwischen Kriegsopferversorgung und Gesetzlicher Unfallversicherung.

Leider ist in vielen Fällen nicht erkennbar, worauf der Gutachter seine Erfahrungen stützt und woher er seinen Maßstab für die MdE nimmt. Verwechslungen der Maßstäbe – also der für die einzelnen Versicherungszweige maßgebenden Rentenliteratur – sind aus meiner Sicht nicht selten der unausgesprochene Grund für unterschiedliche Beurteilungen und darauf aufbauende Gerichtsverfahren. Erlenkämper u. Rompe [2] haben deshalb 1984 „gleiche MdE-Sätze in der Gesetzlichen Unfallversicherung und im sozialen Entschädigungsrecht" zur Diskussion gestellt. Da dies offenbar schon in Deutschland nicht zu erreichen ist, wird man sich Gedanken darüber machen müssen, die wichtigsten medizinischen Befunde bzw. Verletzungsfolgen zu klassifizieren, damit anhand eines einheitlichen Befundschemas die jeweilige Verwaltung – mit ihren beratenden Ärzten – zu der dem jeweiligen Recht angepaßten MdE-Bewertung kommt.

Statt der MdE könnte auch eine unter Medizinern abgestimmte einheitliche Skalierung für Körperschäden und Funktionsstörungen geschaffen werden, die – wie in der Geldwirtschaft seit langem üblich – für andere Länder in andere Währungen umgerechnet wird.

Anforderungen an den Auftraggeber aus der Sicht des Arztes

Der Arzt wünscht sich klare Fragestellungen *und* die erforderlichen Unterlagen zu seiner Begutachtung.

Wie von der Verwaltung klare Fragestellungen formuliert werden können, ist vielfältig dargelegt worden, z.B. von Spohr [18] im *Gutachtenkolloquium 1*. Weitere informative Handreichungen finden sich bei Kaiser u. Spinnarke [6] sowie bei Kaiser u. Weller [7].

Bei einem Gutachtenauftrag fehlen häufig *die erforderlichen Unterlagen*. Bei einer Nachbegutachtung wird nicht nur der maßgebliche Bescheid und das diesem vorausgehende Bezugsgutachten benötigt, sondern es müssen v. a. auch die anläßlich der maßgeblichen Begutachtung angefertigten Röntgenaufnahmen vorgelegt werden, da der Vergleich zwischen einer Röntgenbild*beschreibung* einerseits und einem neuen Röntgen*bild* andererseits außerordentlich unbefriedigend ist.

Häufig fehlt auch ein *Vorerkrankungsverzeichnis*, obwohl es für jede Erstbegutachtung und für jede Zusammenhangsbegutachtung unerläßlich ist. Zu berücksichtigen ist dabei, daß Vorerkrankungsverzeichnisse später nur noch eingeschränkt beigezogen werden können, da auch die Gesetzlichen Krankenkassen nur eine Aufbewahrungspflicht für 10 Jahre haben.

Klar muß man sich auch darüber sein, daß häufig nicht das gesamte Krankheitsverzeichnis vorgelegt wird, sondern daß bereits eine *Auslese* getroffen wurde, die mitunter die Arbeit des von Gericht oder Verwaltung bestellten Sachverständigen erheblich beeinflußt.

Ein weiteres Beispiel ist die Anforderung eines zweiten Rentengutachtens, 2 Jahre nach der erstmaligen Dauerrentenfeststellung mit der Frage: Ist eine weitere Begutachtung erforderlich oder kann der Fall außer Kontrolle gestellt werden?

Als besonders schwer hat schon Spohr [18] die Aufgabe empfunden, unter mehreren Ereignissen das wichtigste herauszufinden. Ein typisches Beispiel ist der Auftrag, das Ereignis X bei einem Lizenzfußballspieler zu beurteilen, und zwar nach Möglichkeit, ohne von der Verwaltung über die dort bekannten 12 Ereignisse vorher und 3 Ereignisse danach informiert worden zu sein.

Besonders ungünstig ist m. E. die Auftragslage, wenn die Verwaltung das Ereignis ursprünglich nicht anerkannt hat, so daß dann nach einem ersten Sozialgerichtsverfahren, welches zur Anerkennung des Unfalles geführt hat, nun Begutachtungen ohne eine einzige brauchbare Befunddokumentation erfolgen müssen.

Behandlungsvertrag und Begutachtung

Begibt sich ein Verletzter in die Hand des Arztes, kommt ein Behandlungsvertrag zustande. Dieser basiert auf Vertrauen und fordert die bestmögliche Behandlung durch den Arzt. Von Begutachtung oder Neutralität des Behandlers ist in diesem Vertrag keine Rede.

Das Engagement der Erstbehandler bereitet der Verwaltung bekanntlich mitunter Schwierigkeiten bei der Überwachung des Heilverfahrens, z. B. wenn beabsichtigt ist, den Verletzten einem besonders erfahrenen Arzt vorzustellen, oder wenn der Anlaß zu der Vermutung besteht, „daß die Zwischenberichte durch Optimismus gefärbt seien" [18].

In voller Kenntnis dieser Problematik geht die Berufsgenossenschaft aber offensichtlich davon aus, daß das erste Rentengutachten in der Regel vom behandelnden Arzt erstattet werden soll [6, 9]. So wird ein Gutachtenauftrag selbst dann erteilt, wenn es sich um einen Mitarbeiter des Arztes handelt.

Anforderungen an das Gutachten des Arztes

Die einschlägige Begutachtungsliteratur enthält vielfältige Hinweise und Anleitungen zu Gutachtenerstattung [1, 3, 5, 8-10, 15, 19].

Die besonderen Aufgaben der Begutachtung erfordern aber nicht nur einen Arzt, der in der Lage ist, einen sorgfältigen Befund zu erheben und zu deuten, sondern auch einen Arzt, der Begutachtungserfahrung hat und der weiß, auf welchen rechtlichen Voraussetzungen gerade diese Begutachtung basiert.

Bislang gibt es in Deutschland keine einschlägige Ausbildung zum Gutachterarzt, auch wenn die Erstattung einiger Gutachten zu den Pflichten des Weiterbildungskataloges zahlreicher Fachgebiete gehört und obwohl jeder Arzt kraft seiner Ausbildung als Sachverständiger herangezogen werden kann.

Es gibt keine Kurse, in denen man das Begutachten lernt oder lernen muß. Zwei vom „Arbeitskreis Begutachtung der Deutschen Gesellschaft für Orthopädie und Traumatologie" durchgeführte Seminarveranstaltungen für junge Kollegen sind ohne Echo geblieben. Offensichtlich geht schon der junge Arzt davon aus, daß er mit der Fähigkeit zur Erhebung von Befunden bis zur Diagnose in jedem Fall die Voraussetzungen für einen guten Gutachter erworben hat, so daß er (wie für Politik oder Kindererziehung) keiner Zusatzausbildung bedürfe.

In der Orthopädischen Universitätsklinik Heidelberg wurde vor 30 Jahren eine Ambulanz für BG-Gutachten eingerichtet, die nahezu jeder Arzt mindestens 3 Monate durchläuft. Hier lernt er Untersuchung und Vorbereitung eines Gutachtenentwurfes, hier wird er kontrolliert und eingeführt. Aber selbst wenn die Verwaltung von dem jungen Arzt mitunterschriebene Gutachten einsieht, wird sie doch nicht erkennen können, inwieweit der Mitunterzeichner zur selbständigen Begutachtung fähig ist.

So ist die Ausbildung des Arztes zum Gutachter sehr unterschiedlich, die Verwaltung wird – jedenfalls vor dem ersten Gutachtenauftrag – wenig Möglichkeiten haben, sich darüber zu informieren, welcher Arzt für die Begutachtung besonders geeignet ist.

Ähnlich problematisch ist auch die „Weiterbildung" der Gutachter. Der Gutachter selbst hat leider keine Möglichkeit der Erfolgskontrolle. Auch ein schlechtes Gutachten ist in der Regel für eine Partei gut, und so wird er immer wieder weitere Gutachtenaufträge von dieser Partei erhalten.

Eine ordentliche Weiterbildung erfordert aber nicht nur theoretische Informationen, sondern auch praktische Konfrontation mit den Ergebnissen der eigenen Begutachtung. Solange Verwaltungen und Gerichte keinen Weg gefunden haben, Gutachter und Sachverständige regelmäßig über die Bedeutung eines Gutachtens im Verfahren zu informieren, solange wird es auch keine vernünftige Weiterbildung geben können [13].

Qualitätssicherung ärztlicher Gutachten

Qualitätssicherung dient auch im Begutachtungswesen der verbesserten Patientenversorgung, hier zu verstehen im Sinne einer sachgerechten Beurteilung auf der Basis einer qualitätsgesicherten Diagnostik [11].

Analog zu den Empfehlungen des „Kuratoriums zur Förderung der Qualitätssicherung in der Medizin" bei der Bundesärztekammer unterteilen Pannen et al. [11] 3 Ebenen der Qualitätssicherung:
- Strukturebene,
- Prozeßebene,
- Ergebnisebene.

Unter *Strukturqualität* ist in unserem Falle die Qualifikation des Gutachters und der von ihm genutzten Einrichtungen zu verstehen.

Unter *Prozeßqualität* einzuordnen sind alle Abläufe, die zur Abfassung des jeweiligen Gutachtens führen, also die Standardisierung des Untersuchungsvorganges, die Qualitätssicherung im medizinischen-technischen Bereich (Röntgen, Labor, Medizingeräte). Diesbezüglich gibt es m.E. keine Unterschiede zur Qualitätssicherung in der medizinischen Diagnostik.

Als *Ergebnisqualität* wird das Ergebnis einer Prüfung verstanden, also z.B. eine Kontrolle von Gutachtenstandards, wie der Form des Gutachtens (Vollständigkeit und Plausibilität), des Inhaltes des Gutachtens und/oder der Beachtung der Kompetenzgrenzen in bezug auf das Gebiet des Gutachters.

Aus meiner Sicht gibt es hier noch viel Diskussionsbedarf. Wir alle kennen höchstrichterliche Entscheidungen, die nicht nur für den Arzt, sondern auch für Juristen schwer nachvollziehbar sind. Ob das Gutachten, das einer solchen Entscheidung zugrunde liegt, dann als besonders qualifiziert gelten kann, ist fraglich.

Da es in der Medizin nur ganz selten sichere Entscheidungen gibt, wird man immer wieder über den Wahrscheinlichkeitsgrad eines Zusammenhanges streiten können, aber auch über die Vertrauensgrenzen von Bewegungsgraden, die nach der Neutral-0-Methode erhoben wurden, oder von Umfangsmaßen in Millimetern. Gefragt ist in der Regel nicht die reine Wahrheit, sondern der Gutachter bzw. der Sachverständige, der die Verwaltung oder das Gericht am nachhaltigsten zu überzeugen vermag.

Bislang gibt es also
- weder eine Information des Gutachters über die Bedeutung seines Gutachtens in einem bestimmten Verfahren,
- noch eine Möglichkeit, die Validität der Bewertung eines Leistungsdefizits festzulegen. Als Validität oder Korrektheit wird die Entfernung vom „wahren" Wert gemessen. Diese setzt also ein Außenkriterium voraus, anhand dessen eine richtige und zweifelhafte Zuordnung möglich wäre.

Genau diese Zuordnungen sind in der Medizin aber nicht mit Sicherheit, sondern höchstens mit Wahrscheinlichkeit zulässig. Im Rahmen einer Begutachtung lassen sich nicht einmal Verdeutlichungstendenzen einigermaßen sicher herausfiltern. Schon Hettinger [3a] hat darauf aufmerksam gemacht, daß Rentenbewerber während der Untersuchung eine isometrische Kraft entwickelten, mit der man nicht einmal eine leere Schaufel anheben hätte können.

Eine Qualitätssicherung von Gutachten wird es nur geben, wenn
- Patienten von mehreren Gutachtern gleichzeitig oder nacheinander untersucht werden und eine Abstimmung unter den verschiedenen Gutachtern angestrebt wird und
- der Gutachter eine Information über die Bedeutung seines Gutachtens für ein bestimmtes Verfahren erhält.

Mehrfachbegutachtungen müssen nicht teurer sein als das bisherige Begutachtungsverfahren. Sie kommen auch bisher schon insoweit vor, als im Rahmen eines Verfahrens über mehrere Rechtszüge auch Mehrfachbegutachtungen erfolgen. Da die Entscheidung über das „richtige" Gutachten sich aber die Juristen vorbehalten und eine Information der Untersucher nicht erfolgt, werden die bisherigen Ressourcen zur Qualitätssicherung von Gutachten nicht genutzt.

Begutachtung des Schmerzes

In einem unserer Nachbarländer gehört die Frage, wieviele Tage ein Verletzter sehr starke, oder starke, oder mittlere, oder leichtere Schmerzen hatte und haben wird, zum Gutachtenstandard. Gegebenenfalls werden die Schmerztage aus Schmerzstunden oder Schmerzminuten interpoliert [16].

Für die Gesetzliche Unfallversicherung in Deutschland könnten wir uns auf den Standpunkt stellen, dies ginge uns nichts an. Aber bekanntlich sind normale und gewöhnliche Schmerzen in die MdE-Sätze der Gesetzlichen Unfallversicherung in Deutschland integriert. Erhöhte Schmerzen sind dagegen gesondert zu berücksichtigen.

Da in Österreich die Frage nach der Intensität von Schmerzen täglich beantwortet werden muß, könnte es sein, daß österreichische Unfallchirurgen pragmatische Möglichkeiten gefunden haben, Schmerzen zu beurteilen und von erhöhten Schmerzen abzugrenzen, wie wir sie z.B. vom Kompartmentsyndrom oder vom Sudeck-Syndrom kennen.

Zusammenfassung

Gutachten für die Gesetzliche Unfallversicherung setzen beim Arzt unfallärztliche und gutachtliche Erfahrung sowie die Kenntnis der einschlägigen gesetzlichen Regelungen und der aktuellen medizinischen Literatur voraus. Andererseits erwartet der Arzt, daß ihm von Anfang an die Materialien zur Begutachtungsgrundlage zur Verfügung gestellt werden, d.h. ein Vorerkrankungsverzeichnis für 5 Jahre, die möglichst genaue Beschreibung des Ereignisablaufes, die Röntgenaufnahmen vom Unfalltag bzw. vom letzten maßgeblichen Gutachten (und nicht die Befundbeschreibung).

Die Qualifikation erfahrener Gutachter ließe sich am ehesten dadurch steigern, daß der Gutachter eine Information darüber erhielte, warum seiner Beurteilung nicht gefolgt werden kann.

Literatur

1. Bötel U (1987) Das ärztliche Gutachten - ärztliche Sicht. In: Hierholzer G, Ludolph E (Hrsg) Gutachtenkolloquium 2. Springer, Berlin Heidelberg New York Tokyo, S 115
2. Erlenkämper A, Rompe G (1984) Gleiche MdE-Sätze in der Gesetzlichen Unfallversicherung und im sozialen Entschädigungsrecht? Med Sach 80: 112-114
3. Fritze E (1986) Die ärztliche Begutachtung, 2. Aufl. Steinkopff, Darmstadt
3a. Hettinger Th (1963) Isometrisches Muskeltraining, 3. Aufl. Thieme, Stuttgart New York
4. Hierholzer G et al. (Hrsg) (1986-1995) Gutachtenkolloquium 1-10. Springer, Berlin Heidelberg New York Tokyo
5. Izbicki W, Neumann N, Spohr H (Hrsg) (1992) Unfallbegutachtung, 9. Aufl. de Gruyter, Berlin/New York
6. Kaiser V, Spinnarke J (1990) Hinweise für den Sachbearbeiter zur ärztlichen Begutachtung, 3. Aufl. Landesverband Südwestdeutschland der gewerblichen Berufsgenossenschaften
7. Kaiser V, Weller S (1989) Hinweise für den ärztlichen Gutachter, 2. Aufl. Landesverband Südwestdeutschland der gewerblichen Berufsgenossenschaften
8. Marx HH (1992) Medizinische Begutachtung, 6. Aufl. Thieme, Stuttgart
9. Mehrtens G, Valentin H, Schönberger A (1991) Arbeitsunfall und Berufskrankheit, 5. Aufl. Schmidt, Berlin
10. Mollowitz GG (Hrsg) (1993) Der Unfallmann, 11. Aufl. Springer, Berlin Heidelberg New York Toyko
11. Pannen HD, Blindow D, Grosch E (1995) Qualitätssicherung im Begutachtungswesen. In: Verband Deutscher Rentenversicherungsträger (Hrsg) Sozialmedizinische Begutachtung in der gesetzlichen Rentenversicherung, 5. Aufl. Fischer, Stuttgart Jena, S 125-130
12. Rompe G (1972) Begutachtung der Muskelkraft in Gutachten. Z Orthop 110: 392
13. Rompe G (1991) Probleme des Zusammenwirkens zwischen Juristen und ärztlichen Sachverständigen aus der Sicht eines ärztlichen Gutachters. Med Sach 87: 48
14. Rompe G (1994) Möglichkeiten und Grenzen der Qualitätssicherung von Bewegungstherapie. Krankengymnastik 46: 728
15. Rompe G, Erlenkämper A (1992) Begutachtung der Haltungs- und Bewegungsorgane, 2. Aufl. Thieme, Stuttgart
16. Scherzer E, Krösl W (1994) Handbuch der chirurgischen und neurologischen Unfallbegutachtung in der Privatversicherung. Maudrich, Wien München
17. Schröder G (1991) Taschenlexikon des neuen Beihilferechts, 7. Aufl. Walhalla & Pretoria, Würzburg
18. Spohr H (1986) Das ärztliche Gutachten aus der Sicht der Verwaltung. In: Hierholzer G, Ludolph E (Hrsg) Gutachtenkolloquium 1. Springer, Berlin Heidelberg New York Tokyo, S 19
19. Verband Deutscher Rentenversicherungsträger (1995) Sozialmedizinische Begutachtung in der gesetzlichen Rentenversicherung, 5. Aufl. Fischer, Stuttgart Jena

Diskussion*

Zusammengefaßt und redigiert von G. Hierholzer**

Nach der Auffassung von Roesgen haben die vorangegangenen Beiträge wichtige Hinweise gegeben zu der „Rollenverteilung zwischen Verwaltung und ärztlichem Gutachter", über das „Spannungsfeld zwischen dem Patienten und dem Sozialwesen" und über die „Beurteilungskontraste in den am Gutachtenwesen beteiligten Arbeitsbereichen".

Gutachtenauftrag

Zur Erleichterung und Präzisierung der Vorbereitung eines Gutachtenauftrages und zur Durchführung der ärztlichen Begutachtung können in Problemfeldern ergänzende Zusatzbögen hilfreich sein, wie z. B. zur Beurteilung eines Rotatorenmanschettenschadens oder zur Beurteilung von Verletzungen im Kniegelenkbereich. Im Hinblick darauf sollte von Zeit zu Zeit das gesamte Formularwesen auch nach derartigen Merkmalen überarbeitet werden.

Es wird verwaltungsseitig bestätigt, daß die Qualität des Gutachtens auch wesentlich durch den Gutachtenauftrag beeinflußt wird. Erscheint dieser widersprüchlich, so sollte der Auftrag zurückgegeben werden. Aus dieser Maßnahme ist dann keineswegs eine Verweigerungshaltung abzuleiten, die Rückkoppelung dient vielmehr der gemeinsamen Verantwortung für die Gesetzliche Unfallversicherung. Der Hinweis bezieht sich auch auf Gutachtenaufträge, die von einem Gericht ergehen, dies wird von der Präsidentin des Sozialgerichtes in Aachen ausdrücklich bestätigt. Es kann z. B. eine Frage außerhalb des medizinischen Schwerpunktes des beauftragten Gutachters liegen, und auch hier hat der Arzt das Recht und sogar die Pflicht, dem Gericht dieserhalb eine entsprechende Mitteilung zu machen.

Erlinghagen bekräftigt, daß der Versicherungsträger mit dem Gutachtenauftrag keinerlei Interesse verbindet, dem Gutachten irgendeine Tendenz zu geben. Dies würde in Widerspruchs- und Streitverfahren erkennbar werden, und derartige Gutachten würden folglich auch keinen Bestand haben. Übereinstimmend bestätigen Verwaltungsjuristen und ärztliche Gutachter bei der Diskussion, daß seitens der

---

* Zu den Beiträgen von S. 101–136.
** *Diskussionsteilnehmer:* R. Bonnermann, St. Brandenburg, N. Erlinghagen, G. Hierholzer, U. Kaiser, C. Kriebel, K. H. Müller, J. Nehls, D. Peters, M. Roesgen, G. Rompe, F. Schröter und J. Schürmann

Einzelberufsgenossenschaften grundsätzlich keine Zeichen oder Bestrebungen einer wie auch immer gearteten Verknüpfung zwischen Auftraggeber und Gutachtenerstatter bestehen werden.

> Mit dem Gutachtenauftrag verbinden die Berufsgenossenschaften Erwartungen im Sinne der Qualitätssicherung und der vereinbarten Zeitvorgabe sowie ausdrücklich keine wie auch immer geartete Tendenz für ein Ergebnis.

Begriffsbestimmungen, Beweiserhebung

Aus gegebenem Anlaß wird die Frage gestellt, ob statt des Arztes auch das Krankenhaus als „Gutachtenauftragnehmer" auftreten könne. Nach Kaiser ist der namentlich bezeichnete Arzt der Auftragnehmer, das Gutachten kann nur im Rahmen des Urkundenbeweises verwertet werden. Es ist auch kein Sachverständigengutachten als Beweismittel nach § 21 SGB 10. Die berufsgenossenschaftliche Verwaltung bestimmt nicht nur den Gutachter, sondern sie legt mit dem Auftrag auch den Rahmen der Befragungen und der Untersuchungen fest. Wird dieser vom Gutachter erkennbar überschritten, so liegt nach Kaiser eine Rechtswidrigkeit im Sinne der Körperverletzung vor. Der untersuchende und begutachtende Arzt kann sich ggf. nicht allein damit rechtfertigen, daß der Patient freiwillig gekommen sei und der Untersuchung zugestimmt habe. Diese Präzisierung ist insofern wichtig, als der Chirurg z. B. im Zusammenhang mit einer elektiven therapeutischen Körperverletzung zuvor eine schriftliche Einverständniserklärung einholt. So unterschiedlich die angesprochenen Situationen sind, so ist der obengenannte Ermessensrahmen doch zu beachten.

Im Zusammenhang mit den vom Patienten geäußerten Beschwerden und Angaben sollte der begutachtende Arzt den Begriff der Glaubwürdigkeit nicht in das Gutachten miteinbringen. Bei der Schwierigkeit, als Gutachter eine Glaubwürdigkeit prüfen zu wollen, ist es wichtiger, objektive Befunde zu erheben, und diese und die Diagnose in einer Sprache zu beschreiben, die nicht nur vom Mediziner, sondern auch vom Verwaltungsjuristen und vom Sachbearbeiter verstanden wird (Nehls, Erlinghagen). Dies wird auch aus der Sicht der Gerichtsbarkeit bestätigt (Kriebel).

> Der ärztliche Gutachter sollte mit den verwendeten Begriffen vertraut sein und sich bei der Anwendung einer konsequenten, aber auch verständlichen Sprache bedienen.

Der ärztliche Gutachter und die Verwaltung sollten die Begriffsbestimmung beachten. Vor der Feststellung, daß ein Unfall vorliegt, sind andere Begriffe zu klären, wie beispielsweise: „Liegt ein Körperschaden vor, ggf. welcher, kann das äußere Ereignis weggedacht werden, ohne daß der Körperschaden entfiele?" Wird die Frage nach den Begriffen „Körperschaden, äußeres Ereignis und Ursache" sachdienlich beantwortet, so braucht in der Regel die Wesentlichkeit nicht bemüht werden. Im konsekutiven Ablauf sollte die Frage nach einem Konkurrenzumstand beantwortet werden, aus dem sich z. B. die Abwägung einer Degeneration ergibt. Die Beachtung der Begriffe und der daraus ableitbaren Schritte bei der Begutachtung erleichtert die Aufgabe und dient dem Ergebnis (Nehls, Erlinghagen).

Es ist durchaus zulässig, den Patienten in Ergänzung zu den in der Verwaltungsakte niedergelegten Angaben ergänzend zu befragen. Gegebenenfalls ist zu einer Alternativbeurteilung zu kommen. Zur Objektivierung von Befunden bedarf es der Erklärbarkeit und der Plausibilitätsprüfung über Parameter wie Meßdaten u. a. (Kaiser).

Datenschutz

Im Rahmen dieser Diskussion können Umfang und zukünftige Auswirkungen des Datenschutzes auf die Begutachtung nur angedeutet werden. Es ist zu hoffen, daß die Rechtsprechung und die politische Entscheidung zu einer Klärung der inzwischen eingetretenen Unsicherheit führt. Der Datenschutz kann nicht so weit reichen, daß dem begutachtenden Arzt für seine Tätigkeit wesentliche Angaben oder Daten vorenthalten werden. Andererseits besteht auch ärztlicherseits eine Besorgnis bezüglich einer Aushöhlung des Begriffs der Schweigepflicht; diese bezieht sich allerdings weniger auf die Begutachtung als vielmehr auf die gesamte ärztliche Tätigkeit. Die angeschnittene Fragestellung des Datenschutzes wird derzeit zwischen Gremien des Hauptverbandes der gewerblichen Berufsgenossenschaften und den zuständigen Ministerien diskutiert.

> Es ist zu erwarten, daß der Gesetzgeber die Auskunftspflicht des Arztes im SGB VII präzisiert und eine Klärung der aktuell diskutierten datenschutzrechtlichen Fragen herbeiführt.

Qualitätssicherung

Die Frequenz der Gutachtenaufträge an Ärzte, die sowohl in diesem Bereich als auch therapeutisch regelmäßig mit den Berufsgenossenschaften zusammenarbeiten, erklärt sich nach Erlinghagen vorrangig aus dem Gesichtspunkt der Qualitätssicherung. Dieses wichtige Motiv sollte auch in der Öffentlichkeit verbreitet und im Zusammenhang mit Gerichtsverfahren wiederholend vorgetragen werden. Selbstverständlich hat die Verwaltung das Recht und die Entscheidungsfreiheit, im Zusammenhang mit einem Widerspruchs- oder Gerichtsverfahren ein weiteres Gutachten einzuholen, und dies auch in Fällen, in denen für die Verwaltung aus der Erstbegutachtung offene Fragen bleiben, die vom Arzt trotz Rücksprache nicht geklärt werden konnten. Eine zusätzliche Begutachtung eignet sich nicht für emotionale Reaktionen, und es ist nicht im Sinne einer qualifizierenden Bewertung des Erstgutachters zu deuten. Zusätzliche Gutachten dienen bei gegebenem Anlaß vielmehr der Erfüllung des gesetzlichen Auftrages. Die Bemühungen um eine Qualitätssicherung im Gutachtenwesen sollten sich auch nicht auf Veranstaltungen wie das Gutachtenkolloquium und auf die Veröffentlichung bekannter Autoren beschränken. Einvernehmlich wird die Forderung erhoben, die Kenntnisse und Grundlagen der Begutachtung in den Katalog der ärztlichen Ausbildung aufzunehmen und bei der Weiterbildung wie auch bei der Fortbildung vermehrt zu berücksichtigen. Diese Forderung hat gesundheitspolitische Bedeutung.

> Qualitätssicherung im Gutachtenwesen zu betreiben bedeutet, den fachlichen Anforderungen gerecht zu werden und den Arbeitsablauf sowie die Ergebnisse nachvollziehbar zu machen.

Rückkoppelung nach Begutachtungen

Nach der ärztlichen Auffassung (Müller, Roesgen, Hierholzer, Schröter) wird von dem Instrument der Rückkoppelung nach einer Begutachtung zu wenig Gebrauch gemacht. Insbesondere bekunden die Ärzte ihr Interesse nach dem Ergebnis von Widerspruchs- und Gerichtsverfahren. Diese Auffassung wird von Bonnermann und Nehls grundsätzlich geteilt, die in ihrem Verwaltungsbereich zumindest insoweit verfahren, als dies im Einzelfalle sinnvoll erscheint. Erlinghagen und Schürmann weisen darauf hin, daß dazu u.U. die Zustimmung der politischen Gremien erforderlich ist und vielfältige Sensibilitäten bestehen, in die auch der betroffene Patient einbezogen werden muß. Es geht also weniger um die Bereitschaft, Ergebnisse aus Widerspruchs- und Gerichtsverfahren mitzuteilen, sondern um die Beachtung der ungeklärten datenschutzrechtlichen Fragen, wie um das Bemühen, den Entscheidungsablauf zu regeln.

Teil IV

Beamtenunfallfürsorge, Unfallausgleich gem. § 35 Beamtenversorgungsgesetz

Heilbehandlung und Dienstunfähigkeit im Rahmen des Beamtenversorgungsgesetzes

K. Meyer-Roll

Ein durch einen Dienstunfall verletzter Beamter erhält Unfallfürsorge nach dem Beamtenversorgungsgesetz (BeamtVG). Da eine Versicherungspflicht für Beamte nicht besteht, können die Bestimmungen der RVO nicht angewandt werden. Aus diesem Grunde besteht auch keine Berufsgenossenschaft für Beamte. Andererseits werden aber auch Beamte im Dienst verletzt, so daß eine entsprechende Fürsorge notwendig wird. Die Durchführung obliegt beim Bundeseisenbahnvermögen der Gruppe „Beamtenunfallfürsorge" in Berlin. Den Umfang der Fürsorge hat der Gesetzgeber im BeamtVG geregelt. Dort ist in dem mit „Unfallfürsorge" überschriebenen Abschnitt 5 in den §§ 30–46 aufgeführt, welche Leistungen die Unfallfürsorge umfaßt. Im einzelnen sind das

- Heilverfahren,
- Erstattung von Sachschäden,
- Unfallausgleich,
- Unfallruhegehalt,
- Unfallhinterbliebenenversorgung,
- einmalige Unfallentschädigung.

Heilverfahren

Die Durchführung des Heilverfahrens ist in einer Rechtsverordnung, der Heilverfahrensverordnung (HeilvfV), geregelt. Danach wird der Anspruch des verletzten Beamten auf ein Heilverfahren dadurch erfüllt, daß ihm die notwendigen und angemessenen Kosten der Heilbehandlung erstattet werden. Als notwendig anerkannt werden die Kosten

- für ärztliche und zahnärztliche Behandlung,
- für die Inanspruchnahme eines Heilpraktikers,
- für die notwendige Versorgung mit Arzneimitteln,
- für die stationäre Behandlung in einem Krankenhaus,
- für die Durchführung einer Heilkur,
- für die Benutzung von Beförderungsmitteln anläßlich der Heilbehandlung,
- für notwendige Pflege,
- für besonderen Kleider- und Wäscheverschleiß bei bestimmten Verletzungen,
- für die Versorgung mit Hilfsmitteln (Körperersatzstücke, orthopädische und andere Hilfsmittel).

Für die Erstattung der Kosten für Hilfsmittel sieht die HeilvfV die Anwendung der „Verordnung über die Versorgung mit Hilfsmitteln und über Ersatzleistungen nach dem Bundesversorgungsgesetz (OrthV)" vor. Auf die dort angeführten Leistungen hat unter den genannten Bedingungen auch ein durch Dienstausfall verletzter Beamter Anspruch. Ist der Verletzte an den Folgen eines Dienstunfalles gestorben, werden die Kosten für die Überführung der Leiche zum Wohnort und die Kosten der Bestattung ersetzt. Auf den Erstattungsbetrag werden 40% des Sterbegeldes angerechnet, auf das die Hinterbliebenen nach § 18 BeamtVG Anspruch haben.

Die Überwachung der unfallbedingten Dienstunfähigkeit obliegt nicht der Beamtenunfallfürsorge. Da ein dienstunfähiger Beamter Anspruch auf Fortzahlung seiner ungekürzten Bezüge hat, entfällt eine dem berufsgenossenschaftlichen Verletztengeld entsprechende Leistung durch die Beamtenunfallfürsorge. Dauer und Verlauf der unfallbedingten Dienstunfähigkeit überwacht daher – wie bei einer normalen Erkrankung – die Dienststelle des Beamten im Benehmen mit dem bahnärztlichen Dienst. Ein Durchgangsarztverfahren besteht für Beamte nicht.

Erstattung für Sachschäden

Ersatz für Sachschäden wird geleistet, wenn bei einem Dienstunfall Kleidungsstücke oder sonstige Gegenstände, die der Beamte mit sich geführt hat, beschädigt wurden oder abhanden gekommen sind. Es handelt sich hier um eine dem Beamtenrecht eigentümliche und in der RVO nicht vorgesehene Unfallfürsorgeleistung. Der Ersatz ist auf solche Gegenstände beschränkt, die der Beamte im Dienst benötigt oder üblicherweise mit sich zu führen pflegt.

Unfallausgleich

Ein Beamter erhält neben seinen Dienst- oder Versorgungsbezügen Unfallausgleich, wenn er infolge eines Dienstunfalles in seiner Erwerbsfähigkeit länger als 6 Monate um mindestens 25% gemindert ist. Der Unfallausgleich wird in Höhe der Grundrente des Bundesversorgungsgesetzes (BVG) gewährt. Er stellt eine pauschalierte Abgeltung unfallbedingter Mehraufwendungen sowie einen Ausgleich für sonstige, durch den Körperschaden verursachte immaterielle Einbußen und Unannehmlichkeiten dar. Er ist demnach nicht der berufsgenossenschaftlichen Verletztenrente gleichzusetzen. Zusätzlich zu den Bezügen wird der Unfallausgleich auch während der unfallbedingten Dienstunfähigkeit gewährt. Er entfällt spätestens mit dem Tode des Verletzten. Hinterbliebene haben weder einen Anspruch auf Weitergewährung des Unfallausgleichs noch einen Erbanspruch auf einen zwar zu gewährenden, aber zum Zeitpunkt des Todes noch nicht ausgezahlten Unfallausgleich.

„Neben den Bezügen" heißt in diesem Zusammenhang, daß ein Beamter nur dann Unfallausgleich erhält, wenn ihm Dienst- oder Versorgungsbezüge gezahlt werden oder wenn er ohne Bezüge beurlaubt ist. Bei Ausscheiden aus dem Dienst, z. B. durch Kündigung, entfällt der Unfallausgleich. In diesem Falle besteht jedoch Anspruch auf Unterhaltsbeitrag. Der Unterhaltsbeitrag wird nicht – wie der Unfallausgleich – in festen Sätzen gezahlt, er errechnet sich aus den letzten Dienstbezügen des Beamten. Bei völliger Erwerbsunfähigkeit beträgt er $66^{2}/_{3}$% der ruhegehaltfähigen Dienstbezüge und bei einer MdE von wenigstens 20% den der Minderung entsprechenden Teil des vollen Unterhaltsbeitrages.

Unfallruhegehalt

Unfallruhegehalt erhält der Beamte, der infolge des Dienstunfalles in den Ruhestand versetzt worden ist. Dabei ist der Prozentsatz, nach dem sich das „normale" Ruhegehalt errechnet, um 20 Prozentpunkte zu erhöhen. Das Unfallruhegehalt darf aber ebenso wie das Ruhegehalt 75% der Dienstbezüge nicht übersteigen. Ein Beamter, der Anspruch auf Gewährung des vollen Ruhegehaltes hat, erhält daher bei einer dienstunfallbedingten Zurruhesetzung keine besondere Versorgung.

Setzt ein Beamter bei einer Diensthandlung, mit der für ihn eine besondere Lebensgefahr verbunden ist, sein Leben ein und erleidet er infolge dieser Gefährdung einen Dienstunfall – sog. „qualifizierten Dienstunfall" –, so erhält er Versorgung aus der nächsthöheren Besoldungsgruppe, wenn er infolge der Unfallverletzung in den Ruhestand versetzt wird und wenn er zum Zeitpunkt der Zurruhesetzung in seiner Erwerbsfähigkeit um mindestens 50% gemindert ist. Ein „qualifizierter Dienstunfall" liegt auch vor, wenn der Beamte in Ausübung des Dienstes durch einen rechtswidrigen Angriff einen Dienstunfall mit den vorgenannten Folgen erleidet.

Unfallhinterbliebenenversorgung

Die Unfallhinterbliebenenversorgung sieht vor, daß sich das Witwen- bzw. Waisengeld aus dem Unfallruhegehalt berechnet.

Einmalige Unfallentschädigung

Erleidet ein Beamter einen „qualifizierten Dienstunfall", so erhält er neben seiner beamtenrechtlichen Versorgung bei Beendigung des Dienstverhältnisses eine einmalige Unfallentschädigung in Höhe von 100 000 DM, wenn er zu diesem Zeitpunkt durch die Unfallfolgen in seiner Erwerbsfähigkeit um mindestens 80% gemindert ist.

Ist ein Beamter an den Folgen eines „qualifizierten Dienstunfalles" gestorben, erhalten seine Witwe und die versorgungsberechtigten Kinder eine Entschädigung von insgesamt 50 000 DM. Ist eine Witwe oder sind versorgungsberechtigte Kinder nicht vorhanden, so erhalten die Eltern und die nicht versorgungsberechtigten Kinder eine Entschädigung von insgesamt 25 000 DM. Sind weder Witwe, Kinder oder Eltern vorhanden, erhalten die Großeltern und die Enkel eine Entschädigung von insgesamt 12 500 DM.

Unfall und Begutachtung

Die Gewährung jeder einzelnen der vorstehenden Leistungen setzt einen Dienstunfall voraus. Der Begriff Dienstunfall ist im § 31 des BeamtVG genau definiert. Es muß sich um ein auf äußerer Einwirkung beruhendes, plötzliches, örtlich und zeitlich bestimmbares, einen Körperschaden verursachendes Ereignis handeln, das in Ausübung oder infolge des Dienstes eingetreten ist. Zur Anerkennung müssen alle genannten Voraussetzungen vorliegen.

Der Arbeitsunfall ist als „Unfall bei einer versicherten Tätigkeit" in der RVO zwar weniger eingehend definiert; im großen und ganzen dürften jedoch für die Anerkennung die gleichen Kriterien zugrunde gelegt werden, so daß von dieser Seite keine wesentlichen Unterschiede bestehen. Die eigentlichen Unterschiede zwischen BeamtVG und RVO liegen in Umfang und Art der Fürsorgeleistungen.

Die Beurteilung eines Dienstunfalles oder die Gewährung bestimmter Fürsorgeleistungen bedarf u. U. gutachtlicher Abklärung. Neben ausgesprochen seltenen Anlässen für eine Begutachtung, wie die Klärung der Frage, ob überhaupt eine Verletzung vorliegt oder ob bestimmte Heilmaßnahmen notwendig sind, können die nachfolgenden Fragen häufig nur aufgrund eines ärztlichen Gutachtens beantwortet werden.

– *Hat ein Körperschaden oder der Tod nach einem Unfall ihre wesentliche Ursache in dem Unfallereignis oder liegt eine schicksalhafte Erkrankung vor? Sind später aufgetretene Beschwerden oder krankhafte Veränderungen noch einem früheren Dienstunfall anzulasten?*

Hier ist der Gutachter aufgefordert, Unfallfolgen von schicksalhaften Erkrankungen bzw. Vorschäden abzugrenzen. Im Dienstunfallrecht hat sich in Anlehnung an das Unfallrecht der Sozialversicherung die Lehre von der wesentlich mitwirkenden Teilursache durchgesetzt. Der Gutachter hat die Fragen demnach wie bei einem durch Arbeitsunfall verletzten RVO-Versicherten zu beurteilen.

– *Liegen die medizinischen Voraussetzungen zur Anerkennung einer Berufserkrankung vor?*

Für die Anerkennung einer Berufserkrankung müssen die gleichen beruflichen Voraussetzungen vorliegen wie bei einem RVO-Versicherten. Der Gesetzgeber hat in einer Rechtsverordnung zu § 31 BeamtVG bestimmt, daß als Berufskrankheiten die in der Anlage 1 zur Berufskrankheitenverordnung aufgeführten Erkrankungen mit den dort im einzelnen bezeichneten Maßgaben gelten. Die medizinischen Voraussetzungen sind durch den Gutachter wie im berufsgenossenschaftlichen Verfahren zu beurteilen. Da jedoch die Bestimmungen der RVO auf Beamte nicht anzuwenden sind, scheidet eine Einzelfallentscheidung nach § 551 Abs. 2 RVO für Beamte grundsätzlich aus. Auch die Berufskrankheitenverordnung findet auf Beamte keine Anwendung.

– *Ist der Verletzte hilflos und wenn ja, in welchem Umfang wird dann Pflege notwendig?*

Wenn ein Beamter infolge des Dienstunfalles zu den Verrichtungen des täglichen Lebens aus eigener Kraft nicht imstande ist, so sind ihm die Kosten für die dann notwendig werdende Hilfe einer anderen Person zu ersetzen. Die Feststellung der Hilflosigkeit sowie des Umfangs der notwendigen Pflege obliegt dem Gutachter. Dabei ist immer der individuelle Zustand des Verletzten maßgebend. Feste Pflegepauschalen bei bestimmten Körperschäden, wie sie das BVG vorsieht, kennt das

BeamtVG nicht. Eine Pflegezulage ist auch nicht bereits dann zu gewähren, wenn der Beamte zu den persönlichen Verrichtungen (An- und Auskleiden, körperliche Reinigung, Nahrungsaufnahme u. ä.) zwar in der Lage ist, andererseits für die Führung seines Haushalts, z. B. für die Reinigung der Wohnung, den Einkauf von Nahrungsmitteln usw., aber eine Haushaltshilfe benötigt. In diesem Falle liegt keine „Hilflosigkeit" vor. Die Erstattung der Kosten einer Haushaltshilfe sieht das BeamtVG nicht vor. Diese Aufwendungen sind durch den Unfallausgleich abgegolten.

- *Sind aus einem Dienstunfall noch Folgen nachgeblieben und haben diese eine Erwerbsminderung zur Folge?*

Die MdE ist nach den körperlichen Beeinträchtigungen im allgemeinen Erwerbsleben zu beurteilen. Sie ist also nicht nach den Anforderungen des konkreten Amtes des Beamten bzw. nach seiner konkreten Tätigkeit oder seinen besonderen Fähigkeiten festzusetzen.

Da der Unfallausgleich vom Unfalltage an – also auch während der Dauer der Dienstunfähigkeit – gezahlt wird, kann das in der Berufsgenossenschaftlichen Unfallversicherung übliche Verfahren, für die Dauer der Arbeitsunfähigkeit eine MdE von 100 % anzusetzen, nicht angewandt werden. Eine MdE setzt eine nicht nur vorübergehende und damit eine über einen Zeitraum von mehr als 6 Monaten sich erstreckende Gesundheitsstörung voraus. Dementsprechend ist bei abklingenden Gesundheitsstörungen die MdE festzusetzen, die dem über 6 Monate hinaus verbliebenen Schaden entspricht. Es bestehen aber keine Bedenken gegen eine abgestufte MdE-Einschätzung, wenn diese nach den ärztlichen Erfahrungen zu begründen und aufgrund der Krankheitsentwicklung angezeigt ist.

Für bestimmte äußere Körperschäden enthält die Verwaltungsvorschrift zum BeamtVG eine Aufstellung über sog. Mindestvomhundertsätze. Darüber hinaus sind bei der Beurteilung der MdE die „Anhaltspunkte für die ärztliche Gutachtertätigkeit im sozialen Entschädigungsrecht und nach dem Schwerbehindertengesetz" des Bundesministers für Arbeit und Sozialordnung zu berücksichtigen.

Hat bei Eintritt des Dienstunfalles eine abschätzbare MdE bereits bestanden, so ist für die Berechnung des Unfallausgleichs von der individuellen Erwerbsfähigkeit des Verletzten, die unmittelbar vor dem Eintritt des Dienstunfalles bestand, auszugehen und zu ermitteln, welcher Teil dieser individuellen Erwerbsfähigkeit durch den Dienstunfall gemindert wurde. Das ist z. B. der Fall, wenn der Verletzte durch einen Kriegsschaden, einen Unfall aus einem früheren Arbeitsverhältnis oder aber auch durch einen Dienstunfall vorgeschädigt ist.

Die individuelle Erwerbsfähigkeit zum Zeitpunkt des Unfalles ist mit 100 % anzusetzen. Der Gutachter hat festzustellen, wie hoch die durch den neuen Unfall bedingte MdE einzuschätzen ist und welche Gesamt-MdE sich unter Einbeziehung aller Unfälle ergibt. Für die Berechnung des Unfallausgleichs wird dann eine Alternativrechnung angestellt. Von dem Unfallausgleich für die Gesamt-MdE wird der Unfallausgleich, der sich für die frühere MdE ergeben würde, abgesetzt. Der verbleibenden Summe wird der Betrag gegenübergestellt, der sich unter Zugrundelegung der MdE für den neuen Dienstunfall ergibt. Zahlbetrag ist der für den Beamten günstigere Betrag. Handelt es sich auch bei dem früheren Unfall um einen Dienstunfall, kann der Unfallausgleich auch nach der Gesamt-MdE festgesetzt werden, wenn dies für den Beamten günstiger ist.

Gegenüber der bis zum 31. 12. 1991 geltenden reinen „Subtraktionsmethode" stellt die neue Regelung diejenigen Beamten besser, bei denen eine relativ hohe Vorschädigung besteht. Bei einem Vorschaden mit einer MdE von 100% konnte z. B. einem Beamten bei einem weiteren - auch schweren - Dienstunfall nach der alten Methode für den neuen Unfall kein Unfallausgleich gewährt werden.

Die Frage, ob *dauernde Dienstunfähigkeit* eines Beamten besteht, braucht in der Regel nicht durch ein ärztliches Gutachten geklärt zu werden.

Da ein Beamter bereits dann als dauernd dienstunfähig gilt, wenn er aus gesundheitlichen Gründen die Aufgaben seines konkreten Amtes nicht mehr wahrnehmen kann und ein anderer zumutbarer Dienstposten nicht zur Verfügung steht, kann ein Gutachter in Ermangelung der genauen Kenntnisse des Arbeitsgebietes die dauernde Dienstunfähigkeit in der Regel nicht feststellen. Er kann nur eine Aussage über Einsatzbeschränkungen bzw. noch bestehende Einsatzmöglichkeiten treffen. Die Schlußfolgerungen daraus und die endgültige Feststellung der dauernden Dienstunfähigkeit obliegt dann dem bahnärztlichen Dienst.

Wenn ein Beamter wegen mehrerer Erkrankungen für dauernd dienstunfähig erklärt wird und nur ein Teil der Erkrankungen dienstunfallbedingt ist, ist es nicht Aufgabe des Gutachters, festzustellen, welcher Erkrankung die überwiegende Bedeutung für die dauernde Dienstunfähigkeit zukommt. Diese Frage hat allein die Behörde im Benehmen mit dem bahnärztlichen Dienst zu entscheiden. Nach der herrschenden Rechtsprechung ist danach zu entscheiden, ob der Beamte auch ohne die Unfallverletzung zum gleichen Zeitpunkt dauernd dienstunfähig geworden wäre. Hätte er ohne die Unfallverletzung noch weiter Dienst verrichten können, ist die Zurruhesetzung unfallbedingt und es ist Unfallruhegeld zu gewähren.

Zusammenfassung

Die Leistungen nach dem Beamtenversorgungsgesetz unterscheiden sich von denen der Berufsgenossenschaftlichen Unfallversicherung. Bei der gutachtlichen Beurteilung des Unfalles bzw. der Berufserkrankung bestehen kaum, bei der Beurteilung der Erwerbsminderung jedoch einige wesentliche Unterschiede.

Diskussion

Zusammengefaßt und redigiert von G. Hierholzer*

Die Diskussion beschäftigt sich vornehmlich mit den Besonderheiten des Unfallausgleiches nach dem Bundesbeamtengesetz, einigen Merkmalen über die Krankenversorgung der Bundesbahnbeamten, mit Kriterien über den administrativen Ablauf nach einem Unfall und mit Unterschieden zur Gesetzlichen Unfallversicherung.

Besonderheiten der Beamtenunfallfürsorge

Der Unfallausgleich wird vom Unfalltag an fallweise sofort oder nach Antragstellung so lange gezahlt, als die Erwerbsminderung mindestens 25 % beträgt. Dies betrifft den Zeitbereich der Dienstunfähigkeit, einer Krankenhausbehandlung, den Zeitbereich für eine Kur und die Bedingung eines Pflegefalls gleichermaßen. Das System beinhaltet abgestufte Erwerbsminderungen.

Das Beamtenversorgungsgesetz gilt für alle Bundesbeamten. Es gibt noch einige Landesversorgungsgesetze für Länderbeamte, die Unterschiede aufweisen können. Die dauernde Dienstunfähigkeit wird bei Bundes- und Landesbeamten nach gleichen Kriterien beurteilt.

Merkmale der Krankenversorgung der Bundesbeamten

Wie Meyer-Roll ausführt, sind Beamte nicht versicherungspflichtig, es gibt für sie keine Krankenkasse. Zwar besteht eine Krankenversorgung der Bundesbahnbeamten mit der „KVB", es handelt sich aber nicht um eine Krankenkasse im sozialrechtlichen Sinne. Jeder Beamte ist beihilfeberechtigt. Die Krankenkasse erstattet die Rechnungen zu 80 – 90 %.

Kriterien des administrativen Ablaufs nach einem Unfall

Am Beispiel des Bundesbahnbeamten erläutert Meyer-Roll ergänzend den administrativen Verlauf. Der Unfall wird bei der Dienststelle aufgenommen und der Patient, sofern nicht sofort stationäre Einweisung eingeleitet wird, dem Bahnarzt vorgestellt. Bei diesem handelt es sich zwar nicht regelmäßig um einen Chirurgen, er entscheidet

---

* Diskussionsteilnehmer: H.-J. Böhm, U. Heitemeyer, K. Meyer-Roll und G. Rompe

aber darüber, ob ein Heilverfahren notwendig ist und eingeleitet werden soll. Die Dienststelle kontrolliert nach 3 Monaten, ob noch Unfallfolgen vorliegen. Wird dies bejaht, so stellt sich der Beamte erneut beim Bahnarzt vor, der auch die Frage einer entschädigungspflichtigen MdE zu entscheiden oder der Entscheidung zuzuführen hat.

Abgrenzungsmerkmale der Beamtenunfallfürsorge gegenüber der Gesetzlichen Unfallversicherung

Die Beamtenunfallfürsorge sieht kein Durchgangsarzt- oder Durchgangsarzt-ähnliches Verfahren vor. Es gibt auch keine Form der Steuerung des Heilverfahrens, die den Anforderungen der Gesetzlichen Unfallversicherung entspricht. Die Frage nach der Relation der MdE zur Dienstunfähigkeit wird von Meyer-Roll mit Beispielen beantwortet. Ein Beamter kann mit einer MdE von 50% dienstfähig oder dienstunfähig sein. Die Entscheidung wird in Abhängigkeit von seiner beruflichen Tätigkeit als Lehrer, als Lokführer, als Beamter bei der Polizei oder z.B. in der Vollzugsanstalt im Einzelfalle getroffen. Die nachfolgende Feststellung zeigt, wie extrem die Unterschiede u.U. sind. Ein Beamter kann mit einer MdE von 0% dauernd dienstunfähig sein oder mit einer MdE von 100% Dienst verrichten. Es gibt also keinen zwingenden Zusammenhang zwischen der dauernden Dienstunfähigkeit und der MdE.

Wird ein Gutachten eingeleitet, so stellt die Beamtenunfallfürsorge z.B. kein Vorerkrankungsverzeichnis zur Verfügung, weil sie diese Auflistung nicht führt. Auf Anforderung kann beispielsweise lediglich die Bahnarztkartei zugeführt werden. Der begutachtende Arzt ist also u.U. sehr auf die Mitwirkung des Patienten angewiesen. Auch in bezug darauf besteht ein erheblicher Unterschied zu der Aktenführung durch die Gesetzliche Unfallversicherung und zu den Vorlagen und Vorgaben, die diese dem begutachtenden Arzt zur Verfügung stellt. Das Beamtenversorgungsgesetz sieht auch eine Berufsfürsorge für Fälle vor, in denen z.B. aufgrund der körperlichen Anforderungen ein Arbeitsplatzwechsel oder ein Wechsel der beruflichen Laufbahn angezeigt ist. Es müssen jeweils gleichwertige Dienstposten gefunden werden. Ist eine Lösung nicht zu finden oder ein Wechsel nicht zumutbar, so wird der Beamte in den Ruhestand versetzt.

Teil V

Bewertung des Folgeschadens nach Finger- bzw. Handverletzungen in der Gesetzlichen Unfallversicherung

Vorschläge zur MdE-Bewertung nach Aufhebung der Unterscheidung zwischen Arbeits- und Beihand

H. Spohr und G. Rompe

Einleitung

Die Unterscheidung zwischen Arbeits- und Beihand ist nach der neueren Literatur [6, 12, 14, 15, 19], der die Rechtsprechung folgt, aufgegeben. Damit ist eine seit vielen Jahren von den Handchirurgen und Gutachtern gestellte Forderung erfüllt. Wünschenswert und notwendig bleibt die Anpassung der „Anhaltspunkte für die gutachterliche Beurteilung von Handverletzungen in der Gesetzlichen Unfallversicherung" an diesen veränderten Sachverhalt.

Bejaht man die These, daß die Bewertung der MdE vor der Aufhebung der Unterscheidung zwischen Arbeits- und Beihand richtig war, könnte es nahe liegen, sich jetzt nach den bisherigen für die Arbeitshand bekannten Werten zu richten. Mag dieser Schritt nach den Gesetzen der Logik noch nachvollziehbar sein, so stehen doch andere Schwierigkeiten der praktischen Umsetzung im Wege.

Die verschiedenen MdE-Tafeln weichen zum Teil erheblich voneinander ab [5, 8–10, 13, 16, 18]. Nicht übersehen werden darf auch, daß sich eine ungeprüfte Übernahme der Werte u.a. auch deswegen verbietet, weil Funktionseinschränkungen in die MdE-Bewertung einbezogen wurden, die sich im wesentlichen oder auch ausschließlich im privaten Lebensbereich auswirken [17]. Ebenso ist es nicht möglich, die MdE-Sätze aus dem Versorgungsrecht heranzuziehen. Welche Tabelle soll nun als die richtige gelten?

Die bisher gebräuchlichen MdE-Tafeln sollten sicherlich nicht völlig unberücksichtigt bleiben; vorrangig sind jedoch die neueren Werte [6, 12, 14, 19], die auch im Sinne eines einheitlichen Verwaltungshandelns als Orientierung dienen. Korrekturen sind dort vorzunehmen, wo dies sachlich, insbesondere aus handchirurgischer Sicht, notwendig ist. Insgesamt erscheint es sinnvoll, nicht alle nur denkbaren Folgeschäden nach einer Handverletzung zu bewerten, sondern sich auch im Interesse der Übersichtlichkeit auf Eckwerte zu beschränken.

Grundsätze der MdE-Bewertung

Der Grad der durch den Arbeitsunfall verursachten MdE ist nach dem Ausmaß der festgestellten Funktionsminderung sowie dem Umfang der verbleibenden Arbeitsmöglichkeiten auf dem gesamten Gebiet des Erwerbslebens (allgemeiner Arbeitsmarkt) zu beurteilen [2]. Dieser Grundsatz der abstrakten Schadensbemessung besagt, daß die in Form einer Rente zu leistende Entschädigung nicht den tatsächlichen Minderverdienst ausgleichen soll, sondern eben nach dem Unterschied der auf dem gesamten Gebiet des Erwerbslebens bestehenden Erwerbsmöglichkeiten der

Abb. 1. Die wichtigsten Greifformen

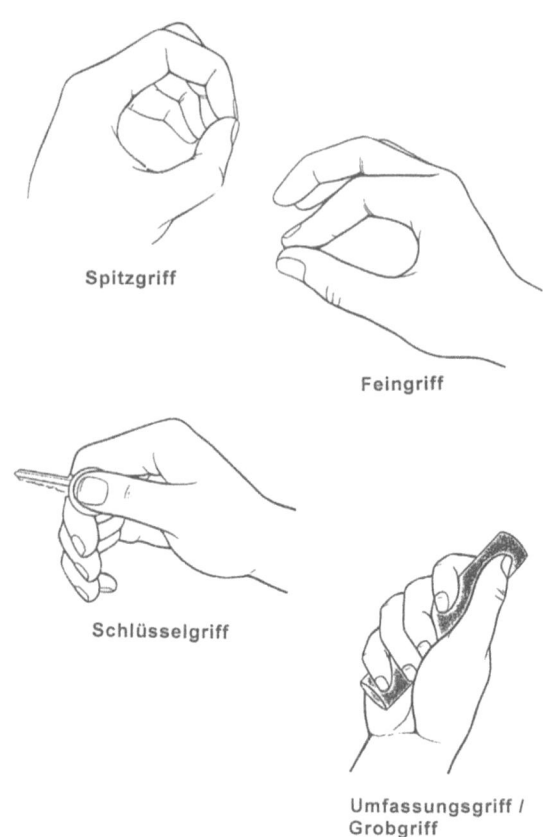

versicherten Person vor und nach dem Arbeitsunfall zu bemessen ist [1, 3, 4, 7]. Dabei bleiben zwar außerhalb der Person liegende Umstände unberücksichtigt, wie beispielsweise zeitweilig schlechte Arbeitsmarktlage, ein besonders günstiger Arbeitsvertrag vor dem Arbeitsunfall usw. Dagegen sind besondere Kenntnisse und Fähigkeiten des Verletzten bei der Ermittlung der MdE zu berücksichtigen.

Der Begriff **Funktionsminderung** beinhaltet also zwei Gesichtspunkte: Einmal ist die durch die Verletzung verursachte Minderung der Gebrauchsfähigkeit der Finger und Hände von Bedeutung; andererseis ist zu beurteilen, ob und ggf. in welchem Maße die „Funktion", die Arbeitsmöglichkeiten auf dem gesamten Gebiet des Erwerbslebens zu nutzen, eingeschränkt ist.

MdE nach Finger- bzw. Handverletzungen

Zur Ermittlung und für die Bewertung der für die Schätzung der MdE relevanten Funktionsminderung erscheint es sinnvoll, sich die wichtigsten Funktionen der Hand in Erinnerung zu rufen. Hierbei wird in der Reihenfolge der Wichtigkeit die Hand als Greif-, Druck-, Tast- und Ausdrucksorgan bewertet.

Die Hand als Greiforgan

Die wichtigste Funktion der Hand ist die des Greifens. Durch Annäherung einer Greifzone an eine Gegengreifzone entsteht eine zangenartige Bewegung, die das Aufnehmen und Festhalten eines Gegenstandes ermöglicht. Die Greifzone eines Fingers liegt jeweils an seinem Ende. Der Greifraum wird begrenzt von der Greifseite des Fingers und dem Weg, den das Fingerende nimmt von vollständiger Streckung bis zur maximalen Beugung. Sehr ausführlich sind die vielfältigen Greifformen von **Kapandji** [11] dargestellt; sie können im Einzelfall die Beurteilung der Funktionsminderung erleichtern, wenn die Unterscheidung in Spitz- und Grobgriff der Art und Schwere des Folgeschadens nicht gerecht wird. Grundsätzlich erscheint es ausreichend, die wichtigsten Greifformen (Abb. 1) in die MdE-Bewertung einzubeziehen:

Spitzgriff: zwischen Daumen- und Zeigefingerkuppe,
Feingriff: zwischen Daumen- und Zeigefingerbeere,
Schlüsselgriff: zwischen Daumen und der Daumenseite des Zeigefingers,
Grobgriff/
Umfassungsgriff: Zeige- bis Kleinfinger gegen den Handteller gebeugt.

Eine unterschiedliche Bewertung der Schädigung des Spitz- (Speichenseite) und Grobgriffes (Ellenseite) läßt sich nicht begründen [15].

Diese natürlichen Greifformen sind nur wenig beeinträchtigt, wenn der Ausfall eines an einer bevorzugten Greifform beteiligten Fingers von einem anderen Finger übernommen werden kann.

Augenfällig ist die überragende Bedeutung des Daumens. Bei dessen Verlust oder Teilverlust sind Spitz-, Fein- und Schlüsselgriff nicht mehr bzw. nur mit erheblichen Einschränkungen auszuführen.

Die Hand als Tastorgan

Die Greiffläche der Hand, insbesondere die Fingerbeeren, sind reichhaltig mit verschiedenartigen Endorganen ausgestattet, die die Hand zum eigentlichen Tastorgan des Menschen machen. Mit ihr lassen sich die Größe, Form und stoffliche Beschaffenheit eines Gegenstandes erkennen. Die Tastempfindung kommt durch lose Berührung der Fingerbeere mit dem Gegenstand zustande; sie wird besonders intensiv, wenn die Fingerbeeren vorsichtig über den Gegenstand streichen oder dieser zwischen 2 Greifzonen, die sich tangential gegeneinander bewegen, abgetastet werden.

Für die Begutachtung ist die Prüfung wichtig, ob die Sensibilität ungestört, aufgehoben oder herabgesetzt ist und ob sie in einer für die Tastempfindung wichtigen Zone liegt, die nicht kompensiert werden kann. Das Augenmerk ist hierbei insbesondere auf eine ausreichende Schutzsensibilität zu richten, d.h. auf eine Empfindung für grobe Berührung, für Kälte und Wärme, damit die gefühlsgestörte Zone vor Schaden geschützt ist.

Die Hand als Druckorgan

Als zehnteiliges Druckorgan kommt den Händen im Arbeitsleben eine besondere Bedeutung zu. Die 5 Finger an jeder Hand befähigen die Hand, mit den Fingerkuppen bzw. den Fingerbeeren 10mal einen umschriebenen Druck in unterschiedlicher Dosierung gleichzeitig oder in beliebiger Aufeinanderfolge oder im Wechsel auszuüben in einem Arbeitsbereich, der durch die Spreizfähigkeit und den Bewegungsumfang der Finger gegeben ist.

Die vielseitige Tätigkeit der Hand als mehrfaches Druckorgan ist eine erworbene Fähigkeit, die oft erst durch jahrelange Übung erreicht wird und der Hand einen überdurchschnittlichen Gebrauchswert gibt. Unter diesen Gesichtspunkten ist auch im Falle einer Versteifung zu beachten, daß die Mittel- und Endgelenke nur so weit gebeugt werden, daß die Daumenbeere mit den übrigen Fingerbeeren zusammengebracht werden kann. Dadurch besteht ein Greifvermögen zwischen Daumen und dem Finger bei Erhaltung einer ausreichenden Streckstellung für die Funktion der Finger als Druckorgan.

Die Hand als Ausdrucksorgan

Unbewußt sind die Hände lebendiges Ausdrucksorgan, durch die sich unsere Gemütsverfassung widerspiegelt oder sich unsere Ansichten äußern, mit denen wir unserer Rede Nachdruck verleihen, betonend, abwägend, abweisend, bestätigend. Als Kontaktorgan zum Mitmenschen kommt den Händen ein hoher Persönlichkeitswert zu.

Für die Bewertung der MdE sind diese Gesichtspunkte von nachrangiger Bedeutung. Relevant können entstellende Verletzungsfolgen der Hand sein, die die Ausübung bestimmter Tätigkeiten auf dem allgemeinen Arbeitsmarkt erschweren bzw. ausschließen. Hierbei wird es sich jedoch um Einzelfälle handeln, weil bei so schwerwiegenden Amputationsverletzungen auch diese Gesichtspunkte grundsätzlich in der Bewertung der MdE enthalten sind.

Praktische Umsetzung – Vorschläge für die MdE-Werte

Im Mittelpunkt des täglichen Arbeitslebens steht nicht mehr die ausdauernde Stand- und Gangleistung oder die grobe muskuläre Kraft. Der Wandel in der Arbeitswelt betrifft vorwiegend die obere Extremität. Dem muß auch die Schätzung der MdE Rechnung tragen.

Die genannten MdE-Grade beziehen sich auf die **erstmalige Feststellung der Dauerrente**. Es wird davon ausgegangen, daß keine Vorschäden zu berücksichtigen sowie die verbliebenen Gelenke des verletzten Fingers frei beweglich sind und daß die Stumpfverhältnisse keine Besonderheiten aufweisen.

Bei der **vorläufigen Rente** wird die MdE in der Regel höher sein. Die frischen Stumpfverhältnisse, eine größere Empfindlichkeit der Narben und/oder eine noch bestehende Muskelschwäche sowie die noch fehlende Geschicklichkeit, die verletzte Hand einzusetzen, bedingen eine größere Funktionsminderung. Ferner kann der Vorschlag von **Reill** [15], die bisherige Praxis beizubehalten, d.h. bis zur Dauerrente

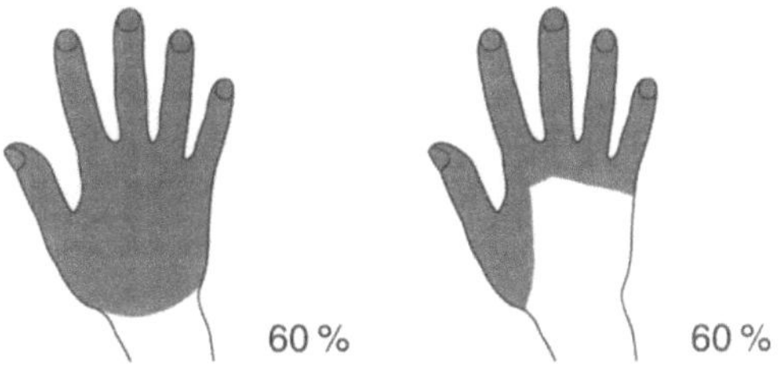

Abb. 2. Verlust der gesamten Hand bzw. Amputation aller Finger einschließlich der Mittelhandknochen des Daumens sowie von Teilen der Mittelhandknochen aller 4 Langfinger oder vergleichbare sonstige Funktionsminderung (Abb. 2–19, nach Mollowitz 1993 [14])

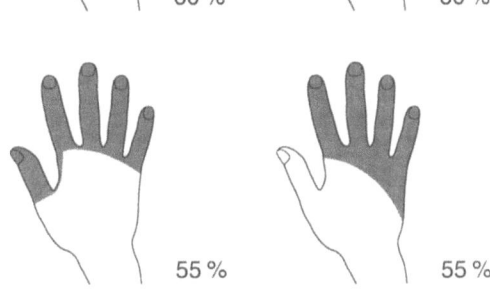

Abb. 3. Verlust aller Finger einer Hand bzw. Verlust aller 4 Langfinger einschließlich von Teilen der Mittelhandknochen oder vergleichbare sonstige Funktionsminderung

einen Unterschied je nach Händigkeit zu machen, im Einzelfall zu einer gerechteren Einschätzung der MdE führen. Das Argument, daß während der ersten beiden Jahre nach dem Arbeitsunfall die Funktionsbehinderung an der Haupthand in der Regel schwierig zu kompensieren ist, überzeugt.

Bei nicht so schwerwiegenden Handverletzungen verneint der Gutachter häufig eine rentenberechtigende MdE, weil er sich von dem zu erwartenden Folgeschaden zum Zeitpunkt der Zweijahresfrist leiten läßt, den er mit 15% oder 10% schätzt.

Widerspruch und Klage sind in diesen Fällen fast ausnahmslos die Folge. Dies ist mit einem einfachen Kunstgriff zu vermeiden. Der Gutachter schlägt z.B. eine **Gesamtvergütung** entsprechend einer MdE von 20% für die Dauer von 3 bis zu ca. 12 Monaten vor; der zeitliche Rahmen richtet sich nach dem Ausmaß der im Einzelfall bestehenden Funktionsminderung.

Erläuterung der MdE-Werte

Die Bewertung der durch den Folgeschaden verursachten MdE kann sich nicht ausschließlich an den Substanzverlusten orientieren. Vielmehr ist der **Funktionsverlust** das entscheidende Kriterium; hierbei sind Substanzverluste, Einschränkungen der Feinmotorik sowie Sensibilitätsverluste gewichtend zu werten und schließlich als Gesamtschaden zu beurteilen.

Die den Substanzverlust darstellenden Abb. 2–19 können nicht immer den anatomischen und klinischen Tatsachen entsprechen. Die Amputationsstelle ist in Höhe des Gelenkes eingezeichnet. Die Amputation erfolgt jedoch meist einige Millimeter proximal unter Verkürzung des Stumpfes nach Entknorpelung und nach Verschmälerung des jeweiligen körpernahen Gelenkanteiles [15]. Wichtig ist, daß der Gutachter eine sorgfältige Befunderhebung durchführt, die dann auch die MdE-Schätzung schlüssig erklärt.

Die Vielfalt der Art der Folgeschäden ist hier nicht darstellbar. Am Beispiel der Verluste bzw. Teilverluste von Fingern und der Hand werden Vorschläge zur Höhe der MdE gemacht, die auf andere, hier nicht genannte Folgeschäden zu übertragen sind.

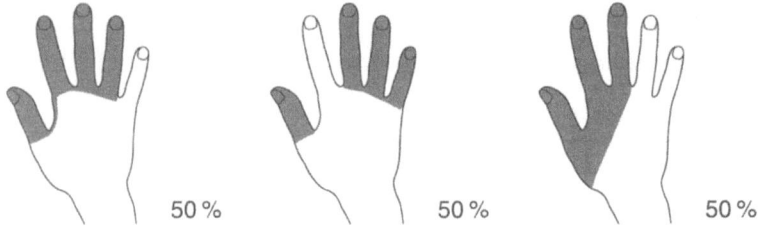

Abb. 4. Erhalt nur eines Langfingers bzw. Amputation von Daumen, Zeige-, und Mittelfinger mit den dazugehörenden Mittelhandknochen oder vergleichbare sonstige Funktionsminderung

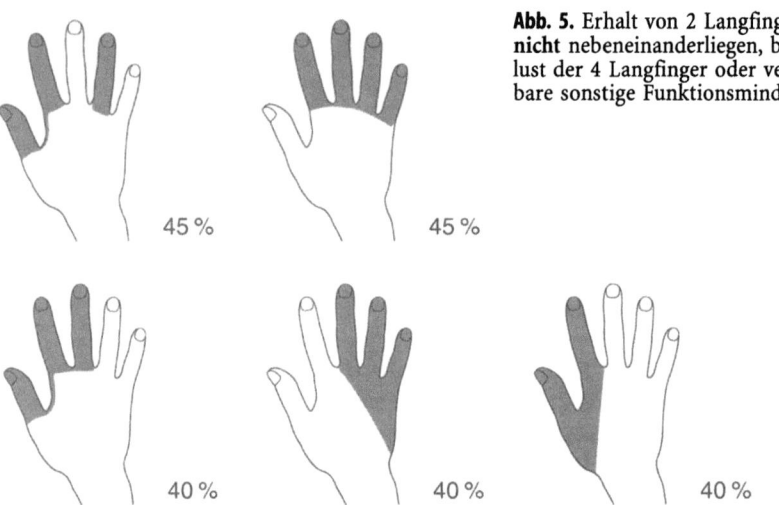

Abb. 5. Erhalt von 2 Langfingern, die **nicht** nebeneinanderliegen, bzw. Verlust der 4 Langfinger oder vergleichbare sonstige Funktionsminderung

Abb. 6. Erhalt von 2 **nebeneinanderliegenden** Langfingern oder Amputation des Mittel-, Ring- und Kleinfingers bzw. des Daumens und des Zeigefingers einschließlich des größten Teils der dazugehörenden Mittelhandknochen oder vergleichbare sonstige Funktionsminderung

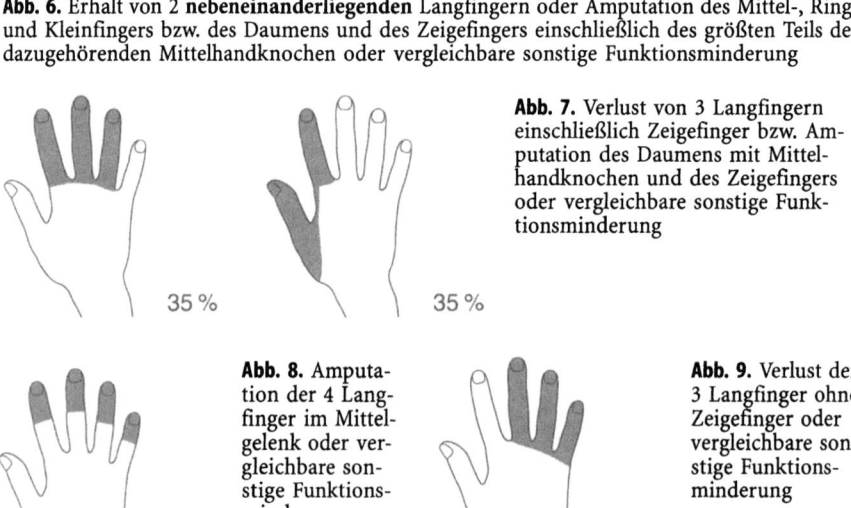

Abb. 7. Verlust von 3 Langfingern einschließlich Zeigefinger bzw. Amputation des Daumens mit Mittelhandknochen und des Zeigefingers oder vergleichbare sonstige Funktionsminderung

Abb. 8. Amputation der 4 Langfinger im Mittelgelenk oder vergleichbare sonstige Funktionsminderung

Abb. 9. Verlust der 3 Langfinger ohne Zeigefinger oder vergleichbare sonstige Funktionsminderung

Abb. 10. Verlust von 2 Langfingern oder vergleichbare sonstige Funktionsminderung

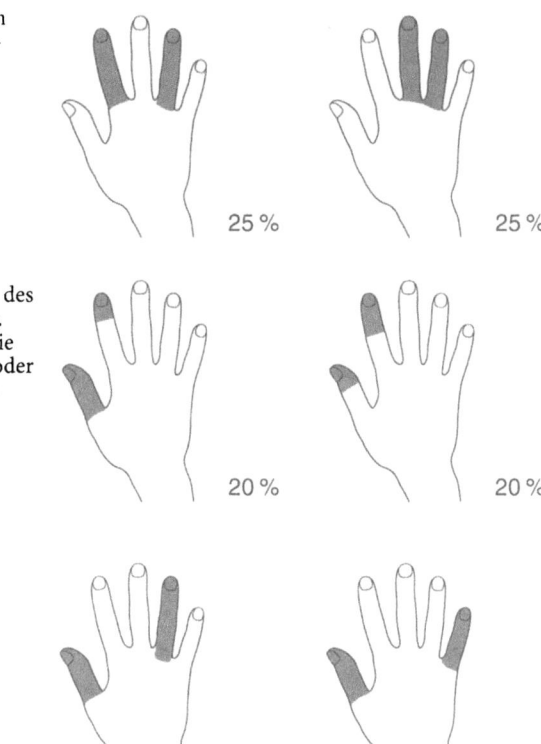

Abb. 11. Verlust des Daumens und des Endgliedes eines Langfingers bzw. Teilamputation des Daumens sowie des Zeigefingers im Mittelgelenk oder vergleichbare sonstige Funktionsminderung

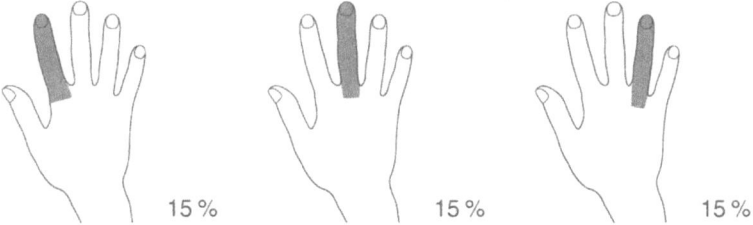

Abb. 12. Amputation des Daumens und eines der 4 Langfinger oder vergleichbare sonstige Funktionsminderung

Abb. 13. Verlust eines Langfingers mit Teilen des Mittelhandknochens oder vergleichbare sonstige Funktionsminderung

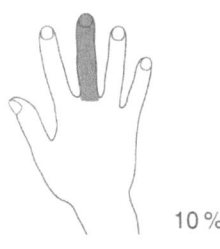

Abb. 14. Amputation eines der 4 Langfinger ohne Beteiligung des Mittelhandknochens oder vergleichbare sonstige Funktionsminderung

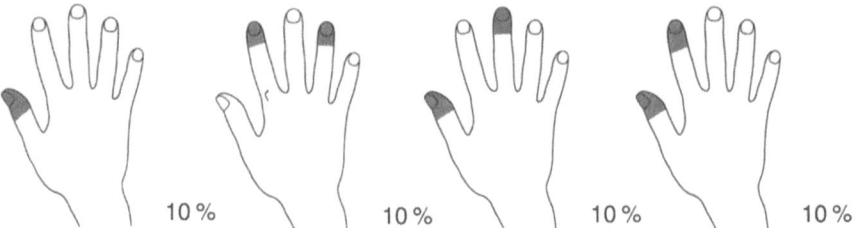

Abb. 15. Verlust des Daumenendgliedes, des Endgliedes von 2 Langfingern bzw. des Daumenendgliedes und des Endgliedes eines Langfingers oder vergleichbare sonstige Funktionsminderung

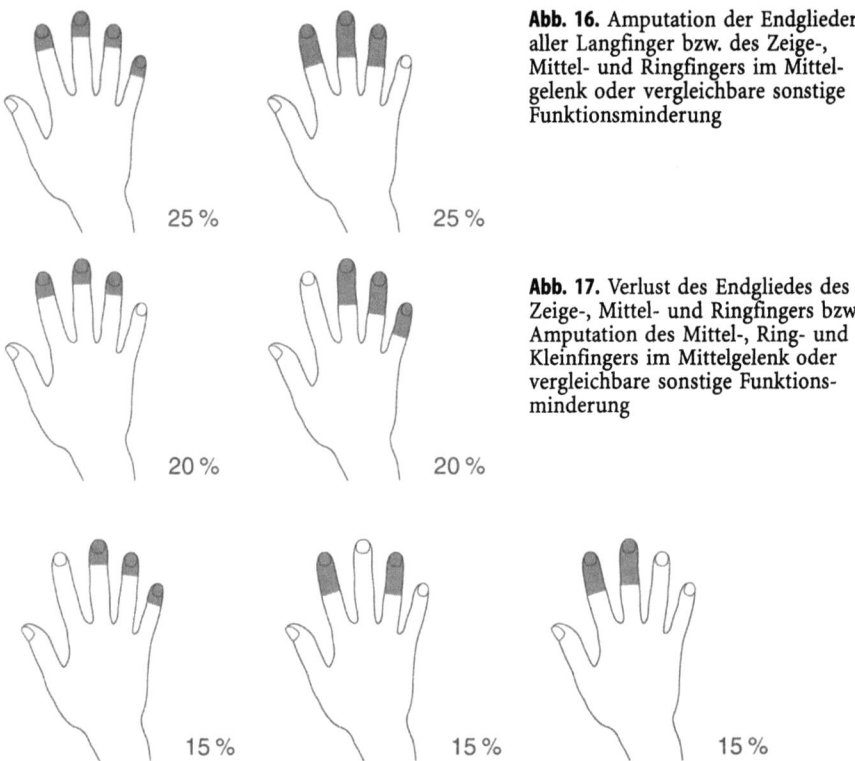

Abb. 16. Amputation der Endglieder aller Langfinger bzw. des Zeige-, Mittel- und Ringfingers im Mittelgelenk oder vergleichbare sonstige Funktionsminderung

Abb. 17. Verlust des Endgliedes des Zeige-, Mittel- und Ringfingers bzw. Amputation des Mittel-, Ring- und Kleinfingers im Mittelgelenk oder vergleichbare sonstige Funktionsminderung

Abb. 18. Amputation des Mittel-, Ring- und Kleinfingers im Endgelenk, des Zeige- und Ringfingers im Mittelgelenk bzw. des Zeige- und Mittelfingers im Mittelgelenk oder vergleichbare sonstige Funktionsminderung

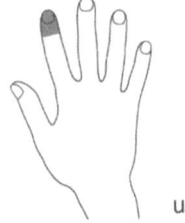

Abb. 19. Verlust des Endgliedes eines Langfingers oder vergleichbare sonstige Funktionsminderung

Die Bewertung der MdE mit 0% ist nach einer Amputation bzw. Teilamputation nicht schlüssig zu begründen; der Verlust eines Körperteils ist augenfällig. Folgerichtig wird die MdE mit „unter 10%" angegeben.

Die Bewertung des Verlustes des Daumenendgliedes mit 10% kann inzwischen als herrschende Meinung bezeichnet werden. Dem Daumen kommt eine überragende Bedeutung zu. Bei dessen Verlust oder Teilverlust sind Spitz-, Fein- und Schlüsselgriff nicht mehr bzw. nur mit erheblichen Einschränkungen möglich. Von besonderer Wichtigkeit ist ein mit normaler Sensibilität versehenes Endglied mit Fingernagel. Der Fingernagel ist zum Aufsammeln und Halten kleiner Gegenstände von größter Bedeutung, so daß sein Verlust auch bei dadurch bedingter nur geringer Beeinträchtigung gröberer Arbeiten insbesondere bei feineren Tätigkeiten deutlich ins Gewicht fällt.

Behandlung der Altfälle

Verletzte, deren Folgeschäden in den zurückliegenden Jahren nach dem Betroffensein der Arbeits- oder Beihand bewertet wurden, sind grundsätzlich gegenüber der Neuregelung benachteiligt. Hieraus ergibt sich jedoch für die berufsgenossenschaftlichen Verwaltungen nicht die zwingende Notwendigkeit, alle Altfälle herauszusuchen und zu überprüfen. Vielmehr wird die Berufsgenossenschaft beispielsweise anläßlich eines Nachuntersuchungstermins oder auf Antrag tätig werden. Zu prüfen ist, ob nach Erlaß eines Verwaltungsaktes mit Dauerwirkung eine wesentliche Änderung in den tatsächlichen oder rechtlichen Verhältnissen eingetreten ist (§ 48 SGB X). Dies kann durch eine aktuelle Rechtsprechung, ein neues Gesetz oder auch durch die Änderung der allgemeinen Auffassung über die MdE-Werte begründet sein.

Zusammenfassung

Nach der Aufhebung der Unterscheidung zwischen Arbeits- und Beihand war die Überprüfung der bisherigen MdE-Werte notwendig. Die vorgeschlagenen Prozentsätze sind Eckwerte und als Anhaltspunkte zu verstehen.

Bei einer Vielzahl anderer Verletzungsarten werden sich Gutachter, Verwaltungen und Gerichte hieran orientieren und die MdE in Abhängigkeit von dem individuellen Folgeschaden schätzen bzw. festsetzen.

Durch die veränderte Arbeitswelt gewinnt der Folgeschaden nach Verletzungen der Hand gegenüber denen der unteren Extremität zunehmend an Gewicht. Es bleibt abzuwarten, wie und wann sich dieses Faktum auch in der MdE-Bewertung niederschlägt.

Literatur und Anmerkungen

1. BVerfG vom 7. 11. 1972 in NJW 1973, 502
2. BSGE, 1, 174
3. BSGE, 21, 7
4. BSGE, 31, 185
5. Bereiter-Hahn W, Schieke H, Mehrtens G (1993) Gesetzliche Unfallversicherung, Handkommentar, J O 21. Schmidt, Berlin Bielefeld

6. Bereiter-Hahn W, Schieke H, Mehrtens G (1995) Gesetzliche Unfallversicherung, Handkommentar, J O 51. Schmidt, Berlin Bielefeld
7. Brackmann K (1989) Handbuch der Sozialversicherung, 11. Aufl., 576 y II. Asgard, Sankt Augustin
8. Günter E, Hymmen R (1980) Unfallbegutachtung, 7. Aufl., de Gruyter, Berlin, S 101 f
9. Günter E, Hymmen R, Izbicki W (1987) Unfallbegutachtung, 8. Aufl., de Gruyter, Berlin, S 124 f.
10. Izbicki W, Neumann N, Spohr H (1992) Unfallbegutachtung, 9. Aufl., de Gruyter, Berlin, S 243 f.
11. Kapandji IA (1984) Funktionelle Anatomie der Gelenke. In: Otte P, Schlegel KF (Hrsg) Bücherei der Orthopäden, Bd. 1: Obere Extremität, Enke, Stuttgart
12. Krösl W, Zrubecky G (1992) Die Unfallrente, 4. Aufl., Enke, Stuttgart, S 74 f.
13. Mollowitz G (Hrsg) (1974) Der Unfallmann, 9. Aufl., Springer, Berlin Heidelberg New York, S 237 f.
14. Mollowitz G (Hrsg) (1993) Der Unfallmann, 11. Aufl., Springer, Berlin Heidelberg New York Tokyo, S 351 f.
15. Reill P (1995) Begutachtung des Fingerverlustes bzw. -teilverlustes aus handchirurgischer Sicht. In: Hierholzer G, Kunze G, Peters D (Hrsg) Gutachtenkolloquium 10. Springer, Berlin Heidelberg New York Tokyo
16. Rompe G, Erlenkämper A (1992) Begutachtung der Haltungs- und Bewegungsorgane, 2. überarb. erweit. Aufl., Thieme, Stuttgart, S. 229 f.
17. Pieper W (1983) Begutachtung. In: Nigst (Hrsg) Handchirurgie, Bd. II. Thieme, Stuttgart
18. Schönberger A, Mehrtens G, Valentin H (1988) Arbeitsunfall und Berufskrankheit, 4. Aufl., Anhang. Schmidt, Berlin Bielefeld
19. Schönberger A, Mehrtens G, Valentin H (1993) Arbeitsunfall und Berufskrankheit, 5. Aufl., Anhang. Schmidt, Berlin Bielefeld

Diskussion

Zusammengefaßt und redigiert von G. Hierholzer*

Der Zusammenfassung der Diskussion ist die Anmerkung vorauszuschicken, daß die Referenten und die Diskussionsteilnehmer Wert darauf legen, zu einheitlichen Begutachtungsempfehlungen zu kommen. Es war für die ärztlichen Gutachter wie auch für die berufsgenossenschaftlichen Verwaltungen unbefriedigend, daß in den zurückliegenden Jahren deutlich unterschiedliche Bewertungsschemata zu Grunde gelegt wurden. Zudem beinhaltet eine Richtlinie im philologischen Sinne keine Festlegung, sie stellt vielmehr eine Anleitung und Hilfe für die Entscheidung im Einzelfalle dar. Im Hinblick auf die gewünschte Einvernehmlichkeit wird das Ergebnis in zusammengefaßter Form formuliert.

In der Gesetzlichen Unfallversicherung ist die Beurteilung des abstrakten Gliedverlustes eine der Grundlagen für die Begutachtungsrichtlinien nach Finger- und Handverletzungen. Auf dieser Grundlage sind zusätzliche Funktionseinschränkungen zu berücksichtigen, die im Einzelfalle die Einschätzung der MdE unterschiedlich beeinflussen können. In der Diskussion wird der Wunsch geäußert, daß diese Argumentation und Feststellung von den ärztlichen Gutachtern und von den Verwaltungen der Berufsgenossenschaften vermehrt umgesetzt werden. Im Rückkehrschluß kann also die Einschätzung der MdE nicht allein mit dem Hinweis auf Schemata und entsprechende Tabellen begründet werden.

> Auf der Grundlage der Beurteilung des abstrakten Gliedverlustes sind in jedem Einzelfalle die funktionellen Gesichtspunkte und die individuellen Befunde zu berücksichtigen. Diese haben u.U. eine entscheidende Bedeutung.

Betrachtet man die entsprechenden Beurteilungsunterschiede in den Standardwerken, so erscheinen die Abweichungen unter diesem Gesichtspunkt weniger ausgeprägt, als allgemein unterstellt wird. Ebenso läßt sich für den Verlust von jeweils 2 Gliedern an 2 Fingern eine Lösung finden, indem man sich zwar bei der Bewertung der abstrakten Gliedverluste für eine MdE-Höhe von 15% ausspricht, dabei aber audrücklich den Ermessensraum der Einschätzung im Einzelfalle unterstreicht. In

---

* *Diskussionsleitung:* K. A. Brandt und H. Spohr; Diskussionsteilnehmer: D. Bindemann, F. E. Dietrich, W. Dürr, G. Hierholzer, J. Lehmann, J. Lübcke, K. H. Müller, P. Reill, G. Rompe, M. Roesgen, U. Spink, F. Schröter und J. van Loh

entsprechender Weise kann die MdE für die Kombination des Daumenendgliedverlustes und des Zeigefingerteilverlustes je nach den im Einzelfalle erhobenen Befunden mit 15% oder mit 20% eingeschätzt werden.

> Wie in den anderen Bereichen der Medizin sind auch bei der Begutachtung klare Richtlinien und Genauigkeit anzustreben. Diese schließen aber das Ermessen und die Pflicht ein, im begründeten Einzelfalle vom Schema abweichend einzuschätzen.

Die im Referat aufgezeigten und in der Diskussion an einigen Stellen etwas veränderten Richtlinien zur Beurteilung des Gliedverlustes sind somit ein Arbeitsbegriff, ein Gerüst und eine Vorgabe für die Einschätzung des spezifischen Funktionsverlustes. Die Abweichung „plus 5 oder minus 5" kann dann unschwer begründet werden. Im Einzelfalle ergibt sich die Begründung aus dem Zustand der jeweiligen Stümpfe, der Sensibilität und der Beweglichkeit, z.B. der Grundgelenke. Gibt es schon in der Biologie kein Individuum, das dem anderen gleicht, so fällt es kaum schwer, dies philosophische Feststellung auf die Notwendigkeit eines Spielraumes für die individuelle gutachtliche Beurteilung zu übertragen.

Bei der Diskussion wird auf das Beispiel des Zeigefingerteilverlustes und auf die Bedeutung des Schlüsselgriffes hingewiesen. Ein Reststumpf am Zeigefinger kann funktionell mehr stören als nützlich sein. Das Beispiel macht deutlich, daß das Ausmaß des Teilverlustes nur in Verbindung mit der jeweiligen funktionellen Auswirkung zu beurteilen ist.

Der Gesichtspunkt einer kosmetisch negativen Veränderung, wie z.B. bei einer mit Spalthaut gedeckten Spalthand, steht bei einer Einschätzung der MdE nicht im Vordergrund. Als Faktor ist die kosmetische Veränderung aber zu berücksichtigen, sobald dem Verletzten ganz bestimmte Arbeitsplätze nicht mehr oder nur eingeschränkt zugewiesen werden können. Andererseits schränkt eine Veränderung des äußeren Erscheinungsbildes nach einem Trauma keineswegs grundsätzlich die Erwerbsfähigkeit auf dem allgemeinen Arbeitsmarkt ein.

> Eine kosmetische Veränderung des äußeren Erscheinungsbildes nach einem Trauma kann im Einzelfalle die Minderung der Erwerbsfähigkeit auf dem allgemeinen Arbeitsmarkt beeinflussen. Dazu bedarf es aber der Begründung aus einer Einzelfallanalyse.

Nach ausführlicher Erörterung kommt die Diskussionsrunde zu der einvernehmlichen Empfehlung, bei der gutachtlichen Einschätzung die Arbeits- bzw. Gebrauchshand der sog. Beihand gleichzusetzen. Für die gutachtliche Praxis und für die Verwaltungsarbeit der Gesetzlichen Unfallversicherung hat diese Empfehlung eine zu unterstreichende Bedeutung.

Bezüglich des Handwertes sollte man 2 Funktionen, den Grobgriff und den Feingriff, unterscheiden. Obwohl auch diese Unterteilung in der Literatur nicht ganz einheitlich ist, erscheint es pragmatisch sinnvoll, weder der einen noch der anderen Funktion eine grundsätzlich höhere Wertigkeit zuzusprechen. Es hat sich

Diskussion

bewährt, den Verlust des Daumens und des Zeigefingers mit 30% und den Verlust der übrigen Langfinger mit 30% einzuschätzen. Trotz der Bemühungen, Tabellen zur Einschätzung der MdE zu harmonisieren, sollte man auf derartige Erfahrungswerte nicht verzichten.

So sehr der Standpunkt einer unterschiedlichen Wertigkeit der Finger 2-5 vorgetragen werden kann, so steht für die Einschätzung im Einzelfalle doch die jeweilige funktionelle Betrachtung im Vordergrund, z.B. die Funktion des Daumens im Zusammenspiel mit dem Zeigefinger und Mittelfinger im Vergleich zum Ringfinger und Kleinfinger. Für die funktionelle Einschätzung wird auch die Reihenfolge eines doppelten Fingerverlustes zu berücksichtigen sein. Es ist z.B. höherwertig, wenn 2 nebeneinandergelegene Finger erhalten sind. Das Ergebnis dieser speziellen Diskussion bekräftigt die obengenannte einvernehmliche Feststellung, daß die in den gemeinsam erarbeiteten Tabellen angegebenen Richtwerte nur die Basis der Einschätzung abgeben und im Einzelfalle die individuelle Funktionsbehinderung einzubeziehen ist.

> Bezüglich der Einschätzung der MdE sollte von einer Gleichwertigkeit beider Hände ausgegangen werden. Außerdem ist der abstrakte Fingerverlust oder Teilverlust nur die Basis für eine Einschätzung. Diese wird aus der funktionellen Analyse des Einzelfalles abgeleitet.

Bei allem verständlichen Bestreben, durch Tabellen und Auflistungen von Substanzverlusten mehr Eckwerte und spezielle Hinweise für Bewertungsrichtlinien haben zu wollen, ist es wichtig, immer wieder auf die Bedeutung des konkreten Funktionsbefundes hinzuweisen. Dieser Verantwortung sollten sowohl die begutachtenden Ärzte als auch die berufsgenossenschaftlichen Verwaltungen im besonderen Maße Rechnung tragen. Die erklärende Information ist nicht nur für die gebotene Transparenz im Verhältnis zu den Patienten wichtig, sie dient z.B. auch der sachverständigen Erläuterung bei Gerichtsverfahren. In der Diskussion wird es deshalb für wichtig erachtet, den Richtwerttabellen und Zeichnungen über den abstrakten Substanzverlust graphische Darstellungen über die wichtigsten Hand- und Fingerfunktionen beizufügen und an Hand dieser eine Funktionsminderung verständlich darzulegen.

> Den Richtwerttabellen über einen abstrakten Substanzverlust sollten graphische Zeichnungen über die wichtigsten Hand- und Fingerfunktionen beigefügt und diese zur Begründung einer individuellen Funktionsminderung verwendet werden.

Bezüglich der Gesamtvergütung sehen die Diskussionsteilnehmer die Notwendigkeit, auch nach kleineren Handverletzungen die Bewertungsrichtlinien zu vereinheitlichen und damit zu verbessern. Eine einheitliche MdE-Bewertung bei etwa vergleichbaren Unfallfolgen dient schließlich dem Verständnis des Patienten und der sozialen Befriedung eines materiellen Anspruches. Es wird deshalb die Empfehlung ausgesprochen, für Beratungsärzte der Berufsgenossenschaften Fortbildungsveranstaltungen durchzuführen, um der gewünschten einheitlichen Beurteilung näherzukommen.

Bei der Anwendung der Gesamtvergütung kommt es auf den konkreten Einzelfall an. Schematische Richtlinien erscheinen unbrauchbar. Die Gesamtvergütung beim Fingerteilverlust eignet sich für Fälle, bei denen eine „Gewöhnungsphase" einer Funktionseinschränkung Rechnung tragen soll. Eine längere Dauer der Arbeitsunfähigkeit, die ggf. auch die Zeit für eine Belastungserprobung am Arbeitsplatz einschließt, steht erfahrungsgemäß der Anwendung der Gesamtvergütung entgegen. Nach dem Votum der begutachtenden Ärzte und der Verwaltungen ist es wichtig, den Verletzten über Sinn und Vorteil einer geeignet erscheinenden Gesamtvergütung aufzuklären.

> Nach einem Fingerteilverlust hat sich in geeigneten Fällen die Praxis der Gesamtvergütung bewährt. Im Sinne der sozialen Befriedung sollten die Vorteile dieses Verfahrens dem Verletzten bei der Begutachtung erklärt werden.

Es erscheint unrealistisch und auch nicht geboten, zurückliegende Akten bezüglich der neuen Vorgaben durchzuarbeiten, die eine Trennung zwischen Arbeits- und Beihand nicht mehr vorsehen. Die Fragestellung beschränkt sich aus der heutigen Sicht auf eine Nachuntersuchung, die aus irgendwelchen Gründen zur Überprüfung der MdE erforderlich wird. Die neue Richtlinie müßte dann berücksichtigt werden. Obwohl der Gutachter in einem solchen Fall einen Verschlimmerungstatbestand nicht nachweisen kann, entspricht die Rechtslage § 48 SGB 10 im Sinne einer Änderung der wissenschaftlichen Meinung bzw. der Verhältnisse. Im übrigen wird der jetzt erarbeitete Konsens „Gebrauchshand ist gleich Beihand" noch einigen Landessozialgerichten zu vermitteln sein.

Empfehlungsbeschluß

Die Diskussionsteilnehmer empfehlen dem Hauptverband der gewerblichen Berufsgenossenschaften, das im Referat und in der Diskussion erarbeitete Ergebnis bei einer Novellierung der „Anhaltspunkte" zu berücksichtigen. Aus der ärztlichen Sicht wird darauf hingewiesen, daß der Fingersubstanzverlust nicht nur abstrakt bewertet werden darf und daß im Einzelfalle der funktionellen Auswirkung die entscheidende Bedeutung zukommt.

Teil VI
Forum

Minderung der Erwerbsfähigkeit: Begriff, Grundlagen, Maßstäbe

Zusammengefaßt und redigiert von N. Erlinghagen*

Erlinghagen: Die Feststellung der „Minderung der Erwerbsfähigkeit" (MdE) stellt unbestreitbar eine der wesentlichsten Säulen im System der Entschädigung der Gesetzlichen Unfallversicherung dar. Nicht nur die Reichsversicherungsordnung verwendet den Begriff in § 580 Abs. 1 ohne nähere Erläuterung, auch in den Gesetzentwürfen zur Eingliederung des Rechts der Gesetzlichen Unfallversicherung in das Sozialgesetzbuch (SGB VII) wird der Begriff ohne Veränderung übernommen. Dies könnte darauf schließen lassen, daß das Thema MdE kein Gegenstand aktuellen Interesses ist und wegen der langen Praxis, in der er sich etabliert und bewährt hat, keiner Diskussion mehr bedarf. Jedoch müssen sich auch „altehrwürdige" und erprobte Rechtsbegriffe in der Wirklichkeit der täglichen Rechtsanwendung immer wieder als richtig und praktikabel erweisen. Erst wenn sie auch dem steten Wandel der Erkenntnisse der Medizin und der sozialen Gegebenheiten gerecht werden, behalten sie ihre Existenzberechtigung. Ob dies auch für die MdE gilt, soll Gegenstand der folgenden Betrachtungen sein.

Begriff

- „*Einschränkung der Fähigkeit* des Versicherten, sich unter Ausnützung der Arbeitsgelegenheiten, die sich ihm nach seinen Kenntnissen, seinen körperlichen und geistigen Fähigkeiten *im gesamten Bereich des wirtschaflichen Lebens* ("allgemeiner Arbeitsmarkt„) bieten, *einen Erwerb zu verschaffen.*"

Ziel der Diskussion in der Arbeitsgruppe war einerseits der Versuch einer *Bestandsaufnahme*, andererseits waren aber auch *Ansätze zu einer Verbesserung* der Erkenntnisse und Fortentwicklung der MdE-Feststellung zu finden.

Nach der üblichen *Definition* stellt die MdE die Einschränkung der *Fähigkeit* des Versicherten dar, sich unter Ausnützung der Arbeitsgelegenheiten, die sich ihm nach seinen Kenntnissen, seinen körperlichen und geistigen Fähigkeiten im gesamten Bereich des wirtschaftlichen Lebens bieten, einen *Erwerb zu verschaffen.* Hierin liegt die Abkehr von einer individuellen Betrachtung der Leistungsfähigkeit im konkreten

---

* (Mitwirkende bei der Vorbereitung der Gruppenarbeit: N. Erlinghagen, G. Hörster, H. Bilow, S. Brandenburg, V. Kaiser und F. Schröter)

Arbeitsverhältnis. *Bezugsgröße* ist vielmehr der „*allgemeine Arbeitsmarkt*". Die Ermittlung erfolgt im Vergleich zwischen der Erwerbsfähigkeit vor dem Versicherungsfall und der Erwerbsfähigkeit nach dem Versicherungsfall.

Ermittlung

- **Vergleich:**
  Erwerbsfähigkeit *vor* dem Unfall/BK (100%) *minus* Erwerbsfähigkeit *nach* dem Unfall/BK = **Minderung der Erwerbsfähigkeit**

Die ermittelte Differenz bedeutet demnach einen *Funktionsverlust*, bei dessen Beschreibung der „Vorunfallzustand/Vorkörperzustand" (wie ihn Schürmann als Begriff geprägt hat) ebenso wichtig ist, wie die exakte Erhebung der aktuellen Leistungsfähigkeit. Der MdE-Wert berücksichtigt zusammenfassend im Rahmen einer *Schätzung* die Gesamtheit der beschriebenen Funktionsverluste.

Wert?

- **Schätzung!**
- *Grundlage:*
  Feststellung des Verlustes an körperlichen und geistigen Funktionen

Während aber die Funktionsverluste möglichst gemessen und überprüfbar niedergelegt sein müssen, ist es der Schätzung des MdE-Wertes eigentümlich, daß diese nie präzise sein kann, sondern einerseits die subjektive Wertung des Schätzenden widerspiegelt, andererseits aber dem Bemühen unterliegt, allgemeine Grundlagen in die Schätzung als Maßstab einzubeziehen, um diese nachvollziehbar zu machen.

Maßstäbe/Schätzungsgrundlagen

- Verbleibende Möglichkeiten auf dem gesamten Gebiet des Erwerbslebens
- *MdE-Tabellen:*
  „**abstrakte Primärannahmen** zu bestimmten Körperschäden als **Eckwerte**, aus denen mittels **vergleichender Betrachtung Werte** für andere Schäden abgeleitet wurden"

Diese allgemeinen *Schätzungsgrundlagen* werden durch die sog. „*MdE-Tabellen*" gebildet. Es war der Arbeitsgruppe wichtig, darauf hinzuweisen, daß diese MdE-Tabellen auf abstrakten Primärannahmen zu bestimmten Körperschäden als Eckwerten beruhen, aus denen mittels vergleichender Betrachtung Werte für andere Schäden abgeleitet werden. Hieraus folgt nämlich, daß die Tabellen eine Art von *Gesamtsystem* bilden, in dessen allgemeinen Koordinatenbereich sich letztlich die Individualbewertung schlüssig eingliedern lassen muß.

Die Berechtigung der Verwendung „abstrakter Primärannahmen" als konstruktive Bestandteile des Gesamtsystems beruht letztlich auf „stiller" allgemeiner *Überein-*

kunft. Diese in Frage zu stellen, ist in hohem Maß problematisch und zieht ggf. erhebliche rechtliche, wirtschaftliche und soziale Konsequenzen nach sich. Die Diskussionen, die sich in den 80er Jahren in der Literatur abgespielt haben, gipfelten letztlich dann auch in Formulierungen wie „wirklichkeits- und maßstabgerecht", „sozialadäquat", „jahrzehntelange Übung", „eigene rechtliche Qualität", „überzeugende Konvention", „Garantie für Gleichbehandlung" usw.

Allgemeine Erfahrungswerte zur Schätzung

Schlaglichter:
- wirklichkeits- und maßstabgerecht = sozialadäquat
- jahrzehntelange Übung
- eigene rechtliche Qualität
- überzeugende Konvention
- Garantie für Gleichbehandlung
  usw.

Situationsanalyse

Also:
Aus Erfahrung gut! (?)

Wirklich:
Keine Probleme???

Aber auch das Motto „Aus Erfahrung gut" hat die Arbeitsgruppe nicht daran gehindert, zu überdenken, wo sich trotz der allgemeinen Akzeptanz *medizinische* und *rechtliche Problemfelder* ergeben:

Medizinische Problemfelder

- Handverletzungen
- Augenverletzungen
- Schmerzen
- Psychische Erkrankungen
- Sexualfunktion
- Berufskrankheiten (z.B. Wirbelsäule, Krebs, Allergien usw.)

- Verbesserung der Befunderhebung im Gutachten
- Beurteilung der motorischen/muskulären Leistungsfähigkeit
- Standard technischer Zusatzuntersuchungen

Die Diskussion zu den **Handverletzungen** zeigt mit ihren Schwierigkeiten die ganze Problematik, einen Konsens zu Eckwerten, Abstufungen und gerechten Lösungen zu finden. Zwar können in einer Veranstaltung wie dem Gutachtenkolloquium Meinungen und Anstöße gesammelt werden, jedoch können hier auch Festlegungen erfolgen?

Ein anderer Bereich ist z. B. die Bewertung von **Augenverletzungen**. Hier wirken sich der technische und der medizinische Fortschritt aus und führen zu einem Wandel der Bewertungen.

Auch die Beurteilung von **Schmerzen** begegnet erheblichen Unsicherheiten. Sind sie tatsächlich in den MdE-Werten angemessen berücksichtigt? Wann stellen sie einen Anlaß für getrennte Betrachtungen dar?

Psychische Erkrankungen stellen sich bei ansonsten „nur" chirurgischen Schädigungen zunehmend als Begleiterscheinung ein und bedürfen angemessener Beachtung.

Die vor zwei Jahren hier ausgiebig diskutierten MdE-Sätze bei Verlusten im Bereich der **Sexualfunktion** hinterlassen insofern Nachdenklichkeit, als sich hier die Frage stellt, ob die vorgeschlagenen Bewertungen aus einem isolierten Fachgebiet sich noch in das Gesamtsystem schlüssig eingliedern lassen.

Auch in *rechtlicher* Hinsicht ergeben die folgenden Problemfelder wichtige Denkanstöße: Das Problem der MdE-Bewertung wird gänzlich offenbar, wenn es z. B. bei neuen *Berufskrankheiten* gilt, völlig neue Erfahrungswerte zu finden, ohne daß es hier tatsächlich Erfahrungen gibt. Wie können neue Werte systemkonform gefunden werden?

Rechtliche Problemfelder

- Überprüfung „alter" Erfahrungssätze auf Berechtigung ggf. Anpassung an veränderte Gegebenheiten/Wichtungen
- Feststellung „neuer" Erfahrungswerte bei aktuellen Fragestellungen (z. B. BK)
- Wahrung des Gleichgewichts der MdE-Werte verschiedener Fachgebiete (systemkonformer Ausgleich)
- Beachtung „tektonischer Verschiebungen" der Gewichte (vom Fuß zur Hand, von der Kraft zur Sensibilität/Kommunikation)

- Wahrnehmung des Wandels in der wirtschaftlichen Wirklichkeit (tatsächliche Erwerbschancen?)
- Beachtung des Lebensalters (Einfluß auf individuelle MdE?)
- Wer hat „die Erfahrung" und wer formuliert/veröffentlicht sie als „allgemein"?
- Wer koordiniert den „Meinungsmarkt"?

Über die einzelnen medizinischen Fächer hinaus stellt sich aber auch die Frage, wie die *Koordination* der in einzelnen Bereichen benannten MdE-Werte generell, aber auch *bei der Schätzung der Gesamt-MdE* bewirkt werden kann. So kann die reine Addition der MdE-Werte getrennter Fachgebiete wie der Chirurgie, der Kieferchirurgie, der Neurologie, der Urologie usw. – auch wenn sie in sich schlüssig sind und die betroffenen Funktionen sich gegenseitig nicht beeinflussen – zu einem Gesamtergebnis führen, das im Verhältnis zu den „Eckwerten" nicht mehr systemkonform ist.

Unbequem – aber notwendig – ist auch die Frage, ob denn „alte" Erfahrungssätze noch berechtigt und nicht im Hinblick auf den Wandel in den Gegebenheiten *im Erwerbsleben* zu überprüfen sind. Ist nicht zu beobachten, daß sich hinsichtlich der für einen Erwerbstätigen notwendigen körperlichen und geistigen Fähigkeiten eine Entwicklung vollzieht? Hier sind „tektonische Verschiebungen" der Wichtungen z. B. von der Gehfähigkeit zur manuellen Fähigkeit, von der Kraft zur Sensibilität und Kommunikationsfähigkeit in die MdE-Werte zu integrieren. Sollte nicht auch das Lebensalter des Versicherten eine Rolle spielen?

Wer aber hat letztlich die *Kompetenz*, Erfahrungswerte zu formulieren, zu verändern und zu veröffentlichen? Kann es wirklich sinnvoll sein, sich nur auf die veröffentlichte Meinung einzelner Autoren zu verlassen? Im Grunde hat niemand von den Autoren die Berechtigung, allgemeingültige Erfahrungssätze aufzustellen, es sei denn, diese spiegelten tatsächlich einen – nachweislich erzielten – allgemeinen Konsens wider. Um diesen Nachweis zu führen, bedarf es einer Einrichtung, die den Meinungsmarkt beobachtet, koordiniert und zusammenträgt, den Konsens herbeiführt und so letztlich Rechtssicherheit und sozialen Frieden gewährleistet.

Hier möchte unsere Arbeitsgruppe einen **Vorschlag** unterbreiten:

Wir halten es für erforderlich, die Klärung der von uns skizzierten Fragen einer *„Koordinierungsstelle zur MdE"* zu übertragen.

Vorschlag der Arbeitsgruppe

- Bildung einer **Koordinierungsstelle zur MdE mit interdisziplinärer Besetzung** + zentraler Steuerung

Zur Wahrung des Konventionscharakters der MdE-Erfahrungswerte möchten wir dieser Stelle eine **zentrale Steuerungsfunktion** zukommen lassen. Durch eine interdisziplinäre Besetzung sollte gewährleistet sein, daß die gefundenen Erkenntnisse systemkonform und für alle am Verfahren Beteiligten einsichtig sind. Konkrete Aufgabe sollte die Beobachtung des allgemeinen Arbeitsmarktes zu den Anforderungen an die individuelle Leistungsfähigkeit unter Einbeziehung berufskundlicher und arbeitswissenschaftlicher Kenntnisse sein. Die Auswertung aller statistischen Quellen aus der Arbeitsverwaltung, der Rentenversicherung und den berufsgenossenschaftlichen Datensammlungen kann helfen, den Wandel zu erkennen. Die Analyse von Literatur und Rechtsprechung ließe den Handlungsbedarf eingrenzen und zu neuen Ansätzen kommen.

Aufgaben der Koordinierungsstelle

- Beobachtung des allgemeinen Arbeitsmarkts in bezug auf die Anforderungen an die individuelle Leistungsfähigkeit
- Auswertung aller Quellen auf statistischen Aussagewert für MdE (auch Arbeitsverwaltung/RV)
- Analyse von Literatur und Rechtsprechung
- Zuziehung berufskundlicher Erkenntnisse
- Einbeziehung der Arbeitswissenschaften

Am Ende eines Prozesses des Zusammenführens der einzelnen Meinungsbilder sollte dann das Herbeiführen einer Konvention stehen, die zentral veröffentlicht und allgemein konsensfähig ist.

- Aufgreifen der dargestellten Problemfelder
- Koordination der Meinungsbildung und Herbeiführen eines allgemeinen Konsenses i. S. e. Konvention
- regelmäßige Überprüfung des MdE-Systems (fachübergreifend!)
- Erarbeitung und Fortentwicklung von Gutachtenstandards

Die Arbeitsgruppe möchte den Hauptverband der gewerblichen Berufsgenossenschaften ermutigen, die Anregung aufzugreifen und deren Verwirklichung anzustreben.

Hörster: Ergänzend soll ein kurzes medizinisches Zusatzvotum folgen:

Auch wir Gutachter wollen uns der Forderung nach mehr *Qualität* bei der MdE-Bewertung stellen und unsere Leistung verbessern. Es sind aber auch die Rahmenbedingungen zu verbessern, unter denen wir handeln müssen.

Ansatzpunkt ist die *Befunderhebung*. Hierbei muß eine Orientierung erfolgen, die weg vom Substanzverlust und hin zum *Funktionsverlust* führt. Dabei ist insbesondere das Thema der *Muskelleistungsfähigkeit* aufzugreifen. Die Muskulatur ist als wesentliches Element der ganzen Behinderung zu begreifen und ein *Testsystem* zu entwickeln, das auf einfache Weise – deutlich unterhalb des Aufwands im Bereich der Isokinetik – zu einer Objektivierung der Befundfeststellung führt.

Zu verbessern ist auch die *Befunddokumentation*. Wir sind uns einig, daß wir einen Schulterbogen brauchen und daß in die Dokumentationsbögen insgesamt auch weitere funktionelle Befunde aufgenommen werden müssen.

Wünschenswert wäre für die Gutachter auch die Möglichkeit, mit Hilfe *EDV*-gestützter Techniken auf Masken vorgegebenen Fragen folgend die Gutachten zu erfassen.

Einer Objektivierung bedarf auch die *Bewertung von Hilfsmitteln*.

Von medizinischer Seite wünschen wir uns vor allem auch, daß vielleicht beim nächsten Kolloquium das Problem der *Schmerzen* thematisiert wird. Die Schmerzen sind ja für den Patienten, den wir begutachten müssen, im Grunde das Wesentliche. Wir können Schmerzen viel zu wenig erfassen. Hier ist ein neuer Ansatz zu suchen.

Konkreter ist auch zu klären, wie weit Patienten mit *kosmetischen Einschränkungen* Teile des Arbeitsmarktes verschlossen sind.

Wir brauchen neue Erfahrungswerte, neue Eckwerte, nach denen wir uns richten könne. Wir hoffen, daß uns eine Koordinierungsstelle einmal der Notwendigkeit enthebt, uns an verschiedenen Rententabellen orientieren zu müssen. Vom Hauptverband *autorisierte und vorgegebene Eckwerte* würden uns die Grundlagen zu einer Verbesserung des ganzen Systems geben. Schließlich wünsche ich mir persönlich eine *Verbesserung der naturwissenschaftlichen Grundlagen* der Gutachtenerstattung. Ich glaube, daß die Berufsgenossenschaften sich auch diesem Problem weiter – auch finanziell – widmen müssen, z. B. in der Muskelforschung, in der Krebs- und der Allergieforschung.

Aufgaben des Durchgangsarztes, Anforderungen an die Zusammenarbeit mit der Sachbearbeitung und Berufshilfe

Zusammengefaßt und redigiert von M. Benz*

1. Die Institution des D-Arztverfahrens hat sich grundsätzlich bewährt und sollte beibehalten werden. Soweit in Einzelfällen zuerst vom Verletzten aufgesuchte Ärzte der D-Arztvorstellungspflicht nicht nachkommen, sollten sie vom Unfallversicherungsträger auf ihre Pflichten nach dem Ärzteabkommen hingewiesen werden.
2. Der D-Arztbericht ist aus der Sicht der Rehabilitation und der Prävention von fundamentaler Bedeutung: Er ist häufig das erste Dokument, das den Unfallversicherungsträger über das Vorliegen eines Arbeitsunfalles unterrichtet. Die Angaben im D-Arztbericht sind wichtig für
   – die Beurteilung, ob ein Versicherungsfall (Zuständigkeit des Unfallversicherungsträgers, Art und Umfang der Ermittlungen) vorliegt,
   – die Steuerung des Heilverfahrens,
   – die Information des Berufshelfers über Schwerstunfälle (zur Einleitung notwendiger Rehabilitationsmaßnahmen),
   – evtl. die Einleitung von Präventionsmaßnahmen zur Vermeidung ähnlicher Unfälle bzw. die Unfalluntersuchung durch den Technischen Aufsichtsdienst des Unfallversicherungsträgers.

   Unvollständige D-Artzberichte verursachen Verwaltungsmehrarbeit und können zu Verzögerungen in der Rehabilitation führen.
3. Der D-Arztbericht und alle Zusatzbögen müssen EDV-gerecht gestaltet werden. Auf diese Weise wird im Zusammenhang mit entsprechender Software erreicht, daß der Durchgangsarzt zu allen Fragen im D-Arztbericht Stellung nehmen muß und auch ausreichend Platz für die Beantwortung der Fragen zur Verfügung steht. Es wird vorgeschlagen, für Gelenkverletzungen einen einheitlichen Gelenkbogen unter spezifischer Erfassung einzelner Gelenkregionen zu erstellen. Der neurologische Zusatzbogen und der Schädelzusatzbogen sind systematisch zu vereinheitlichen und redaktionell zu überarbeiten. Zu denken wäre auch an einen Thorax- und Abdominalbogen und einen Polytraumabogen, evtl. auch einen Wirbelsäulenbogen. Die Überarbeitung des D-Arztberichtes (vgl. zu den inhaltlichen Änderungswünschen Ziff. 6) und der Zusatzbögen muß durch ein Gremium erfahrener Ärzte unter Beteiligung von Verwaltungsjuristen und eines EDV-Fachmanns erfolgen.

---

* Mitwirkende bei der Vorbereitung der Gruppenarbeit: M. Benz, K. H. Müller und M. Roesgen

4. Zur Vermeidung unvollständiger D-Arztberichte im „Kopf" (Name, Vorname des Verletzten, Krankenkasse, Unfallversicherungsträger, Beschäftigung ab.... seit...., Unfallbetrieb, Wohnung, Telefonnummer des Verletzten, Staatsangehörigkeit, Geschlecht) ist an die Einführung einer Chipkarte in Erweiterung der Chipkarte der Gesetzlichen Krankenversicherung zu denken. Hier bestehen aber Probleme in der Realisierung: Wer trägt die Kosten für eine derartige Chipkarte? Bestehen datenschutzrechtliche Probleme? Ideal wäre die Ausstellung einer Chipkarte an den Versicherten, die möglichst viele der angesprochenen personenbezogenen Daten enthält.
5. Soweit in den Formulierungen von Befund und Diagnose lateinische oder englische Formulierungen verwendet werden, sollte vom Durchgangsarzt geprüft werden, ob diese durch deutsche Bezeichnungen ersetzt werden können.
6. Inhaltlich erscheint der D-Arztbericht in der jetzigen Form ergänzungsbedürftig:
   a) Die unter Ziffer 2 des derzeitigen D-Arztberichtes angesprochene Frage nach dem Hergang des Unfalls sollte präzisiert werden (z.B. Untergliederung in „Hergang des Unfalls", „bei welcher Tätigkeit?", „äußere Einwirkung").
   b) Wenn unter Ziffer 6 des derzeitigen D-Arztberichtes lediglich auf das „Röntgenergebnis" abgestellt wird, ist dies unzureichend: In geeigneten Fällen ist auch das Ergebnis einer Sonographie oder anderer bildgebender Verfahren anzuführen. Zu klären ist in diesem Zusammenhang das Verhältnis des Durchgangsarztes zum Radiologen: Inwieweit darf der Durchgangsarzt im Interesse einer raschen (nach Leitnr. 32 des Ärzteabkommens ist der D-Arztbericht „unverzüglich" zu erstatten) Diagnose und Ersttherapie für die üblichen Untersuchungstechniken liquidieren? Sind Videoprintbilder als Röntgenbilder anzusehen?
   c) Es müßte im D-Arztbericht unbedingt festgehalten werden, ob ein Fall des Verletzungsartenverfahrens vorliegt. Nur so kann der Unfallversicherungsträger überprüfen, ob die geforderte Heilbehandlung in einem zugelassenen Krankenhaus gewährleistet ist.
7. Die Qualitätskontrolle ist im Hinblick auf die sachgerechte Erstattung des D-Arztberichtes und die Tätigkeit des Durchgangsarztes ein „wunder Punkt". Das Zulassungsverfahren durch die Landesverbände der gewerblichen Berufsgenossenschaften erfolgt zur Zeit anhand von Richtlinien für die Bestellung von Durchgangsärzten. Man sollte zusätzlich eine D-Arztprüfung verlangen; als Gegenstand der Prüfung kommen die erforderlichen medizinischen und versicherungsrechtlichen Kenntnisse in Betracht. Bei der Qualitätssicherung und Qualitätsverbesserung bereits tätiger Durchgangsärzte ist zu denken an einen laufenden Erfahrungsaustausch im Sinne eines Qualitätszirkels oder auch an Informations- und Schulungsveranstaltungen durch die Landesverbände der gewerblichen Berufsgenossenschaften.
8. Wie die Qualität derjenigen D-Arztberichte, die unvollkommen sind, durch weitere Maßnahmen verbessert werden kann, ist im Einzelfall schwer zu beurteilen. Ein genereller Anreiz könnte eine angemessene Erhöhung der Gebühr für den D-Arztbericht sein. Die Regelung, daß für den D-Arztbericht keine Schreibgebühr bezahlt wird (vgl. Leitnr. 90 Abs. 2 des Ärzteabkommens), sollte geändert werden. Sicherlich ist es möglich (vgl. Leitnr. 91 des Ärzteabkommens), unvollständige D-Arztberichte an den Durchgangsarzt mit der Bitte um Ergänzung

zurückzuschicken. Auch an die Nichtbegleichung der geltend gemachten Gebühren durch den Unfallversicherungsträger bis zur Vervollständigung des Berichtes ist zu denken. Insgesamt erscheint es erfolgversprechender, durch Fortbildungsveranstaltungen der Landesverbände auf eine Qualitätsverbesserung der D-Arztberichte hinzuwirken.

9. Wünschenswert wäre es, daß jeder Verletzte in einem Verletzungsartenkrankenhaus vom Berufshelfer im Sammelbesuchsverfahren aufgesucht wird. Bei Fällen des Verletzungsartenverfahrens muß gewährleistet sein, daß der Versicherte auch nach Abschluß der akuten stationären Behandlung medizinisch optimal betreut wird (z. B. BGSW oder EAP). Es ist zu prüfen, ob hinsichtlich der Voraussetzungen und der Durchführung beider Kombinationsverfahren (BGSW und EAP) ein Schulungsbedarf auf seiten der Ärzteschaft besteht; ggf. sollten entsprechende Informationsveranstaltungen durch die Landesverbände der gewerblichen Berufsgenossenschaften durchgeführt werden. Herr des Verfahrens bleibt das zum Verletzungsartenverfahren zugelassene Krankenhaus. Durchgangsärzte (nicht Hausärzte, vgl. Leitnr. 58 des Ärzteabkommens) können für die weitere ambulante Behandlung eingeschaltet werden, wenn eine Kontrolle (z. B. durch regelmäßige Vorstellungspflicht des Versicherten) des zum Verletzungsartenverfahren zugelassenen Krankenhauses gewährleistet ist.

10. Die rechtzeitige und laufende Unterrichtung des Unfallversicherungsträgers und – bei Leistungen im Auftrag des Unfallversicherungsträgers – der Krankenkasse durch den behandelnden Arzt über den Stand des Heilverfahrens (Zwischenberichte, Abschlußbericht) ist unverzichtbar. Auf diese Weise entfallen Leistungsverzögerungen oder Rückfragen des Unfallversicherungsträgers im Rahmen seiner Überwachung des Heilverfahrens. Wichtig ist die Differenzierung nach unfallbedingten und unfallunabhängigen Gesundheitsschäden: Das gilt nicht nur für Zweifel, ob ein bestimmter Gesundheitsschaden Folge des Arbeitsunfalls ist, sondern insbesondere auch bei Angaben zur Arbeitsunfähigkeit.

11. Die Diagnosen werden im Bereich der Gesetzlichen Krankenversicherung nach der internationalen Klassifikation der Krankheiten, Verletzungen und Todesfolgen vierstellig verschlüsselt. In Ermangelung einer praktikablen unfallversicherungsrechtlichen Verschlüsselung erscheint es als notwendig, daß das ICD- und ICPM-System ab 01. 01. 1996 auch im Bereich der Gesetzlichen Unfallversicherung angewendet wird.

Moderne Formen der Steuerung und Überwachung des Heilverfahrens

Zusammengefaßt und redigiert von P.-M. Hax und W. Römer[*]

Heilverfahrenssteuerung und -überwachung durch EDV

Die Träger der Gesetzlichen Unfallversicherung tragen die Verantwortung für eine optimale medizinische und berufliche Rehabilitation Arbeitsunfallverletzter und Berufserkrankter. Dieser Verpflichtung kommen sie durch Steuerung und Überwachung des Heilverfahrens durch den verantwortlichen Sachbearbeiter nach. Den Rahmen für diese Arbeit haben die Berufsgenossenschaften durch die Schaffung und detaillierte Ausgestaltung der verschiedenen berufsgenossenschaftlichen medizinischen Rehabilitationsverfahren vorweggenommen.

Die Verfahren können aber nicht alle Einzelfälle befriedigend regeln, und die Berufsgenossenschaften dürfen sich nicht blind auf das Funktionieren der Rehabilitationskette verlassen, sondern müssen versuchen, durch gezielte Steuerung und Überwachung des Heilverfahrens in jedem Einzelfall das bestmögliche Rehabilitationsergebnis zu erzielen.

Um dies im Einzelfall effektiver zu gestalten, hat die Berufsgenossenschaft Nahrungsmittel und Gaststätten seit kurzem ein in das Bearbeitungsverfahren integriertes EDV-gestütztes Expertensystem zur Steuerung und Überwachung des Heilverfahrens im Einsatz.

Das System basiert auf dem seinerzeit für den Landesverband Südwestdeutschland der gewerblichen Berufsgenossenschaften von Kemptner, Leufting und Weller entwickelten Konzept für eine computergestützte Heilverfahrensüberwachung. Danach werden aus an den Diagnoseschlüssel des Hauptverbandes geknüpften Tabellen Termine für die Heilverfahrensüberwachung erzeugt. Neben sog. Ersttterminen, in denen Art und Schwere der jeweiligen Verletzung und der bisherige Verlauf des Heilverfahrens geprüft werden sollen, stehen Endtermine, die den Zeitpunkt des im Regelfall zu erwartenden Eintritts der Arbeitsfähigkeit angeben. Gegebenenfalls werden dann vom Sachbearbeiter manuell weitere Zwischentermine gesetzt. Wird der Endtermin ohne plausible Begründung in der bisherigen Dokumentation des Falles überschritten, so wird der behandelnde Arzt auf diese Überschreitung hingewiesen und ggf. um einen weiteren Bericht gebeten. Je nach Ergebnis der Berichte und den Hinweisen des ggf. eingeschalteten beratenden Facharztes werden weitere Maßnahmen der Steuerung und Überwachung des Heilverfahrens ergriffen. Eine solche Maßnahme kann z.B. die Vorstellung bei einem Spezialisten bzw. in einer BG-

---

[*] Mitwirkende bei der Vorbereitung der Gruppenarbeit: K. Finke, H.-R. Hackstein, W. Hehling, M. Kötting und V. Weskott

Unfallklinik sein. Über die Terminsetzung hinaus gibt das System zahlreiche Hilfen für den Sachbearbeiter, indem z. B. lateinische Diagnosen übersetzt und Hinweise zu möglichen Komplikationen bei bestimmten Verletzungen gegeben werden.

Erste Erfahrungen nach Einführung des Systems deuten darauf hin, daß durch diese intensive Überwachung erhebliche Verbesserungen im Heilverfahrensverlauf zu erzielen sind. So sind bei bestimmten Verletzungsarten Verkürzungen der Arbeitsunfähigkeiten um ca. 10% zu verzeichnen, mit den entsprechenden Senkungen der stationären und ambulanten Heilbehandlungskosten. Eine Verschlechterung des Ergebnisses der Heilbehandlung hat sich nach den bisherigen Untersuchungen nicht ergeben. Vielmehr deuten die ersten Trends darauf hin, daß die Durchschnitts-MdE der erstmals entschädigten Fälle leicht gesenkt wurde und insbesondere weniger Renten für zurückliegende Zeit und dafür mehr Gesamtvergütungen zu verzeichnen sind. Letzteres könnte dafür sprechen, daß auch in der Sachbearbeitung durch die strenge Terminsetzung zeitnäher gearbeitet wurde.

Weitere Verbesserungen dieses Systems sind möglich. So ist geplant, die Tabelle um weitere Diagnosen, insbesondere zur ambulanten Heilbehandlung, zu ergänzen und entsprechend den durch das System gewonnenen Erfahrungen zu präzisieren. So zeigt bereits jetzt eine erste Auswertung, daß Geschlecht und Alter der Patienten einen erheblichen Einfluß auf die Dauer der zu erwartenden Heilbehandlung bzw. Arbeitsunfähigkeit haben. Eine Anpassung der Tabellen liegt daher auf der Hand. Weiterhin sollten die Verfahren der berufsgenossenschaftlichen stationären Weiterbehandlung und der erweiterten ambulanten Heilbehandlung einbezogen werden. Beide Verfahren versprechen nur dann vollen Erfolg, wenn sie frühzeitig eingesetzt werden. Dies gilt auch für das Instrument der Arbeits- und Belastungserprobung, das nach heutigen Erkenntnissen vielfach zu spät zum Einsatz gelangt.

Um möglichst rasch die Information des D-Arztberichtes zu erhalten, wäre es von Vorteil, die modernen Möglichkeiten der elektronischen Kommunikation zu nutzen. Ein gangbarer Weg wäre die Erstattung des Berichtes über den Telekomdienst T-Online. Das Verfahren könnte vergleichbar zum „electronic-banking" aufgebaut werden. Die hierfür notwendigen technischen Voraussetzungen sind gering. Es genügen ein PC und ein Modem bzw. ein ISDN-Adapter. Über die Telefonleitung würde dann dem Durchgangsarzt ein „elektronisches D-Arztformular" zur Verfügung gestellt werden. Dieses wird am Bildschirm ausgefüllt und auf Plausibilität überprüft. Bei der Berufsgenossenschaft angekommen, könnten die Daten direkt in das eigene DV-System überspielt werden und stünden dann ohne weiteren Arbeitsaufwand oder Zeitverlust der Sachbearbeitung zur Verfügung.

Datenübermittlung analog § 301 SGB V

Nach § 301 Abs. 1-3 SGB V sind die nach § 108 zugelassenen Krankenhäuser verpflichtet, den Krankenkassen bei Krankenhausbehandlung kurzfristig (nach dem Vertrag Krankenkassen/Deutsche Krankenhausgesellschaft innerhalb von 3 Tagen) einen umfangreichen Datensatz in maschinenlesbarer Form zu übermitteln. Dieser enthält u.a. folgende Angaben (unvollständige Aufzählung):

- Name, Geburtsdatum und Anschrift des Versicherten,
- Institutskennzeichen des Krankenhauses und der Krankenkasse,

- Tag, Uhrzeit und Grund der Aufnahme sowie Einweisungsdiagnose, Aufnahmediagnose, voraussichtliche Dauer der Krankenhausbehandlung,
- Bezeichnung der aufnehmenden Fachabteilung,
- Datum und Art der im jeweiligen Krankenhaus durchgeführten Operationen,
- Tag, Uhrzeit und Grund der Entlassung sowie Entlassungs- und Verlegungsdiagnose.

Die Diagnosen sind nach dem Schlüssel der Internationalen Klassifikation der Krankheiten (ICD), die Operationen nach dem Schlüssel der Internationalen Klassifikation der Prozeduren in der Medizin (ICPM) zu verschlüsseln.

Der Arbeitskreis „Bundespflegesatzverordnung" des Verwaltungsausschusses „Heilverfahren" des Hauptverbandes der gewerblichen Berufsgenossenschaften vertritt die Auffassung, daß eine dem § 301 SGB V vergleichbare gesetzliche oder vertragliche Regelung für die Unfallversicherung geschaffen werden sollte. Er sieht hierin eine wirksame Unterstützung der Bemühungen zur verwaltungsökonomischen Datennutzung und der Nutzung für die Überwachung und Steuerung des Heilverfahrens. Der Verwaltungsausschuß „Heilverfahren" des Hauptverbandes der gewerblichen Berufsgenossenschaften hat dieser Auffassung zugestimmt und den Arbeitskreis beauftragt, weitere Details hinsichtlich der Bedeutung einer §-301-ähnlichen Regelung für die Arbeit der Unfallversicherungsträger aufzubereiten [1].

Bei einer §-301-ähnlichen Regelung für die Träger der Gesetzlichen Unfallversicherung könnten die maschinenlesbar zu übermittelnden Daten für die

- Erfassung der personenbezogenen Daten des stationär behandelten Patienten beim Unfallversicherungsträger,
- Überwachung und Steuerung des Heilverfahrens und
- Prüfung der stationären Behandlungskostenrechnungen

genutzt werden.

Nachdem auch für die Abrechnung stationärer Leistungen von Wahlleistungspatienten zwischen der Deutschen Krankenhausgesellschaft und dem Verband der Privaten Krankenversicherung der Abschluß eines auf dem Inhalt des § 301 SGB V beruhenden Vertrages kurz vor der Unterzeichnung steht, werden die Unfallversicherungsträger als bedeutende Sozialleistungsträger von der neuen Entwicklung und deren Nutzung nicht erfaßt. Politischer Druck, insbesondere seitens der Krankenhäuser, die dann allein für die Unfallversicherungsträger Rechnungen auf Papier ausdrucken müßten, könnte zu erwarten sein. Dadurch besteht die Gefahr, daß der Unfallversicherung Regelungen ohne eigene Einflußmöglichkeiten „übergestülpt" werden.

Inhalt und Zeitpunkt der maschinenlesbar zu übermittelnden Daten würden als Erstinformation die Eigenerfassung wichtiger personenbezogener Daten durch den Unfallversicherungsträger überflüssig machen.

Die kurzfristig nach stationärer Aufnahme zur Verfügung stehenden personenbezogenen Daten in Verbindung mit Verschlüsselungen der Diagnose und der jeweiligen Operation ermöglichen bereits vor Eingang ärztlicher Berichte (D-Arztbericht, Zwischenbericht, Vordruck K [D] 10) eine routinemäßige, DV-gestützte Überwachung und Steuerung des Heilverfahrens. An zusätzlichen Daten würden aus der Sicht der Unfallversicherung allerdings noch die Angaben „Unfallbetrieb" und

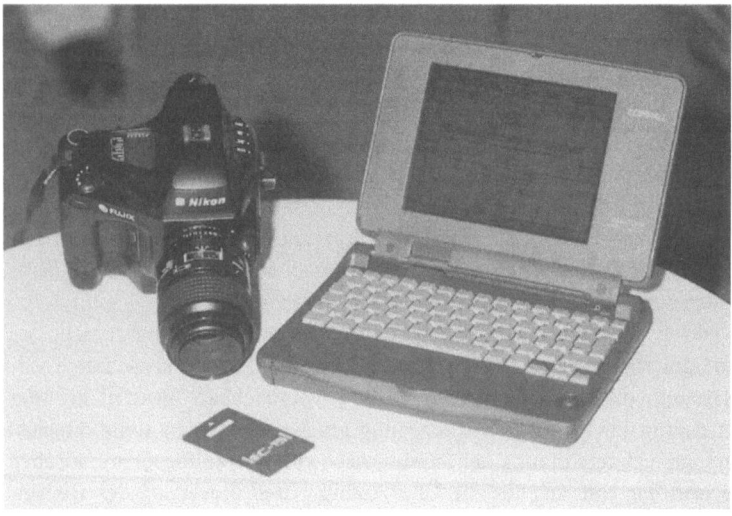

Abb. 1. Ausrüstung zur mobilen Bilddatenerfassung und -übertragung, bestehend aus Digitalkamera und Notebook-PC. Im *Vordergrund* die PC-Karte für die Speicherung der Bilddaten

„Unfalltag" benötigt. DV-technisch werden sich die Datensätze der Krankenversicherung im Rahmen des § 301 leicht um die UV-spezifischen Daten ergänzen lassen.

Die Berichtspflichten der Ärzte würden weder durch eine gesetzlich noch durch eine vertraglich geregelte Datenübermittlung hinfällig. Seitens der Unfallversicherungsträger wären nach wie vor schriftliche Berichte anzufordern. Diese könnten sinnvoll in das DV-System integriert werden.

Daten einer dem § 301 SGB V ähnlichen Regelung könnten unter bestimmten, vertraglich gesondert zu regelnden Voraussetzungen, in anonymisierter Form auch von den Landesverbänden der gewerblichen Berufsgenossenschaften genutzt werden. Unabhängig von den Vorteilen der Datenübermittlung an die Unfallversicherungsträger würde eine Einbeziehung der berufsgenossenschaftlichen Landesverbände in das Informationssystem ein wichtiges qualitätssicherndes Element sein.

Mobile Bilddatenerfassung und -übertragung

Mit Hilfe der modernen Kommunikationstechnologien kann die Effektivität der Heilverfahrenssteuerung deutlich gesteigert werden. Die mobile Erfassung und Übertragung von Textdaten ist schon seit einigen Jahren kein technisches Problem mehr. Erst durch die Möglichkeit, auch Bildbefunde, insbesondere Röntgenbilder, mobil zu digitalisieren und über Telefonleitungen, digitale Datennetze (ISDN) oder Mobilfunknetze zu verschicken, läßt sich aber ein Heilverfahren in bisher nicht gekannter Weise zeitnah effektiv überwachen und steuern.

Für eine schnelle Digitalisierung von Real- oder Röntgenbildern stehen seit einigen Monaten digitale Spiegelreflexkameras zur Verfügung. Anstelle eines Films ist in diese Kameras ähnlich wie bei einem Video-Camcorder ein CCD-Chip eingebaut. Die Auflösung dieser Chips liegt zwischen 1280×1000 und 3060×2036 Bildpunkten (Pixel) bei 16,7 Millionen Farben. Die Digitalisierung nimmt nur Sekundenbruchteile in Anspruch. Daher gleicht die Handhabung einer solchen Kamera weitgehend der eines normalen Fotoapparates: Sowohl klinische Bildbefunde als auch Röntgenaufnahmen lassen sich mit geringem Zeitaufwand abphotographieren und stehen unmittelbar als digitale Bilddaten zur Weiterverarbeitung zur Verfügung. Die Dateien werden in der Kamera auf sog. PC-Cards (frühere Bezeichnung: PCMCIA-Cards) abgelegt. Diese scheckkartengroßen und je nach Ausführung zwischen 3,3 und 10 mm dicken Karten enthalten entweder nichtflüchtige Halbleiterspeicher oder kleine Festplatten. Mobile PC, sog. Notebooks, verfügen über Einschübe für PC-Cards, so daß die mit der Kamera erfaßten Bilddaten sofort weiterverarbeitet und über ebenfalls in das Notebook eingesetzte Datenübertragungseinrichtungen verschickt werden können (Abb. 1).

Die Auflösung von 1280×1000 Pixel ist in den meisten Fällen völlig ausreichend. Bei höheren Auflösungen werden die Bilddateien und damit auch die Übertragungszeiten unangemessen groß. Ein „Echtfarben"-Bild (16,7 Millionen Farben) ist in der Auflösung 1280×1000 Pixel unkomprimiert ca. 3,3 Megabyte groß. Auch diese Dateigröße ist für die mobile Datenfernübertragung schon problematisch. Es stehen jedoch Kompressionsalgorithmen (z. B. nach JPEG) zur Verfügung, die zwar rechnerisch verlustbehaftet arbeiten, bei rein visueller Beurteilung jedoch bis zu einer Kompression auf etwa $1/10$ der ursprünglichen Dateigröße keinen Unterschied zum unkomprimierten Bild erkennen lassen. Mit einer der z. Z. angebotenen Digitalkameras können je nach Bedarf direkt sowohl unkomprimierte Bilddateien nach dem TIFF-Standard als auch JPEG-Dateien verschiedener Kompressionsstufen ($1/4$ bis $1/16$) erzeugt werden. Ein Konkurrenzprodukt verwendet intern ein proprietäres Dateiformat, so daß die Dateien erst auf dem weiterverarbeitenden Rechner in ein offenes Format konvertiert werden müssen. Die schließlich zwischen 200 und 300 Kilobyte großen komprimierten Bilddateien lassen sich in vertretbarer Zeit fernübertragen.

Die mit Digitalkameras erfaßten Bilddateien können bei mobilem Einsatz auf dem Flachbildschirm eines Notebooks bei Verwendung geeigneter Bildverarbeitungssoftware sofort betrachtet werden, je nach Qualität des Displays aber nicht immer in der vollen Farb- bzw. Graustufentiefe. Die maximale Abbildungsqualität wird auf einem PC-Monitor erreicht, der in Zusammenarbeit mit einem entsprechenden Grafikadapter mindestens 800×600 Pixel, besser 1024×768 Pixel im sog. Hi-Coloroder im Echtfarbenmodus flimmerfrei darstellen kann. Diese Anforderungen erfüllt inzwischen jeder moderne Standard-PC.

Als Medien für die Datenfernübertragung stehen das analoge Telefonnetz, das ISDN sowie die digitalen Mobilfunknetze zur Verfügung. Entsprechende Übertragungsadapter sind ebenfalls als PC-Cards für Notebooks erhältlich. Die maximal erreichbare Übertragungsgeschwindigkeit beträgt für das analoge Telefonnetz 28,8 kBit/s, im ISDN bei Nutzung eines B-Kanales 64 kBit/s und bei Bündelung beider Kanäle 128 kBit/s. Selbst drahtlos über ein angeschlossenes Funktelefon können noch 9,6 kBit/s erreicht werden.

Wenn z. B. die Entscheidung ansteht, ob die frühzeitige Verlegung eines Verletzten in eine BG-Klinik erforderlich ist, nachdem dieser primär in das dem Unfallort nächstgelegene Krankenhaus eingeliefert wurde, können die dazu notwendigen Informationen und Bilddaten mobil erfaßt und unmittelbar danach der Berufsgenossenschaft oder einem beratenden Arzt übermittelt werden. Ein Mitarbeiter bzw. Beauftragter der Berufsgenossenschaft müßte das erstbehandelnde Krankenhaus aufsuchen und dort um Vorlage der Röntgenbilder bitten. Diese könnten mit einer Digitalkamera vor Ort digitalisiert, brauchten also nicht ausgeliehen zu werden. Zusätzlich ließen sich Weichteilbefunde als primär digitale Bilder festhalten oder Schriftstücke wie Operationsberichte abphotographieren. Durch einfaches Umstecken der scheckkartengroßen Speicherkarte von der Kamera in das Notebook stünden die Bilddaten dann zur Weiterverarbeitung auf dem Notebook zur Verfügung, von wo sie – evtl. noch ergänzt um eine Textdatei – übertragen werden könnten. Es würden dann lediglich noch ein Telefon- oder ISDN-Anschluß, alternativ ein Funktelefon benötigt. Bei Einsatz von Datenkompression würde die Übertragung eines aus 5 Bildern (prä- und postoperative Röntgenaufnahmen, 2 Weichteilphotos, Operationsbericht) bestehenden Datenpaketes je nach Übertragungsmedium zwischen 2 und 15 min beanspruchen.

Die Verwaltung wird bei einem derartigen Vorgehen umfassend und praktisch verzögerungsfrei über den aktuellen Stand des Heilverfahrens informiert. Dadurch wird eine besonders wirksame Heilverfahrenssteuerung ermöglicht, etwa durch die frühzeitige Veranlassung der Verlegung in eine BG-Klinik. Es ist andererseits auch denkbar, daß auf diese Weise eine Verlegung, die ansonsten aufgrund ungenauer Kenntnis der aktuellen Befunde u. U. auf Verdacht veranlaßt worden wäre, vermieden wird und damit unnötige Kosten eingespart werden. Auf elektronischem Weg übermittelte Bild- und Textbefunde lassen sich ebenso verzögerungsfrei von der Verwaltung an beratende Ärzte oder eine zur Weiterbehandlung vorgesehene Klinik weiterleiten, auch an mehrere gleichzeitig. Mehrere Ärzte an verschiedenen Orten können die Bilder gleichzeitig betrachten und sich telefonisch darüber untereinander beraten. Der letztgenannte Aspekt hat im übrigen auch angesichts der äußerst schwierigen Zusammenhangsbegutachtung bei fraglichen Berufskrankheiten der Wirbelsäule erheblich an Bedeutung gewonnen. Der Verlust von Röntgenaufnahmen auf dem Versandweg ist ausgeschlossen.

Literatur

1. Arbeitskreis „Bundespflegesatzverordnung" (1995) Braucht die Unfallversicherung eine § 301 SGB V-ähnliche Regelung? – Analysen, Lösungsansätze. Verwaltungsausschuß „Heilverfahren des Hauptverbandes der gewerblichen Berufsgenossenschaften"

Datenschutz in der Gesetzlichen Unfallversicherung

Zusammengefaßt und redigiert von M. Neumann*

Grundsätzliche Vorbemerkungen

Die Auseinandersetzung mit der datenschutzrechtlichen Gesamtsituation in der Gesetzlichen Unfallversicherung ist aktuell. Ein Jahr nach Inkrafttreten des Zweiten Gesetzes zur Änderung des Sozialgesetzbuches (2. SGBÄndG) am 01. 07. 1994 liegen erste Erfahrungen mit der Neuregelung des Sozialdatenschutzes vor. Darüber hinaus hat der 15. Tätigkeitsbericht des Bundesbeauftragten für den Datenschutz (BfD) vom 18. 04. 1995 heftige Diskussionen ausgelöst, und schließlich läßt die geplante Neuregelung des Rechts der Gesetzlichen Unfallversicherung im Sozialgesetzbuch VII einige gravierende datenschutzrechtliche Änderungen erkennen.

Die folgenden Ausführungen müssen angesichts des Umfanges der datenschutzrechtlichen Gesamtproblematik fragmentarisch bleiben, sie beschränken sich auf einige grundsätzliche Ausführungen und auf die Darstellung des Sozialdatenschutzes im Verhältnis Arzt/Unfallversicherungsträger.

Grundlegend für die Neuregelung des Sozialdatenschutzes war das Volkszählungsurteil des Bundesverfassungsgerichts (BVG) aus dem Jahre 1983. Darin hatte das BVG aus dem grundrechtlich geschützten allgemeinen Persönlichkeitsrecht das Recht des Einzelnen auf „informationelle Selbstbestimmung" abgeleitet. Die Vorschriften über den Schutz der Sozialdaten regeln die Grenzen dieses Rechts im Sozialrechtsverhältnis.

Maßgebend ist der Gedanke, daß die Gewährung von Sozialleistungen Einschränkungen des Rechts auf informationelle Selbstbestimmung voraussetzt; der Bürger nach der Werteordnung des Grundgesetzes jedoch nicht dadurch, daß er sozialversichert oder auf Sozialleistungen angewiesen ist, oder nicht dadurch, daß er mehr als andere Bürger Eingriffen in sein informationelles Selbstbestimmungsrecht ausgesetzt sein soll.

Aus verfassungsrechtlicher Sicht ist es wesentlich, daß der Bürger Inhalt, Zweck und Ausmaß des Eingriffes in dieses Recht genau vorhersehen kann. Daher ist eine enge Zweckbindung geboten. Der Zweck, zu dem die Daten erhoben worden sind, muß grundsätzlich dem Zweck entsprechen, zu dem sie verarbeitet werden (Zweckkongruenz).

Wichtigster Bestandteil der Neuregelung des Sozialdatenschutzes ist die – im Gesetzgebungsverfahren äußerst umstritten gewesene – Regelung der Datenerhebung in § 67a SGB X. Der Gesetzgeber hat hier den Datenschutz präventiv vorverlegt und

---

* Mitwirkende bei der Vorbereitung der Gruppenarbeit: M. Neumann, G. Eilebrecht und U. Heitemeyer

den grundrechtsrelevanten Eingriff der Datenerhebung in den Schutzbereich des Sozialdatenschutzes einbezogen.

Die Datenerhebung beim Betroffenen hat grundsätzlich Vorrang vor der Datenerhebung bei anderen Personen oder Stellen. Sozialdaten dürfen ohne Mitwirkung des Betroffenen bei Dritten, die nicht Leistungsträger sind, erhoben werden, wenn eine Rechtsvorschrift die Erhebung zuläßt oder vorschreibt. In diesem Sinne ist der § 1543 d RVO zu verstehen, der die Pflicht des behandelnden Arztes regelt, Auskunft über „Behandlung und Zustand" des Verletzten zu geben. Hier ist im Interesse der Verwaltungspraxis eine weite Auslegung geboten. Der Gesetzeswortlaut „Auskunft über Behandlung und Zustand" ist dahingehend ergänzend auszulegen, daß er sich auch bezieht auf die vom Versicherungsfall unabhängigen Befunde (Vorerkrankungen), die Aufzeichnungen über medizinisch-technische Untersuchungen und selbstverständlich auch über die dem Arzt mitgeteilten rechtserheblichen außermedizinischen Tatsachen (Unfallhergang).

Die ergänzende Auslegung ist am Normzweck orientiert. Die Regelung des § 1543 d RVO ist im Zusammenhang mit der sich aus § 20 SGB X ergebenden Amtsermittlungspflicht zu sehen. Diese gebietet von allen Ermittlungsmöglichkeiten, die vernünftigerweise zur Verfügung stehen, im Interesse der umfassenden und beschleunigten Leistungserbringung Gebrauch zu machen.

Freilich vertritt hier der BfD eine am Wortlaut orientierte enge Auslegung. Es ist daher zu begrüßen, daß der Gesetzgeber mit der Neuregelung der Auskunftspflicht des Arztes im SGB VII (§ 203 Referentenentwurf) beabsichtigt, eine Klarstellung vorzunehmen. Die künftige Formulierung des Gesetzes „Auskunft über die Behandlung und den Zustand des Versicherten sowie sonstige personenbezogene Daten" stellt klar, daß die bislang von den Unfallversicherungsträgern vertretene und praktizierte weite Auslegung der Auskunftspflicht sachgerecht war und vom künftigen Gesetzgeber übernommen werden wird.

Es sei noch darauf hingewiesen, daß die zuvor beschriebene Datenerhebung beim behandelnden Arzt das Wissen oder gar die Einwilligung des Betroffenen nicht voraussetzt. Der BfD hat allerdings bei einzelnen datenschutzrechtlichen Prüfungen genau dies gefordert. Er befindet sich damit nicht im Einklang mit der sich aus § 67 a SGB X ergebenden Rechtslage.

Die Datenerhebung dient der Datenverarbeitung durch die Verwaltung. Als Unterfall der Datenverarbeitung stellt die Datenübermittlung (früher Offenbarung) den stärksten Eingriff in das Recht auf informationelle Selbstbestimmung dar. Sie ist daher grundsätzlich unzulässig; es sei denn, es liegt eine rechtliche Erlaubnis oder die Einwilligung des Betroffenen vor (Verbot mit Erlaubnisvorbehalt § 67 b Abs. 1 SGB X).

Die Einwilligung ist eine vorher zu erteilende Zustimmung in schriftlicher Form, die sich auf den aus einem konkreten Anlaß ergebenden Datenfluß beziehen muß, wobei Inhalt, Zweck und Ausmaß der Einwilligung inhaltlich bestimmt sein müssen, damit der Betroffene die Tragweite seiner Einwilligungserklärung abschätzen kann. Sie kann auch in konkludenter Form erfolgen, beispielsweise als Einwilligung in die Übersendung eines Gutachtens an den Unfallversicherungsträger nach Wahrnehmung des Untersuchungstermines zum Zwecke der Begutachtung.

Eine Einwilligung ist nicht einzuholen, wenn eine gesetzliche Befugnis zur Datenübermittlung besteht. Für die Verwaltungspraxis der Unfallversicherungsträger gilt, daß in der Regel gesetzliche Übermittlungsbefugnisse vorliegen. Es wäre daher verfehlt, in inflationärer Weise mit der Einholung von Einwilligungserklärungen umzugehen.

Die bedeutendste gesetzliche Befugnis ist die sich aus § 69 Abs. 1 Nr. 1 SGB X ergebende Befugnis zur Übermittlung von Sozialdaten für die Erfüllung sozialer Aufgaben. Die Grenze für die Übermittlungsbefugnis ergibt sich hier aus dem Erforderlichkeitsmaßstab. Die Grenze ist genau zu beachten und würde beispielsweise überschritten, wenn der Berufshelfer im Rahmen einer Belastungserprobung den Arbeitgeber nicht nur über Funktionseinschränkungen des Versicherten informierte, sondern darüber hinaus auch unnötigerweise Befunde mitteilte. Eine solche Datenübermittlung läge jenseits der Erforderlichkeitsgrenze und könnte als unzulässige Datenübermittlung ggf. strafrechtliche Konsequenzen nach sich ziehen.

Die gesetzliche Übermittlungsbefugnis wird allerdings bei besonders schutzwürdigen Sozialdaten durch die Regelung des § 76 SGB X eingeschränkt. Diese Vorschrift stellt eine Verlängerung des strafrechtlich sanktionierten Berufsgeheimnisses dar und regelt grundsätzlich, daß die von einem Arzt, Psychologen usw. zugänglich gemachten Sozialdaten vom Sozialleistungsträger nur unter den Voraussetzungen an einen Dritten übermittelt werden können, unter denen diese Personen selbst übermittlungsbefugt wären, also beispielsweise bei ausdrücklicher Einwilligung des Betroffenen.

Die engen Voraussetzungen des § 76 Abs. 1 SGB X werden durch dessen Absatz 2 aufgelockert, soweit es sich um sog. privilegierte Sozialdaten handelt. Das sind solche Sozialdaten, die im Zusammenhang mit einer Begutachtung oder der Ausstellung einer Bescheinigung erhoben worden sind, es sei denn, daß der Betroffene widerspricht.

Die Unfallversicherungsträger vertreten hierzu die Auffassung, daß der Katalog der sog. privilegierten Sozialdaten weit auszulegen sei. Daher sind als Bescheinigung im Sinne des Absatzes 2 sämtliche im D-Arztverfahren verwandten Berichte anzusehen.

Der Versicherte ist nach der derzeitigen Rechtslage zu Beginn des Verwaltungsverfahrens in allgemeiner Form auf sein Widerspruchsrecht schriftlich hinzuweisen. Die Verwaltungspraxis zeigt, daß die Versicherten von ihrem Widerspruchsrecht regelmäßig keinen Gebrauch machen.

Indes ist hier nach dem vorliegenden aktuellen Referentenentwurf zum SGB VII (dort § 200) mit einer Verschärfung der Hinweispflichten auf das Widerspruchsrecht zu rechnen. Nach der geplanten Neuregelung soll dem Betroffenen unter Hinweis auf sein Widerspruchsrecht der „Zweck des Gutachtens und die Person des Gutachters" mitgeteilt werden. Sollte der Betroffene danach der Übersendung medizinischer Unterlagen an den ausgewählten Gutachter widersprechen, so wäre die Datenübermittlung unzulässig, d. h. eine Aktenübersendung an den Gutachter dürfte nicht mehr erfolgen.

Diese Ausweitung der Widerspruchsmöglichkeiten ist sicher verfassungskonform, weil sie der Forderung, der Bürger müsse Inhalt, Zweck und Ausmaß des Umganges mit seinen Sozialdaten überschauen können, entspricht. Es besteht andererseits aber auch die Gefahr, daß der Betroffene über sein Widerspruchsrecht die Möglichkeit wahrnimmt, auf den Gang des Feststellungsverfahrens in der Form einzuwirken, daß er bei der Gutachterauswahl eine negative Auslese bewirkt. Der Sinn und Zweck der

Neuregelung, nämlich das informationelle Selbstbestimmungsrecht zu stärken, würde dann pervertiert zu einer interessengesteuerten Einflußnahme auf die Entscheidungspraxis der Unfallversicherungsträger. Die denkbaren Konsequenzen können im Rahmen dieser Ausführungen nicht erörtert werden. Es sei jedoch der Hinweis gestattet, daß nach der Wertung des Gesetzgebers jetzt schon die Vorschriften über den Sozialdatenschutz den Vorschriften über die Amtsermittlung vorgehen (§ 37 Satz 3 SGB I in der Fassung ab 01. 07. 1994).

Auswirkungen des Sozialdatenschutzes im Verhältnis Arzt/Unfallversicherungsträger

Gutachtenerstattung

Die Gutachtenerstattung enthält grundsätzlich das Element der Datenübermittlung von der Verwaltung an den Gutachter, indem die Verwaltungsvorgänge übersandt werden, und das Element der Datenerhebung, wenn das Gutachten der Verwaltung zur Verfügung gestellt wird.

Beides ist unproblematisch. Die Datenübermittlung ist rechtlich zur Aufgabenerfüllung zulässig, allerdings mit der Möglichkeit des Widerspruchs durch den Betroffenen behaftet. Die Datenerhebung, die grundsätzlich vorrangig beim Betroffenen zu erfolgen hat, ist in diesem Falle direkt beim Gutachter zulässig, weil nach § 67 Abs. 2 2.b) aa) SGB X die Erhebung „ihrer Art nach" nicht beim Betroffenen erfolgen könnte. Probleme in bezug auf die Gutachtenerstellung könnten nach Inkrafttreten des SGB VII in der jetzigen Fassung entstehen, wenn das Widerspruchsrecht vom Versicherten mißbräuchlich gehandhabt würde.

Ein Teilaspekt der Gutachtenerstattung ist allerdings problematisch, und zwar die von den Gutachtern häufig gewünschte Rückkoppelung der Verwaltung über das Ergebnis der gefundenen Entscheidung. Hier kommt es zu einer Datenübermittlung der Verwaltung an den Gutachter, die zur Aufgabenerfüllung der Verwaltung nicht mehr erforderlich ist, weil die zu findende Entscheidung bereits getroffen wurde und daher die rechtliche Befugnis aus § 69 Abs. 1 Nr. 1 SGB X entfällt. Eine solche Rückkoppelung wäre mithin nur zulässig mit Einwilligung des Betroffenen, die vorher schriftlich anzufordern wäre.

Man könnte zwar die Rückkoppelung an den Gutachter als Maßnahme der Qualitätssicherung interpretieren und unter den Begriff der Aufgabenerfüllung durch den Leistungsträger subsumieren. Dies bedeutet eine extensive Auslegung des § 69 Abs. 1 Nr. 1 SGB X, die aus systematischen Gründen bedenklich ist, weil der Gesetzgeber die Unzulässigkeit der Datenübermittlung als Regel und die Zulässigkeit als Ausnahme ansieht und Ausnahmen eng auszulegen sind (Verbot mit Erlaubnisvorbehalt).

Beratender Arzt

Wenn dem beratenden Arzt Verwaltungsvorgänge zur Beurteilung vorgelegt werden, dann findet dem ersten Anschein nach eine Datenübermittlung von der Verwaltung an den beratenden Arzt statt, die insbesondere künftig sehr problematisch werden könnte, wenn die skizzierte Verschärfung der Hinweispflichten auf das Widerspruchsrecht des Betroffenen Rechtslage wird.

Indes findet eine Datenübermittlung an den beratenden Arzt im rechtlichen Sinne nicht statt, da der beratende Arzt nicht Dritter im Sinne des § 67 Abs. 5 3. SGB X ist. Dies folgt daraus, daß nach § 67 Abs. 9 SGB X der Gesetzgeber von der Einheit der Leistungsträger ausgeht. Werden bei der Bearbeitung verschiedene Stellen eines Leistungsträgers eingeschaltet, so sind diese als einheitliche Stelle anzusehen. Maßgebend ist eine funktionelle Betrachtungsweise. Es kommt nicht darauf an, daß der beratende Arzt, etwa per Einstellungsvertrag, in die Organisation des Leistungsträgers eingegliedert ist, sondern darauf, daß der beratende Arzt funktional an der Aufgabe der Durchführung des Feststellungsverfahrens mitwirkt. Die Situation des beratenden Arztes ist mithin datenschutzrechtlich völlig unproblematisch.

Sammelbesuchsverfahren

Soweit im Sammelbesuchsverfahren Daten vom Verletzten erhoben werden, ist dieser im Mehrbettzimmer auf die Freiwilligkeit seiner Angaben hinzuweisen, weil die Mitwirkung wegen der Gefahr des Mithörens durch den Zimmernachbarn unzumutbar ist.

Die allgemeine Beratung über die Leistungen des Unfallversicherungsträgers im Rahmen des Sammelbesuchsverfahrens stellt keine Datenübermittlung dar, weil das Merkmal der Personenbezogenheit der Daten fehlt. Daher ist sie auch im Mehrbettzimmer datenschutzrechtlich unbedenklich.

Beratungsgespräch am Krankenbett

Das über die Datenerhebung im Sammelbesuchsverfahren Gesagte gilt auch hier. Der Hinweis auf die Freiwilligkeit der Angaben ist im Mehrbettzimmer erforderlich.

Im Gegensatz zum Sammelbesuchsverfahren ist bei einem individuellen Beratungsgespräch im Mehrbettzimmer davon auszugehen, daß in bezug auf den mithörenden Zimmernachbarn eine unzulässige Datenübermittlung stattfindet, weil das Mithören nicht im Rahmen der Aufgabenerfüllung des Leistungsträgers liegt und daher eine gesetzliche Befugnis entfällt. Erforderlich ist die Einwilligung des Verletzten in die Beratung am Krankenbett im Mehrbettzimmer. Entsprechende Formulare sollten vom Landesverband zur Verfügung gestellt werden.

Allerdings bleibt auch eine durch die Einwilligung legitimierte Datenübermittlung im Rahmen eines Beratungsgespräches im Mehrbettzimmer grundsätzlich problematisch. Besser wäre es, ein Vieraugengespräch durch Zurverfügungstellung entsprechender Räume zu ermöglichen.

Zusammenfassung

Es sei noch darauf hingewiesen, daß der unbefugte Umgang mit Sozialdaten straf- und bußgeldbewehrt ist und darüber hinaus ein verschuldensunabhängiger Schadensersatzanspruch bis zu 250 000 DM in Betracht kommt.

Die Gefahr einer unbefugten Verarbeitung ist im Rahmen der Massenverwaltung als nicht gering einzuschätzen. Damit der Sozialdatenschutz den ihm aufgrund seiner verfassungsrechtlichen Grundlegung gebührenden Stellenwert findet, soll hier am Schluß die Empfehlung stehen, die Arbeit des internen Datenschutzbeauftragten zu unterstützen und seinen Rat zu suchen.

Sachverzeichnis

Analyseverfahren 96
Anknüpfungstatsache (s. Sachverhalt)
Arbeits-
- Hand (s. Hand)
- Unfähigkeit 45, 125
- - Bescheinigung 104
- - Dauer 56, 147
- Unfall 62, 63, 102, 146
Arthrographie (s. Diagnostik)
Arthroskopie (s. Diagnostik)
Arthrosonographie (s. Diagnostik)
Ausgangssachverhalt (s. Sachverhalt)
Augenverletzungen 172
Ausriß (s. Verletzungen)

Bankart-Läsion (s. Verletzungen)
Beamten
- Berufsfürsorge 150
- Dienstunfähigkeit (s. Dienstunfähigkeit)
- Dienstunfall (s. Dienstunfall)
- Erwerbsunfähigkeit 144, 147
- Heilverfahren 143, 145
- - Abgrenzungsmerkmale 150
- - Leistung 144
- - Steuerung 150
- - Verordnung 143, 144
- Krankenversorgung 149
- - Merkmale 149
- Minderung der Erwerbsfähigkeit 145, 147
- - Relation zur Dienstunfähigkeit 150
- Pflege (s. Pflege)
- Unfall
- - administrativer Ablauf 149
- - Ausgleich 144, 147–149
- - Entschädigung 145
- - Fürsorge 143–145
- - gutachtliche Beurteilung 148
- - Ruhegehalt 145
- Versorgungsgesetz 143, 144, 146–149
Befund
- Erhebung 40, 46, 95, 102, 104, 110, 174
- - Objektivierung 111
- Tatsachen 111, 112
Begriff 101
- Anknüpfungstatsachen 109
- Ausgangssachverhalt 109
- Begutachtung 101, 102
- Beweisthema 107
- Dienstunfall 145
- Erstattung des Gutachtens 113

- Funktion 83
- Glaubwürdigkeit 138
- gutachtliche
- - Beurteilung 112
- - Untersuchung 108
- Gutachten 103
- Gutachtenauftrag 106
- Kontinuitätsdurchtrennung 17
- Riß 16, 60
- Ruptur 16, 60
- Sachverständiger 105
- Schweigepflicht 139
- Unfall 40, 47
- versicherungsrechtlicher 102
- Zerreißung 16
Begutachtung 132, 135
- ärztliche 83, 137
- Aufgabe 95
- Auftrag 120
- Begriff 101, 102
- - Bedeutung 101
- Empfehlungen 163
- Erfahrung 108
- Funktionsbegutachtung 93
- Hand 155
- medizinische 127
- Mehrfachbegutachtung 135
- Richtlinien 164
- Rotatorenmanschette (s. Rotatorenmanschette)
- Schmerzen 135
- Verfahren 77
- Verwaltung (s. Verwaltung)
- Zusammenhangsbegutachtung 11, 56, 69, 79
Behandlungsvertrag 132
Beihand (s. Hand)
Beratender Arzt 45, 50, 52, 188, 189
Berufsgenossenschaften, gewerbliche 55, 83
Berufsgenossenschaftliches Verfahren 146
Berufskrankheiten
- Gutachtenauftrag 117, 118, 121–123, 128
- medizinische Voraussetzungen 146
- Tatbestände 118
- Verordnung 146
- Wirbelsäule 121
Berufsunfähigkeit (s. Erwerbsunfähigkeit)
Beschwerden
- objektive 97, 110
- subjektive 97, 110
Beurteilung 59, 69
- alternative 120

- Begriff 112
- Grundlage 110
- gutachtliche 102, 111, 148
- medizinische 56, 102
- Zusammenhangsbeurteilung 68, 78

Beweis
- Begriff 107
- Fragen 52, 109, 116
- Regeln 47
- Thema 107

Biokinetik (s. Isokinetik)
BK (s. Berufskrankheiten)

Computertomographie
- Knie 85
- planimetrische Auswertungen 86, 88
- Schultergelenk 3, 64

CT (s. Computertomographie)

Daten
- Datei 183
- Erhebung 120, 186
- Netz 182
- Schutz 77, 185, 189
- - Gesetz 78, 185
- - Sozialschutz 185, 188-190
- Text 182
- Übertragung 180, 183, 188
- Verarbeitung 186

Degeneration 139
- Rotatorenmanschette 17, 19, 26, 29, 32-34, 38, 56, 59, 75
- - Basis 39
- - Diagnostik 32
- - Grad 32
- - posttraumatische 34
- - primäre 30, 34
- - schicksalhafte 9
- - sekundäre 34
- - Ursache 29, 31, 32
- - vorzeitige 9

Diagnostik
- Arthrographie 18, 25
- Arthroskopie 9, 12, 18, 34, 38, 69
- Arthrosonographie 13, 25, 51
- Biokinetik (s. Isokinetik)
- Computertomographie (s. Computertomographie)
- CT (s. Computertomographie)
- Elektromyogramm 22, 23, 90
- EMG (s. Elektromyogramm)
- histologische Untersuchungen 67, 69
- Isokinetik (s. Isokinetik)
- klinische Untersuchungen
- - Neutral-0-Methode 65, 83-85
- - - Vertrauensgrenzen 134
- Magnetresonanztomographie (s. Magnetresonanztomographie)
- Riß 32
- Röntgen (s. Röntgen)

- Sonographie (s. Sonographie)
- Ultraschalluntersuchung 66

Dienstunfähigkeit 147, 149
- dauernde 148
- Relation zur MdE 150
- unfallbedingte 144

Dienstunfall 143-145, 147
- Begriff 145
- Beurteilung 146
- Recht 146

Dokumentation
- Befund 174
- Ergebnis 69
- Erstdokumentation 69
- Unfallangaben 37, 50
- Vorschaden 44

Durchgangsarzt 43-45, 49, 50, 52, 77, 98, 187
- Aufgaben 175
- Bericht 175
- - Inhalt 176
- - Qualität 176
- - unvollständig 175, 176
- Pflicht 175
- Prüfung 176

EAP (s. Erweiterte ambulante Physiotherapie)
Elektromyogramm (s. Diagnostik)
EMG (s. Diagnostik)
Engesyndrom (s. Verletzungen)
Engpaßsyndrom (s. Verletzungen)
Entschädigungsrecht (s. Recht)

Entscheidung
- Arbeitshand 154
- Beihand 154
- Grundlage 109

Ereignis
- äußeres 138
- Gelegenheits- 65
- Hergang 126
- Unfallereignis 62, 63, 146

Erstbefund 65
Erweiterte ambulante Physiotherapie 97
- Indikation 98

Erwerbsunfähigkeit 125

Fortbildungsveranstaltung 165
Funktion
- Analyse 96
- Begutachtung 93
- Einsatz 95
- Leistungsfähigkeit 97
- Minderung 157
- Prüfung (s. Rotatorenmanschette)
- Untersuchung 95
- Verlust 157

Gelegenheitsereignis (s. Ereignis)
Gelenkerguß (s. Verletzungen)

Sachverzeichnis

Gerichtsverfahren 107, 125, 137
Gesetzliche Unfallversicherung
  (s. Unfallversicherung)
Gesundheitsstörung (s. Befunderhebung)
Gutachten
– ärztliches 52, 125
– – Qualität 49, 34
– Abfassung 56
– Akzeptanz 80
– alternative 56
– Arten 104
– Auftrag 49, 51–53, 102, 106, 121, 125
– – ärztliche Sicht 131, 132, 142
– – Ablehnung 126
– – Anforderungen 115, 116
– – Begriff 106
– – Berufskrankheiten (s. Berufskrankheiten)
– – Beurteilungskompetenz 118
– – Funktion des Sachverständigen 116
– – Geber 132
– – Inhalt 107, 113
– – Nehmer 138
– – Qualitätssicherung 138
– – rechtliche Bedingungen 115
– – Sachverhalt 79
– – Sozialgerichtsbarkeit 125
– – Vorbereitung 137
– Begriff 101, 103
– Bewertung 50
– Definition 102
– Erstattung 103, 112, 120, 126
– – Begriff 113
– Formular 83
– Formulierung 47, 115
– Fragen 102, 107
– Gesichtspunkte 101
– Mängel 48, 116
– Obergutachten 128
– Pflicht 113
– schriftliches 102
– Vergabe 49
– Zusammenhangsgutachten 11, 52, 56, 69, 79
Gutachter 53, 80, 146
– ärztlicher 45, 80, 137, 163
– Aufgaben 55
– Ausbildung 133
– Auswahl 52, 106
– Ermittlungen 55
– Kompetenz 109, 110
– Untersuchung 108
– Weiterbildung 133
Gutachtliche
– Aspekte 18
– Beurteilung 12, 108, 148
– – Kompetenz 118
– Bewertung 128, 154
– Probleme 9
– Schlußfolgerung 39
– Untersuchung 108, 109
– – Begriff
GUV (s. Unfallversicherung)

Hand
– Arbeitshand 154
– Ausdrucksorgan 156
– Beihand 154
– Druckorgan 156
– Greiforgan 155
– Tastorgan 156
Handverletzungen
– Arbeitsunfall 154
– Begutachtung 155, 164
– Bewertung 155, 165
– – Grade 156
– – Grundsätze 154
– – gutachtliche 154
– – Folgeschäden 157
– Funktion
– – Minderung 154
– – Verlust 157
– kosmetische Veränderungen 164
– Minderung der Erwerbsunfähigkeit 154, 156, 157, 164, 171
– – Abfälle 161
– – bisherige Werte 161
– – Einschätzung 157, 161, 163, 165
– – Gesamtvergütung 157, 161
– – Höhe 157–160, 163
– – Neubewertung 119, 154
– – Tabelle 154, 165
– – Überprüfung 166
– Rente (s. Rente)
– Richtlinien 164
Hauterkrankungen 119
Heilbehandlung 98
– Kosten 97
Heilverfahren 40, 83
– Beamten (s. Beamten)
– berufsgenossenschaftliches 78
– Steuerung 40, 45, 50, 180, 182
– Überwachung 45, 180
– Verordnung 143
– Verwaltungsausschuß 181
Hill-Sachs-Läsion (s. Verletzungen)
Histologische Untersuchungen
  (s. Diagnostik)

Impingementsyndrom (s. Verletzungen)
Isokinetik 83, 86, 88, 89, 92, 96, 97
– Bedeutung 95, 96
– Einsatz 97
– Genauigkeit 96
– Kurvenverläufe 87, 88, 91, 92
– Testgeräte 90
– Testverfahren 87

Kausal
– Bedürfnis 53
– Zusammenhang 55
Kausalität
– Beurteilung 75
– haftungsausfüllende 78

- Klärung 60
- Prinzip 65
- Prüfung 47, 51
- Regeln 47
- Umstände 79
Klinische Untersuchungen (s. Diagnostik)
Körperschaden (s. Schaden)
Koordinationsstelle (s. Minderung der Erwerbsfähigkeit)
Kostensteigerung 98

Lähmung (s. Verletzungen)
Leistungsansprüche 78
Luxation (s. Verletzungen)

Magnetresonanztomographie 45, 63, 64, 67
- Rotatorenmanschette 9, 18, 25, 33, 34, 38
MdE (s. Minderung der Erwerbsfähigkeit)
Minderung der Erwerbsfähigkeit 97, 98, 102, 132, 145, 147, 180
- Augenverletzungen 172
- Beamten (s. Beamten)
- Begriff 102, 169
- Bemessung 119
- Definition 169
- Einschätzung 147
- - Erfahrungswerte 171
- - Grundlage 170
- - medizinische Probleme 171
- - rechtliche Problemfelder 172
- Ermittlung 170
- Gesamt 147, 172
- Handverletzungen (s. Handverletzungen)
- Hauterkrankungen 119
- Koordinationsstelle 173
- - Aufgaben 173
- Maßstab 131
- Sätze der Gesetzlichen Unfallversicherung 131, 135
- Tabelle 170
MRT (s. Magnetresonanztomographie)
Muskel 5, 6
- Deltamuskel 5, 12, 19–22
- Infraspinatus 5, 6, 10, 11, 13, 16, 17, 20, 22, 59
- Subscapularis 5, 6, 9, 10, 11, 17, 20, 22, 59
- Supraspinatus 5, 6, 10, 12, 13, 16, 17, 19–26, 31–34, 59, 66, 69
- Terres minor 5, 6, 59

Neutral-0-Methode (s. Diagnostik)

Objektivierung 111

Pflege 146
- Zulage 147
Physiotherapie (s. Erweiterte ambulante Physiotherapie)

Prellung (s. Verletzungen)
Private Unfallversicherung (s. Unfallversicherung)
PUV (s. Unfallversicherung)

Qualität 139, 140
- Kontrolle 98, 176
- Sicherung 48
Quetschung (s. Verletzungen)

Recht
- Dienstunfall 146
- Entschädigungsrecht 147
- Widerspruchsrecht 52, 187
Rente
- Anspruch 125
- Dauerrente 156
- vorläufige 156
Rentenversicherungsträger 51, 146
Riß (s. Verletzungen)
Röntgen
- Bildbeschreibung 132
- Digitalisierung 182
- Rotatorenmanschette 10, 25, 51, 53, 62, 63, 83
- - Nativröntgenbild 24
- - Schwedenstatus 10
- - Unfallaufnahmen 24
- - Zielaufnahmen 33
Rotatorenmanschette
- Anatomie 3, 4, 22
- Aufgaben 21, 23, 39
- Begutachtung 9, 16, 46, 48, 59, 80
- Behandlung
- - Erstbehandlung 43, 44, 48
- - Heilbehandlung 49
- - - Verlauf 51
- Degeneration (s. Degeneration)
- Diagnostik (s. Diagnostik)
- Funktionsprüfung 66
- Genese
- - fragliche 79
- - traumatische 79
- Muskel (s. Muskel)
- Schaden (s. Schaden)
- Therapie
- - frühfunktionelle 12
- - operative 12
- Trauma 14, 16, 26, 39
- - adäquates 64
- - Bedeutung 38
- - Makrotrauma 34
- - Mikrotrauma 30, 34
- - Operations 12
- Verletzungen (s. Verletzungen)
Ruptur (s. Verletzungen)

Sachbearbeiter 50
- Arbeitsgüte 49
- Pflichten 51

Sachverhalt
- Anknüpfungstatsachen 109, 110, 126
- – Begriff 109
- – Bewertung 120
- Ausgangssachverhalt 102, 109, 110
- Auslegung 46
- entscheidungserheblicher 46, 126
- Ermittlung 49, 120
- Feststellung 49
- grundlegender 79
- Nachbesserung 46
- Unfall 79
- Untersuchung 102
- Veränderung 46
- wesentlicher 146

Sachverständiger 105, 112
- ärztlicher 102–105, 109
- – Auswahl 82
- Äußerung 104
- Aufgaben 117, 125
- Begriff 105
- Begutachtungserfahrung 108
- Berater 128
- Beratung 107
- Beweisthema 107
- Funktion 116
- gerichtlicher 120, 127
- – Aufgabenbereich 125
- Leistungspflicht 116
- medizinischer 115, 118, 119, 121, 127
- Rechtsstellung 105
- technischer 121, 125

Schaden
- Begriff 17
- Beurteilung 49
- degenerativer 18, 64
- Folge 47, 157
- Körperschaden 79, 138, 146, 147
- nachgewiesener 40
- Rotatorenmanschette 9, 53
- unfallbedingter 94
- unfallunabhängiger 56
- Vorschaden 50, 132, 146

Schadens
- Anlage 50–53, 75, 79
- Auslegung 46
- Ausmaß
- Unfallerstschaden 47

Schmerzen (s. Begutachtung)
Schultergelenk (s. Rotatorenmanschette)
Schwedenstatus (s. Röntgen)
Sonographie 64, 66, 69
- Rotatorenmanschette 10, 11, 13, 18, 45
- – Differenzierung 33

Stauchung (s. Verletzung)

Tatsachen
- Anknüpfungstatsachen (s. Sachverhalt)
- Befund 111, 112
- entscheidungserhebliche 109
- Feststellung 120

Therapie
- EAP (s. Erweiterte ambulante Physiotherapie)
- Rotatorenmanschette (s. Rotatorenmanschette)

Trauma (s. Rotatorenmanschette)

Ultraschalluntersuchung (s. Diagnostik)
Unfall
- Ablauf 45, 50
- Anzeige 45
- Arbeitsunfall (s. Arbeitsunfall)
- Ausgleich (s. Beamten)
- Begriff 47, 102
- Entschädigung (s. Beamten)
- Ereignis (s. Ereignis)
- Ermittlungen 55, 56
- Folgen 146
- Folgezustand 45, 56, 78
- Fürsorge (s. Beamten)
- gutachtliche Bewertung (s. Beamten)
- Hergang 37, 40, 41, 45, 50, 62, 64, 83, 110, 126
- – Bedeutung 45
- – Darstellung 55, 56
- – Feststellung 46
- Hinterbliebenenversorgung (s. Beamten)
- Mechanismus 23, 38, 64, 65, 126
- Ruhegehalt (s. Beamten)
- Schilderung 49
- Ursache 29, 59
- Versicherung (s. Unfallversicherung)
- Versicherungsträger 49, 118, 119, 125, 175, 187, 188
- – Aufgaben 120
- – Ermittlungsverfahren 116
- – Sachkunde 117
- – Verpflichtung 116
- – Zusammenhang 12, 37

Unfallversicherung
- gesetzliche 40, 41, 47, 75, 101, 103–105, 110, 119, 131, 137, 163, 169, 180, 185
- – Sätze (s. Minderung der Erwerbsfähigkeit)
- private 131

Ursachen
- konkurrierende 12
- Mitursache
- Unfall 29, 59
- – Teilursache 19, 38, 39
- – – wesentliche 47, 61
- unfallfremde 80
- wesentliche 50
- Zusammenhangsursache 62, 72
- – Feststellung

Veränderungen 68, 72
- Hand 164
- Rotatorenmanschette
- – degenerative 29–33, 40, 59, 68, 72
- – morphologische 29
- – pathologische 29

Verfahren
- Analyse 96
- Begutachtungsverfahren (s. Begutachtung)
- Gerichtsverfahren (s. Gerichtsverfahren)
- Heilverfahren (s. Heilverfahren)
- Verletzungsverfahren (s. Verletzungen)
- Widerspruchsverfahren (s. Widerspruch)

Verletztengeld
- berufsgenossenschaftliches 144

Verletzungen
- Ausriß 10, 11, 13, 24
- Bankart-Läsion 13, 15, 24–26
- Engesyndrom 40
- Engpaßsyndrom 12, 14, 18, 31, 59, 66
- Gelenkerguß 34
- Hill-Sachs-Läsion 12, 15, 26
- Impingementsyndrom 59
- – Stadien 60
- Lähmung 10
- – traumatische 13, 75
- Luxation 10, 24, 26, 37, 38, 39
- Prellung 17, 34, 39, 40, 49, 50, 52
- Quetschung 17, 19, 38, 65
- Riß 10, 18, 20, 32, 33, 37, 53, 75
- – degenerativer 17, 18
- – Grad 17
- – intratendinöser 10, 14
- – Klassifikation 17
- – Makrorisse 29, 32, 60
- – Mikrorisse 29, 32, 60
- Ruptur
- – degenerative 47
- – partielle 19, 30
- – Schweregrade 61
- – totale 19, 30
- – traumatische 26, 43
- Stauchung 34, 39, 40

- Teilursache 19
- traumatische 17
- Zerrung 34

Verletzungs-
- Ablauf 38
- Arten
- – Krankenhaus 177
- – Verfahren 177
- Folgen 9, 131
- Mechanismus 41, 109
- – Darstellung 50

Verschlimmerung 75
Versorgungsrecht (s. Beamten)
Verwaltung
- Ablauf 77
- – auftraggebende 116
- Ausschuß
- Begutachtung 77
- berufsgenossenschaftliche 138, 163, 165
- Entscheidung 110
- Feststellung 107

Vorerkrankung 132, 150
Vorschaden (s. Schaden)

Widerspruch
- Recht 52, 187
- Verfahren 137

Zerrung (s. Verletzungen)
Zusammenhangs-
- Begutachtung 11, 56, 69, 79
- Beurteilung 68, 78
- Gutachten 52
- Kausalzusammenhang 55
- Ursachen 62, 72, 121

Springer-Verlag and the Environment

We at Springer-Verlag firmly believe that an international science publisher has a special obligation to the environment, and our corporate policies consistently reflect this conviction.

We also expect our business partners – paper mills, printers, packaging manufacturers, etc. – to commit themselves to using environmentally friendly materials and production processes.

The paper in this book is made from low- or no-chlorine pulp and is acid free, in conformance with international standards for paper permanency.

MIX
Papier aus verantwortungsvollen Quellen
Paper from responsible sources
FSC® C105338

If you have any concerns about our products,
you can contact us on
ProductSafety@springernature.com

In case Publisher is established outside the EU,
the EU authorized representative is:
**Springer Nature Customer Service Center GmbH
Europaplatz 3, 69115 Heidelberg, Germany**

Printed by Libri Plureos GmbH
in Hamburg, Germany